食品免疫学

胥传来　匡　华　徐丽广　编著

科学出版社

北京

内 容 简 介

　　本书是作者贯彻"面向人民生命健康"国家战略导向,响应高等教育科技创新要求,总结梳理食品功能成分与免疫调节、食物过敏与健康、食品免疫分析新技术等方面的基础知识和最新进展编纂而成的。在内容组织和呈现上,本书关注学科发展脉络与新知识、新成果的介绍,兼顾科学性和可读性,并综合考虑了免疫学与食品营养、食品分析,以及食品加工等学科研究方向的关系。

　　本书适合作为高等院校食品科学、预防医学、公共卫生等相关专业师生的参考读物,也可供相关领域的科研工作者阅读。

图书在版编目(CIP)数据

　食品免疫学/胥传来,匡华,徐丽广编著. —北京:科学出版社,2021.8
　ISBN 978-7-03-068932-0

　Ⅰ. ①食… Ⅱ. ①胥… ②匡… ③徐… Ⅲ. ①食品卫生学-免疫学
Ⅳ. ①R15

　　中国版本图书馆 CIP 数据核字(2021)第 104429 号

责任编辑:王海光　刘　晶／责任校对:郑金红
责任印制:吴兆东／封面设计:刘新新

科 学 出 版 社 出版
北京东黄城根北街 16 号
邮政编码:100717
http://www.sciencep.com
北京建宏印刷有限公司 印刷
科学出版社发行　各地新华书店经销
*
2021 年 8 月第 一 版　开本:720×1000　1/16
2022 年 7 月第二次印刷　印张:18
字数:360 000
定价:198.00 元
(如有印装质量问题,我社负责调换)

前　　言

当前，人们对健康生活的需求不断提升，面对人民群众多层次、多样化的健康需求，科技创新应充分发挥其对全面推进健康中国建设的支撑作用。生命科学是学科高度交叉融合的典型学科，"大食物、大营养、大健康"理念已成为共识，该理念的实现需要研究食物营养功能与人体健康、免疫系统的关系，阐明食物成分与慢性病（高血压、高血脂、糖尿病等）的联系，从根本上实现食物的安全、营养和健康供给。

众所周知，免疫学是研究和解决人类健康问题的学科，是医学和生物学的重要组成部分，是一门既古老又新兴的学科。近10年来，基础免疫学理论研究日新月异，不断出现新的突破。然而，免疫学内容繁杂，存在大量抽象概念，食品学科工科学生与医学院学生相比，受限于学时安排和学科基础，不是很容易系统掌握免疫学的基本内容。而食品科学作为一门应用科学，也迫切需要创新思维。因此，本书结合食品科学、食品分析及食品营养学的知识体系，选择性地把免疫学的基本内容融入其中，把一些新的相关知识点穿插进来，让学习者认识到食品营养与免疫系统的关系、膳食摄入与健康的关系，树立大健康的观念，把健康管理的重心前移，从"治已病"向"治未病"转变。

免疫学内容庞杂，包含了大量复杂的生命应答机制。随着学科交叉融合与深化，食品营养与免疫、膳食摄入与健康、免疫识别与分析等方面的研究成为食品科学和预防医学等学科的重要研究内容。为适应食品学科工科学生学习的需要，本书对食品免疫学的内容进行了梳理，重点对免疫系统的组成特点、免疫细胞、免疫因子、补体与炎症、免疫应答、食品组分与免疫调节、食物过敏、免疫分析等进行阐述，并展示相关研究的最新进展。全书编排有序、图表丰富，每章附有小结，便于读者理解和掌握相关知识。

希望本书的出版能为高等院校学生快速、准确理解免疫学概念，促进食品营养与健康、食品安全等专业课程的学习提供帮助。由于自身知识体系和水平有限，加上免疫学知识点繁多、发展迅速，本书在内容设置和章节编排上难免出现疏漏和偏颇，恳请同仁们多多指正。

本书主要编著者为胥传来教授、匡华教授、徐丽广教授，参与本书相关工作的有刘丽强博士、陈秀金博士、李灼坤博士、孔德昭博士、陈燕妮博士、郭玲玲博士、王忠兴博士、胥欣欣博士、李月博士、孙茂忠博士、刘海英博士、马伟博士、吴晓玲博士、郝昌龙博士、李斯博士、朱建平、宋珊珊、叶丽雅、吴爱红、胡拥明等，感谢所有为本书编辑出版作出贡献的同志。

胥传来

2021 年 2 月

目　　录

第1章 绪 论

　　人类的发展历史可以说就是一部与疾病斗争的历史。免疫（immune）一词的英文起源于拉丁词语"immunitas"，本意是"免除"，即对于疾病有保护作用的状态。可以说，免疫学是人们在抗击疾病的斗争中总结的实践经验和不断探索、创新的结晶。免疫学（immunology）是研究免疫系统的结构（免疫器官、免疫细胞和免疫分子）、免疫应答引起的获得性防御功能及所致疾病的过程和机制的学科。免疫学的历史发展过程通常分为 3 个阶段，即经验免疫学时期（公元前 400 年至 18 世纪末）、科学免疫学时期（19 世纪至 1975 年）和现代免疫学时期（1975 年至今）。免疫学在 19 世纪 90 年代中期才从病原生物学中分出来，成为一门独立的学科。鉴于免疫学的巨大应用价值及对重大疾病的影响，其一直是医学院学生的专业必修课程。免疫学同时也是一个"桥梁"学科，其涉及面很广，与基础生物学、遗传学、分子生物学等基础学科，以及临床医学、食品营养与公共卫生等应用学科联系广泛，逐渐成为生命科学中比较基础且具有支柱作用的学科之一。

　　疾病和传染病流行对人类文明产生了深刻而全面的影响，无论是国内还是国外，一些重大的瘟疫如天花、鼠疫、霍乱等都留下了惊人的死亡数字，这些瘟疫不但关乎个人的生死，甚至影响着朝代更迭、君王更替、战争走向。

1.1 经验免疫学时期

　　我国古代医学家将中药的"四性""五味"理论运用到食物之中，认为每种食物也具有"四性""五味"。《淮南子·修务训》称"神农尝百草之滋味，水泉之甘苦，令民知所避就。当此之时，一日而遇七十毒。"可见神农时代药与食不分，无毒者可就，有毒者当避。东晋名医葛洪《肘后备急方》中有"青蒿一握，以水二升渍，绞取汁，尽服之"治疗疟疾的记载。我国古代中医学经典著作之一《备急千金要方》被誉为中国最早的临床百科全书，最早记录了使用患病狗脑来治疗人的狂犬病（图 1-1）。

1.1.1 人痘术

　　一般来讲，经验免疫学的发展时期从公元前 400 年至 18 世纪末期。人类与疾病斗争的历史上，天花被认为是最古老也是死亡率最高的传染病之一，据统计，仅 16～18 世纪，欧洲平均每年死于天花的人数约为 50 万人，亚洲约为 80 万人。整个 18 世纪，欧洲死于天花的人数超过了 1.5 亿。天花病患者的死亡率高达 1/3，即使染病后有幸存活者，常常留下永久的疤痕。最早有记录的天花传播是在古埃及。公元前 1156 年去世的埃及法老拉美西斯五世的木乃伊上考证出，其面部疑留有天花瘢痕。公元 3～4 世纪，罗马帝国曾出现大规模的天花流行，6 世纪时，天花肆虐非洲，8 世纪时欧洲出现大暴发，而在美洲，天花也成为了同哥伦布的伟大航行一道伴生的阴影，15 世纪初西班牙征服者抵达中美洲后的几十年里，超过90%的当地土著死于欧洲人携带的天花……

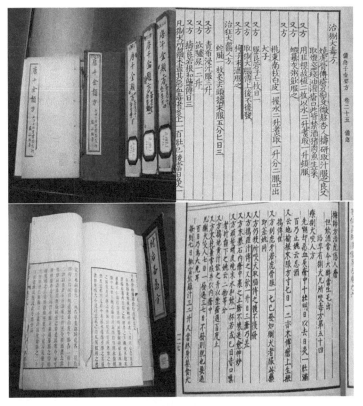

图 1-1　中国医学古籍记载的传染病防治策略

天花在我国的流行，最早可以追溯到公元 1 世纪。葛洪在《肘后备急方》中第一次描述了天花的症状和流行情况，此后，我国各代典籍中都有天花流行的记载。从历史上看，唐宋以后，天花患者在中国逐渐增多，明代以后流行范围更广。

对这种致命疾病的防治，古代中医成为世界免疫学的先驱。据史料记载，早在唐代，孙思邈根据"以毒攻毒"的原则，提取出天花患者疮中脓汁，敷于皮肤来预防天花。11 世纪的宋朝，中医就开始应用"人痘"接种预防天花。后来清代的《医宗金鉴·幼科种痘心法要旨》，记载了 4 种"种痘"方法（表 1-1），其中，以水苗法最佳，旱苗法其次，痘浆法危险性最大。

表1-1 中国古代4种人痘接种术

名称	接种方式
痘衣法	取天花患儿贴身内衣,给健康未出痘的小儿穿着两三天,以达种痘之目的。一般在着衣9~11天时始发热,为种痘已成。此法成功率低。若成功者,发热、出痘证候较缓,不致发生危险
痘浆法	取天花患儿的新鲜痘浆,以棉花蘸取后塞入被种接对象的鼻孔,以此引起发痘,达到预防接种的目的。因此法需直接刺破患儿痘,患者多不愿接受,故在古代亦较少使用
旱苗法	取天花痘痂研极细末,置曲颈根管一端,对准鼻孔吹入,以达种痘预防天花的目的。一般至第7天发热,为种痘已成。此法以其简便而多用,但因苗入刺激鼻黏膜,鼻涕增多,往往冲去痘苗而无效,后多不用
水苗法	取痘痂20~30粒,研为细末,加净水或人乳3~5滴,调匀,用新棉摊薄片,裹入所调痘苗,捏成枣核样,以线拴之,塞入鼻孔内,12小时后取出。通常至第7天发热见痘,为种痘成功。此法为我国古代人痘接种法中效果最好的,可达到预防天花的目的,即便发病,亦可起到减轻病情、避免产生危重病情的目的

人痘法的推广,还得益于康熙皇帝的提倡。他首倡在皇族内接种人痘,然后向外推广,使人痘接种术得到更大范围的推广。人痘接种术的预防效果,不仅使中国人受益,而且引起其他国家的注意与仿效。1688年前后,沙俄首先派人到中国学痘医,这是文献记载的最先派学生到我国学习种痘的国家。随后,人痘接种法通过丝绸之路先传到阿拉伯,后又传到土耳其。1721年英国驻土耳其公使夫人蒙塔古(Mary Wortley Montagu,1689—1762)在君士坦丁堡学到种人痘,并将这种方法带回英国,之后又传到欧洲其他国家,甚至越过大西洋传到了美洲。

1744年,我国医生李仁山到达日本长崎,将中国的人痘接种术首次带到日本。1763年,在朝鲜人李慕庵的信札中记载了中国的人痘接种术。1790年,朝鲜派使者朴斋家、朴凌洋到中国,回国时带走大型医学丛书《医宗金鉴》,书中"幼科种痘心法要旨"介绍了种人痘的方法和注意事项。后来,朴斋家指派一乡吏按照书中的方法试种人痘,获得成功。到18世纪中叶,人痘接种法已传遍欧亚大陆。我国的人痘接种术为阻止天花的传播起到一定预防作用,法国哲学家伏尔泰曾给予高度评价,他在《哲学通信》中写道:"我听说一百年来,中国人一直就有这种习惯(指种人痘)。这是被认为全世界最聪明、最讲礼貌的一个民族的伟大先例和榜样。"不过,人痘接种的安全性也引发了争议,因为即便是感染轻度的天花,死亡风险依然有2%~3%,并且被接种者会有一定的传染性。

1.1.2 牛痘术

天花真正被消灭,归功于英国乡村医生爱德华·琴纳(E. Jenner)。琴纳医生发现，英国乡村一些挤奶工的手上常常有牛痘，而有牛痘者全都没有患上天花。他从古代中国的做法中得到启发，致力于种牛痘的观察和试验。1796 年 5 月 14 日，他从一位挤牛奶女工手背上的牛痘里吸取少量脓汁，接种在一名 8 岁儿童身上。2 个月后，他又给这名儿童接种天花病毒，结果该儿童并没有出现天花的症状。这次成功，使琴纳增强了接种牛痘的决心。1798 年，他发表了著名论文《关于牛痘的原因及其结果的研究》，提出了"vaccination"，即牛痘接种法（图 1-2）。当时微生物学尚未发展起来，人们不明白天花病原体和牛痘病原体的异同，对于获得免疫保护的机制也不清楚，此后的 100 年里，免疫学一直在这种经验中摸索前进。

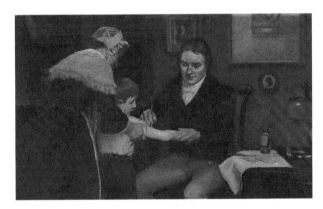

图 1-2　E. Jenner 为儿童接种牛痘预防天花

1.2　科学免疫学时期

　　19 世纪至 1975 年，抗传染免疫得到充分发展。德国细菌科学家科赫（Robert Koch，1843—1910）于 1881 年发明固体培养基。他用血清培养基对结核杆菌进行培养，获得了人工培养出的结核杆菌。他将结核杆菌制成悬液注射到豚鼠的腹腔内，豚鼠因此感染了结核病，科学地证明了结核杆菌是结核病的病原菌。1882 年 3 月 24 日，他在德国柏林生理学会上宣读了他发现结核杆菌的有关论文，并于同年 4 月 10 日将论文发表在《柏林医学周报》上，再一次引起医学界的轰动。发现结核杆菌后，科赫通过进一步研究又阐明了结核病的传播途径是空气和接触，科赫提出，要征服结核病"首先要尽人类的能力封锁传染病菌的来源。这些来源中最重要的是结核病患者的痰。"

1.2.1　科赫法则

　　科赫根据自己分离致病菌的经验，总结出了著名的"科赫法则"，即病原菌致病的概念（四原则）。第一条，这种病原体要恒定的与该病的病理症状有关；

第二条，能在患者中找到该病原体并将它分离、培养、纯化；第三条，把该病原体放到健康的动物上也能诱发相同的症状和病理特点；第四条，从试验发病的宿主中能再分离到这种微生物。19 世纪后期，微生物学的发展为免疫学的形成奠定了基础。

1.2.2　微生物分离与疫苗研发

法国微生物学家、化学家、近代生物学的奠基人路易·巴斯德（Louis Pasteur，1822—1895）证明了发酵及传染病是微生物引起的，被称为"微生物之父"。1868 年巴斯德成功分离了鸡霍乱菌，1879 年，由于实验人员碰巧把毒力减弱的霍乱菌接种给了鸡，他发现减毒菌株可以诱发接种免疫，首次通过实验室发展了免疫菌株。巴斯德随后针对炭疽病这一造成畜牧业重大损失的疾病进行攻坚，并再次印证了减毒菌株可以作为疫苗的免疫理论（图 1-3）。1881 年 5 月，他针对炭疽病的减毒疫苗接种的公开实验取得了巨大成功，极大地推动了科学界和全社会对他的免疫理论的认知。巴斯德从 1882 年开始研究狂犬病，3 年后成功发明了狂犬病疫苗。随着多种病原菌被发现，用已灭活及减毒的病原体制成疫苗可预防多种传染病，使疫苗得以广泛发展和使用。19 世纪中叶，法国在科学界有着举足轻重的地位，巴斯德提倡的巴氏杀菌术迄今仍然是食品安全的最关键技术。

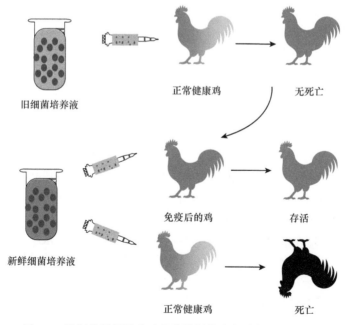

旧细菌培养液　　正常健康鸡　　无死亡

新鲜细菌培养液　　免疫后的鸡　　存活

正常健康鸡　　死亡

图 1-3　巴斯德利用霍乱减毒菌株保护鸡免受毒性菌株感染

1.2.3 免疫学的曙光

1883 年，沙俄动物学家 Elie Metchnikoff（1845—1916）发现了白细胞的吞噬作用，提出了细胞免疫学说（cellular immunity）。1890 年，德国学者 E. von. Behring 和日本学者北里在 Koch 研究所应用白喉外毒素给动物免疫，发现在其血清中有一种能中和外毒素的物质，称为抗毒素（antitoxin）。将这种免疫血清转移给正常动物，也有中和外毒素的作用。这种免疫法（被动免疫法）很快应用于临床治疗。Behring 于 1891 年应用来自动物的免疫血清成功地治疗了一个白喉患者，这是第一个被动免疫治疗的病例，为此他于 1901 年获得了诺贝尔生理学或医学奖。1894 年，比利时免疫学家 J. Bordet 发现了补体，此发现支持体液免疫学说（humoral immunity）。两种学派曾一度争论不休，直到 20 世纪初，英国医生 A.Wright 发现了调理素、德国学者 P. Ehrlich 提出了抗体与抗原互动的侧链学说，两种学说才真正统一起来。与此同时，血清学方面的研究获得巨大进步。1896 年 H. Durham 等发现了凝集反应，1897 年 R. Kraus 发现了免疫沉淀反应，1900 年 Karl Landsteiner 发现了人类的 ABO 血型，1901 年 J. Bordet 发现了补体结合反应。这些实验逐渐在临床检验中得到应用。

1.3　现代免疫学时期

20 世纪初期，由于微生物学、化学、生命科学等学科的发展，免疫学无论在理论上还是研究方法上都取得了长足的进步。法国的巴斯德实验室长期以来在理论免疫学和实验免疫学领域处于领导地位。一般把 1975 年至今称为现代免疫学时期。

1.3.1 免疫学科的创立

1900 年前后，随着人们对抗原与抗体的了解，发现"抗原诱导特异抗体产生"这一免疫学的根本问题，一些研究人员认为，抗体可以在血液中稳定存在，这些研究有力促进了免疫化学的发展及抗体的临床应用。1901 年，"免疫学"一词首先出现在 *Index Medicus* 中，1916 年 *Journal of Immunology* 创刊。作为一门学科，免疫学至此才正式为人们所承认。

1904 年，Almroth Wright 认为抗体以游离形式存在于血液，并可以与病原结合。他利用可溶性抗体在细菌表面包裹标识，使其成为吞噬的目标，并最终被消灭，他称这一过程为调理作用，提出了免疫化学的概念。1904 年，Landsteiner 和 Donath 发现了阵发性冷凝血红蛋白尿症的案例，患这种疾病的患者暴露于冷的环境中时，一些红细胞被溶解，所以尿中出现了血红蛋白。Landsteiner 认为引起血红蛋白尿的物质是在患者的血清内，这种物质是一种抗体，当把血清暴露在冷的环境时，血清中的抗体和红细胞结合，后来在温暖的条件下，引起体内红细胞破裂。他在试管内也证明了这个过程，并注意到了红细胞的溶解，该试验被称为 Donath-Landsteiner 冷溶血试验，是临床诊断阵发性冷凝血红蛋白尿症的主要依据。1910 年，Landsteiner 等首先应用偶氮蛋白的人工结合抗原，研究抗原-抗体反应特异性的化学基础，开始认识到决定抗原特异性的是很小的分子，它们的结构不同，因而其抗原性不同。学界对抗体有更深刻的认识。在这段时期内，很多免疫学家对过敏性反应和相关疾病的机制，以及自身抗体的产生和功能均产生了浓厚的兴趣，1902 年 Charles Richet 和他的同事保罗·波特（Paul Porter）一起发现了过敏性反应现象，二人首次提出了"过敏反应"（anaphulaxis，法语）这一术语。他们发现过敏反应的发生并非依赖于注射物质是否含有毒性，而是依赖于注射的物质是否作为一种抗原在之前致敏过实验动物。随后，他又发现了实验性过敏反应与临床上重要的疾病——花粉热和哮喘等过敏症具有密切的关系，有着相同的免疫机制。1910 年，英国神经科学家 Henry Hallett Dale 在研究神经脉冲时，发现组胺是一种与人体过敏反应有关的物质。他证实过敏症是一种通常对身体无害的蛋白质由于二次暴露而逐渐变得有害的症状。1920 年，Otto Prausnitz 和 Heinz Küstner 研究发现，给健康人皮下注射来源于过敏体质患者的血清，健康受者会出现红斑和水疱，即 PK 反应。Kimishige Ishizaka 大胆猜想是一种除了 IgM、IgG 和 IgA 的新型抗体导致这一现象发生，经研究发现是由 E 抗原引起的 PK 反应，后命名为 IgE。

1.3.2 20 世纪上半叶的免疫学进展

到了 20 世纪 20 年代，哥伦比亚大学生物化学家 Michael Heidelberger 和 Oswald Avery 观察到抗原与抗体的结合，他们从 1923 年至 1934 年进行了一系列实验，阐明了肺炎球菌分型的抗原不是蛋白质，而是多糖（polysaccharide）。20 世纪 30 年代，通过电泳证明，抗体是 γ-球蛋白。1941 年，Albert Coons 和 Coworkers 通过荧光素标记抗体，并借助荧光显微镜观察荧光变化，建立了免疫荧光技术。美籍匈牙利细菌学家 Jules Thomas Freund（1891—1960）在 1942 年发明了免疫佐剂，以其名字命名，因该佐剂中含分枝杆菌，故又称为分枝杆菌佐剂。不含分枝杆菌者为弗氏不完全佐剂。1943 年，Mogens Bjørneboe 和 Harald Gormsen 在实验中发现，多价疫苗与体内的浆细胞及抗体浓度有关。Astrid Fagraeus 也在他们的实验中证明了这一观点。1945 年，Robin Coombs、Arthur Mourant 和 Robert Race 在研究体内是否存在特异性抗体的时候发现，用抗人免疫球蛋白血清能募集红细胞，使抗体结合在细胞表面。这推广了抗体的应用，如检测新生儿是否患有溶血症等。

1949 年，澳大利亚免疫学家 Frank Macfarlane Burnet 提出了获得性免疫耐受的理论。随后，英国科学家 Peter Medawar 于 1953 年发表学术论文，通过动物实验验证了获得性免疫耐受理论，两人为现代移植生物学奠定了理论基础（获得1960年诺贝尔生理学或医学奖）。1957年，Burnet 在发表的一篇文章中提出了克隆选择学说，称机体内存在许多免疫活性细胞克隆，不同克隆的细胞具有不同的表面受体，能与相应的抗原结合。一旦抗原进入体内与相应克隆的受体发生结合后便激活这一克隆，使其扩增产生大量抗体。

1.4 分子免疫学时期

1.4.1 免疫学基本理论的快速发展

20世纪下半叶是生命科学和生物技术突飞猛进的时代。1953年，James Watson 和 Francis Crick 提出了 DNA 双螺旋结构模型，生命科学从此进入了"分子生物学"时代，在特异性免疫应答及其相关免疫细胞表面膜分子等方面取得了重要突破。

1954年，美国医学家 Joseph Murray 首次成功地在同卵双生双胞胎间进行肾脏移植手术，开创了人类器官移植治疗疾病的新纪元。1957年，美国医学家 E. Donnall Thomas 在《新英格兰医学杂志》上发表了关于人造血干细胞移植的第一篇论文，从而开启了造血干细胞移植治疗白血病的先河。

1963年，Benacerraf 等在主要组织相容性复合体（MHC）中发现免疫应答相关基因；20世纪70年代，Unanue 等证明巨噬细胞在抗体形成中的重要作用，确认该种细胞是参与机体免疫应答的第三类细胞。

1973年，美国遗传学家 Stanley Cohen 和 Herbert Boyer 发明了 DNA 重组技术，这标志着基因工程的诞生。免疫球蛋白 V 区决定其抗体的多样性和特异性，而 C 区决定了免疫球蛋白的类别或独特型。IgM 和 IgD 出现在第一道免疫防线中，IgA 由黏膜组织分泌，IgE 结合于过敏原上，IgG 保证了免疫多样性。1970年，Alfred Nisonhoff 和他的同事们发现，由于重链基因的重排与组合，抗体的可变区不变，但恒定区发生改变，使得 Ig 类别发生变化。关于为什么体内能产生数目巨大的、高度多样性的抗体，Edelman 和 Gally 提出了一种假设，即由于点突变，等位基因随机排列并重排。1974年，Susumu Tonegawa 研究发现，产生抗体的细胞中 Ig 基因结构与其他不合成抗体分子细胞中的结构不一样，并证明重链和轻链都存在基因重排的现象。1974年，R. Zinkernagel 和 P. Doherty 证明在免疫应答过程中，免疫细胞间的相互作用受 MHC 限制；1978年，S. G. Nathensen 和 J. Strominger 阐明了 MHC 分子的结构；20世纪80年代后，分子水平研究证实，MHC 分子在抗原呈递和淋巴细胞识别抗原过程中起重要作用（Zinkernagel 和 Doherty 提出的 MHC 限制性理论荣获1996年诺贝尔生理学或医学奖）。

1976年，N. K. Jerne 根据现代免疫学对抗体分子独特型的认识，提出动态的抗体形成与免疫调节网络学说。1980 年，S. Tonegawa 等应用分子杂交技术证明并克隆出编码 Ig 分子 V 区和 C 区的基因，同时用 cDNA 片段为探针进一步阐明了免疫球蛋白的基因结构，解答了抗体多样性的问题。Tonegawa 对抗体多样性的研究成果获得了 1987 年诺贝尔生理学或医学奖。

1983 年，Haskius 等证实 T 细胞表面存在抗原受体分子，并分离出这种表面受体分子；1984 年，Davis 等成功克隆了编码 T 细胞受体的基因；1985 年，Owen 和 Collins 阐明了 T 细胞受体的分子结构。

20 世纪后半叶，Bruce Beutler 和 Jules Hoffmann 发现了能识别微生物并激活先天性免疫的受体蛋白，从而揭示了机体免疫应答过程的第一步；Ralph Steinman 则发现了免疫系统中的树突状细胞，以及其可激活并控制获得性免疫的功能，从而完成机体免疫应答过程的下一步，即将微生物清除出体内。三位科学家揭示了免疫应答中的固有免疫和适应性免疫是如何被激活，从而让我们对疾病机制有了一个新的见解，他们的工作为传染病、癌症及炎症的防治开辟了新的道路，荣获了 2011 年诺贝尔生理学或医学奖。

1992 年，日本京都大学的 Tasuku Honjo 教授发现了 PD-1，其是 T 细胞表面另外一种特殊蛋白，PD-1 能作为 T 细胞的制动器，在动物实验中，阻断 PD-1 能作为抵御癌症的新型疗法，有效治疗癌症患者。1994 年美国加州大学 James P. Allison 对 T 细胞蛋白 CTLA-4 进行了深入研究，他开发出了一种特殊抗体，能够结合 CTLA-4 并且阻断其功能，即所开发的特殊抗体能够抑制制动器并且释放机体免疫系统的抗肿瘤 T 细胞活性。基于免疫检查点的肿瘤新疗法取得重大突破，因此两人共享了 2018 年诺贝尔生理学或医学奖。

1.4.2 免疫学研究技术的进展

与此同时，交叉性研究有效促进了免疫学的快速发展。1959 年，美国生化学家 R. Yalow 和 S. A. Berson 把放射性同位素跟踪技术和免疫学结合起来，发明了放射免疫分析法。这种放射免疫分析法的灵敏度极高，可以测出低浓度的物质，而且简便易行，很快得到临床应用（获得 1977 年诺贝尔生理学或医学奖）。1962 年，奥地利生物化学家 Max Ferdinand Perutz 和英国生物化学家 John Cowdery Kendrew 因使用 X 射线衍射方法测定球蛋白三维结构而获得诺贝尔化学奖。随着 X 射线晶体衍射和电镜技术的发展，英国生化学家 Rodney Porter 和美国生物学家 Gerald Edelman 发现了免疫球蛋白的三维结构和化学结构。1963 年，美国物理学家 Allan M. Cormack 发现人体不同的组织对 X 射线的吸收率（attenuation rate）不尽相同，并依据吸收率提出了重建算法和基本计算公式，为 CT 扫描（computer assisted tomography，也称 CAT 扫描）奠定了理论基础。1967 年，英国电子工程师 Godfrey Newbold Hounsfield 制作了第一台能加强 X 射线放射源的简单扫描装置，即后来的 CT，在系列改进之后，于 1974 年在英国放射学年会上正式宣告了

CT 的诞生，成为医学放射诊断学发展历史上的里程碑（获得 1979 年诺贝尔生理学或医学奖）。1973 年美国科学家 Paul C. Lauterbur 开发出了基于核磁共振现象的成像技术（magnetic resonance imaging，MRI），英国科学家 Peter Mansfield 于 1976 年率先将核磁共振成像术应用于临床。1977 年，英国生物化学家 Frederick Sanger 和美国生物化学家 Walter Gilbert 发明了 DNA 测序技术。1996~2003 年，科学家利用此技术完成了"人类基因组计划"，这不仅为研究人类疾病和开展个性化医疗奠定了基础，也为 21 世纪生命科学发展和现代医药生物技术的产业化奠定了基础。

1975 年，德国生物化学家 Georges Kohler 和英国生物化学家 Cesar Milstein 发明了单克隆抗体技术，这成为免疫学领域的重大突破（1984 年诺贝尔生理学或医学奖）。单克隆抗体能够高度特异性地识别抗原，并介导免疫细胞清除入侵的病原体。单克隆抗体类药物已经成为生物药物的主流，被广泛应用于疾病的诊断和治疗。随着基因工程技术的发展，Vernon Oi 和他的同事研究出第一个嵌合抗体，他们用鼠的可变区代替人源抗体的可变区，这个抗体能更好地结合抗原。1993 年，Feldmann 和 Maini 在 Centocor 的支持下，进行了嵌合抗肿瘤坏死因子（tumor necrosis factor，TNF）特异性单抗的临床试验，目前已有多个 TNF 抑制剂被美国食品药品监督管理局（FDA）批准上市，这促进了细胞因子抗体药物的发展。

1979 年 Herman Waldmann 和他的团队采用单克隆抗体制备技术，制备人源单抗用于移植和自身免疫性疾病的治疗。人源单克隆抗体 CAMPATH-1H 在 2014 年获批上市，成为世界首个人源治疗性抗体药物。1983 年，美国生物化学家 Kary Mulllis 发明了聚合酶链反应（polymerase chain reaction，PCR）技术。该技术对生命科学研究是一项革命性技术，目前已被广泛应用于分子生物学和基因工程及其他与 DNA 鉴定相关领域，如疾病监测、临床应用、商品检疫、司法鉴定、新药开发等。1992 年，日本东京工业大学的研究者 Yoshinori Ohsumi（大隅良典）培养了缺失液泡降解酶类的酵母突变体，揭示了酵母细胞的自噬过程及机制，获得了 2016 年诺贝尔生理学或医学奖。

2006 年日本京都大学山中伸弥等科学家把 4 个关键基因通过逆转录病毒载体转入小鼠的成纤维细胞，使其变成多功能干细胞。这意味着未成熟的细胞能够发展成所有类型的细胞。2007 年，日本和美国科学家分别宣布开发出将人皮肤细胞转化为干细胞的方法，这样得到的干细胞和胚胎干细胞的功能相差无几，称为 iPS 细胞，这种技术具有极高的生物医学价值。山中伸弥和英国发育生物学家 John Gurdon 因在细胞核重新编程研究领域的杰出贡献而获得 2012 年诺贝尔生理学或医学奖。

1.5　本 章 小 结

免疫学（immunology）是研究宿主免疫系统识别并消除有害生物及其成分的

应答过程及机制的科学。所谓免疫（immunity），是指对自身抗原形成天然免疫耐受，对"非己"抗原产生排斥作用的一种生理功能。免疫学作为年轻的学科，发展历史只有 100 余年，却是生命科学中最活跃的研究领域之一，目前人们对免疫学的研究已经达到细胞水平和分子水平。

俗话说"病从口入"，说明饮食在人的健康方面起着非常重要的作用。然而，在过去五十年里，虽然人类在对抗传染病的进程中成果不断，人们生活水平大幅改善，现代医学体系也相对完备，但面对一个全新类型的致命病毒时，仍感能力不足。科研人员正尝试利用富含纤维、不饱和脂肪酸、维生素的饮食来改善免疫细胞的功能，即通过均衡营养来改善人体的免疫状况，增强对疾病的抵抗能力，这对于疾病的预防、食品科学的发展具有十分重要的意义。

思　考　题

1. 阐述现代免疫学的基本内容和重要意义。
2. 如何理解药食同源？

参　考　文　献

胥传来，金征宇. 2007. 食品免疫学[M]. 北京：中国化学工业出版社：10-15.

周光炎. 2013. 免疫学原理（第 3 版）[M]. 北京：科学出版社：4-9.

Afshin A，Sur PJ，Fay KA，et al. 2019. Health effects of dietary risks in 195 countries，1990—2017：a systematic analysis for the Global Burden of Disease Study 2017[J].The Lancet，393（10184）：1958-1972.

Cao XT. 2018. Immunology in China：the past，present and future[J]. Nature Immunology，9（4）：339-342.

Lauren SM. 2019. How the Immune System Works. 6th Edition[M]. New York：Wiley-Blackwell：6-20.

WHO. 2011. The Immunological Basis for Immunization Series[M]. Module 17：Rabies.

第2章 免疫系统概览

免疫系统（immune system）是机体执行免疫应答及免疫功能的防御性结构，由具有免疫功能的器官、组织、细胞和分子组成，共同构成了机体免疫机制发生的物质基础。根据其在机体的免疫功能中分别担负着不同的角色，免疫系统可分为免疫器官、免疫细胞和细胞因子三个层次。

免疫系统是伴随着生物进化逐步建立起来的。免疫系统各成分遍布全身，错综复杂。与机体的其他系统一样，免疫系统有着一系列的内部调节机制，但同时又与其他系统互相协调，通过反馈机制互相影响，共同维持整个机体的生理平衡。

2.1 免 疫 器 官

免疫器官（immune organ）是指完成免疫功能的器官或组织，以淋巴组织为主（包括骨髓、胸腺、淋巴结、脾、扁桃体等）。根据发生的时间顺序和功能差异，免疫器官可分为中枢免疫器官和外周免疫器官两部分。

中枢免疫器官是免疫细胞发生、发育、接收抗原（主要是自身抗原）刺激和分化、成熟的场所，并对外周免疫器官的发育起主导作用。中枢免疫器官包括胸腺和骨髓（在禽类是法氏囊），在胚胎发育中出现较早。外周免疫器官是成熟淋巴细胞定居并产生免疫应答的场所，包括脾脏、分散全身各处的淋巴结、肠壁淋巴小结、呼吸道黏膜的淋巴组织、阑尾、扁桃体等，在胚胎中出现较迟。外周免疫器官中的淋巴细胞由中枢免疫器官迁移来，需受到抗原刺激才能增殖，故其增殖是抗原依赖的。

2.1.1 中枢免疫器官

中枢免疫器官又称一级免疫器官，包括骨髓、胸腺、禽类法氏囊或其同功器官。中枢免疫器官主导免疫活性细胞的产生、增殖和分化成熟，对外周淋巴器官发育和全身免疫功能起调节作用。

2.1.1.1 骨髓

骨髓是主要的造血及免疫器官。血液的所有细胞成分都来源于造血干细胞，其中髓系细胞（红细胞系、粒细胞系、单核细胞系与巨核细胞-血小板系）是完全在骨髓内分化生成的；淋巴系细胞的发育前期也是在骨髓内完成；另外，B 细胞分化为浆细胞后，也回到骨髓，并在这里大量产生抗体。

骨髓中各阶段细胞不断在完成更新、增殖、分化和成熟等发育过程。其原始阶段细胞为多能干细胞，可以形成红细胞、粒细胞、巨噬细胞等，以及 B 淋巴细胞和 T 淋巴细胞。这些过程需要不同类型细胞因子的调节，如白细胞介素、巨噬细胞集落刺激因子等。当骨髓功能缺陷时，可导致细胞免疫和体液免疫发生障碍。

2.1.1.2　胸腺

胸腺是发生最早的免疫器官。胸腺分为左、右两叶，外包结缔组织被膜，被膜深入胸腺实质内形成隔膜，将胸腺分成许多小叶，小叶的外周部分称为皮质，中央部分称为髓质，相邻的小叶髓质彼此相连。

胸腺对机体免疫功能的建立，以及丧失免疫功能的重建均具有很重要的作用，也是 T 淋巴细胞分化成熟的场所。骨髓产生的部分淋巴细胞在胸腺中继续发育成熟为 T 细胞，能分泌胸腺素，在促进 T 细胞分化和成熟过程中，选择性发挥免疫调节作用。T 辅助细胞（Th）和 T 抑制细胞（Ts）均在胸腺中形成。此外，胸腺还可促进肥大细胞发育，调节机体的免疫平衡，维持自身的免疫稳定性。

2.1.1.3　法氏囊

法氏囊又称腔上囊，是禽类动物特有的淋巴器官，位于胃肠道末端泄殖腔的后上方。与胸腺不同，法氏囊是 B 细胞成熟分化的场所，主导机体的体液免疫功能。

2.1.2　外周免疫器官

外周免疫器官包括淋巴结、脾脏和黏膜相关淋巴组织等，是淋巴细胞活化、增殖、分化和定居的场所，也是免疫细胞聚集和免疫应答发生的场所。

2.1.2.1　淋巴结

淋巴结是人体最为重要的一种免疫性器官，广泛分布于全身黏膜部位的淋巴通道上。淋巴结表面覆盖有结缔组织被膜，后者深入实质形成小梁。淋巴结分为皮质和髓质两部分，彼此通过淋巴窦相通。被膜下为皮质，包括浅皮质区、副皮质区和边缘窦（图 2-1）。

浅皮质区又称为非胸腺依赖区（thymus-independent area），是 B 细胞定居的场所，该区内有淋巴滤泡（或称淋巴小结）。未受抗原刺激的淋巴小结无生发中心（germinal center），称为初级淋巴滤泡（primary follicle），主要含静止的成熟

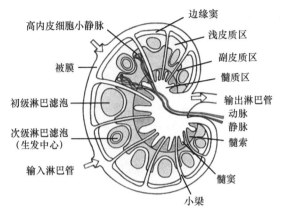

图 2-1　淋巴结的结构

B 细胞；受抗原刺激的淋巴小结内出现生发中心，称为次级淋巴滤泡（secondary follicle），内含大量增殖分化的 B 淋巴母细胞，此细胞向内转移至淋巴结中心部髓质，即转化为可产生抗体的浆细胞。

副皮质区又称胸腺依赖区（thymus-dependent area），位于浅皮质区和髓质区之间，为深皮质区，是 T 细胞（主要是 CD4$^+$ T 细胞）定居的场所。该区有许多由内皮细胞组成的毛细血管后微静脉，也称高内皮细胞小静脉（high endothelial venule，HEV），在淋巴细胞再循环中起重要作用。

髓质由髓索和髓窦组成。髓索内含有 B 细胞、T 细胞、浆细胞、肥大细胞及巨噬细胞（Mφ）。髓窦内 Mφ 较多，有较强滤过作用。

淋巴结主要有以下几个功能。①T 细胞及 B 细胞定居的场所：分别在胸腺和骨髓中分化成熟的 T 细胞、B 细胞，均可定居于淋巴结。其中，T 细胞占淋巴结内淋巴细胞总数的 75%，B 细胞占 25%。②免疫应答发生的场所：抗原呈递细胞携带所摄取的抗原进入淋巴结，将已被加工、处理的抗原呈递给淋巴结内的 T 细胞和 B 细胞，使之活化、增殖、分化，故淋巴结是发生细胞免疫和体液免疫应答的主要场所。③参与淋巴细胞再循环：淋巴结深皮质区的 HEV 在淋巴细胞再循环中发挥重要作用，血循环中的淋巴细胞穿越 HEV 壁进入淋巴结实质，然后通过输出淋巴管进入胸导管或右淋巴管，再回到血液循环。④过滤作用：组织中的病原微生物及毒素等进入淋巴液，其缓慢流经淋巴结时，可被 Mφ 吞噬或通过其他机制被清除。因此，淋巴结具有重要的滤过作用。

2.1.2.2　脾脏

脾脏是体内体积最大的淋巴器官之一，结构类似淋巴结，可分为白髓、红髓和边缘区三部分。白髓由密集的淋巴组织构成，包括动脉周围淋巴鞘和淋巴小结。动脉周围淋巴鞘为 T 细胞居住区；鞘内的淋巴小结为 B 细胞居住区，未受抗原刺激为初级淋巴滤泡,受抗原刺激后出现生发中心,为次级淋巴滤泡。红髓分布于白髓周围,包括髓索和髓窦:前者主要为 B 细胞居留区,也含巨噬细胞和树突状细胞;髓窦内为循环的血液。白髓与红髓交界处为边缘区(marginal zone),是血液及淋巴细胞进出的重要通道。

脾脏主要有以下几个功能。①免疫细胞定居的场所:成熟的淋巴细胞可定居于脾脏。B 细胞约占脾脏中淋巴细胞总数的 60%,T 细胞约占 40%。②免疫应答的场所:脾脏也是淋巴细胞接受抗原刺激并发生免疫应答的重要部位。同为外周免疫器官,脾脏与淋巴结的差别在于,脾脏是对血源性抗原产生应答的主要场所。③合成生物活性物质:脾脏可合成并分泌如补体、干扰素等生物活性物质。④滤过作用:脾脏可清除血液中的病原体、衰老死亡的自身血细胞、某些蜕变细胞及免疫复合物等,从而使血液得到净化。⑤脾脏也是机体储存红细胞的血库。

2.1.2.3　黏膜相关淋巴组织

在各种腔道黏膜下有大量的淋巴组织聚集,称为黏膜相关淋巴组织(MALT);其中最重要的是胃肠道黏膜相关淋巴组织(GALT)和呼吸道黏膜相关淋巴组织(BALT)。GALT 包括阑尾、肠集合淋巴结和大量的弥散淋巴组织;BALT 包括咽部的扁桃体和弥散的淋巴组织,构成呼吸道和消化道入口处的防御机构,称为Waldeyer 环。除了消化道和呼吸道外,乳腺、泪腺、唾液腺及泌尿生殖道等黏膜也存在弥散的 MALT。

与淋巴结和脾脏不同,黏膜相关淋巴组织没有包膜,不构成独立的器官,通过广泛的直接表面接触和体液因子与外界联系;MALT 中的 B 细胞多为 IgA 产生细胞,受抗原刺激后直接将 sIgA 分泌到附近黏膜,发挥局部免疫作用;黏膜靠一种特殊的机制吸引循环中的淋巴细胞,MALT 中的淋巴细胞也可输入到淋巴细胞再循环池,某一局部的免疫应答效果可以普及到全身的黏膜。

2.2　免　疫　细　胞

免疫细胞是指所有参与免疫应答、与免疫应答有关的细胞及其前体等多种细胞,包括造血干细胞、淋巴细胞、单核细胞、巨噬细胞、抗原呈递细胞、中性粒细胞、肥大细胞等,具体可分为两大类:①T 细胞和 B 细胞,分别表达特异性抗原识别受体(TCR/BCR),是参与适应性免疫应答的关键细胞;②固有免疫(非特异性免疫)细胞,指除 T 细胞、B 细胞外的所有免疫细胞类别,包括抗原呈递细胞(如树突状细胞、单核/巨噬细胞)、NK 细胞、固有样淋巴细胞、固有淋巴样细胞、各类粒细胞、其他参与免疫应答和效应的细胞(如肥大细胞、血小板、红细胞等）。两类细胞互相作用，彼此调控，共同执行机体免疫系统的功能。

各类免疫细胞均来源于骨髓多能干细胞，后者分为两个细胞谱系：①髓样祖细胞，进一步分化为单核细胞、巨噬细胞和中性粒细胞；②淋巴样祖细胞，进一步分化为 T 淋巴细胞、B 淋巴细胞和 NK 细胞。

2.2.1 固有免疫细胞

免疫细胞是一群分类极为复杂的细胞，按照免疫应答的类型，可分为参与固有免疫应答的细胞和参与适应性免疫应答的细胞。固有免疫细胞主要参与固有免疫（非特异性免疫）应答，包括单核/巨噬细胞、NK 细胞、各类粒细胞、肥大细胞等，也包括来源于骨髓的淋巴样细胞、主要参与固有免疫的固有免疫样淋巴细胞。此外，以树突状细胞为代表的抗原呈递细胞属固有免疫细胞，但也是参与启动适应性免疫应答的关键细胞。

2.2.1.1 吞噬细胞及单核吞噬细胞系统

吞噬细胞是清除致病微生物的重要效应细胞，在固有免疫中发挥重要作用。

1）吞噬细胞概述

吞噬细胞包括两类，即中性粒细胞及单核/巨噬细胞。两类吞噬细胞对入侵体内的微生物可快速产生应答，尤以巨噬细胞的作用更为持久，是参与晚期固有免疫应答的主要效应细胞。

（1）中性粒细胞

中性粒细胞属于小吞噬细胞，广泛分布于骨髓、血液和结蹄组织。中性粒细胞胞质内有中性颗粒，其内含多种溶酶体酶，如组织蛋白酶、溶菌酶、磷酸酶、过氧化酶、碱性磷酸酶、吞噬素和多种水解酶等。这些酶类参与中性粒细胞生物学功能，也可介导某些病理性损伤。此外，中性粒细胞内还含较多糖原颗粒，可为中性粒细胞活跃的运动能力和强大的杀菌作用提供能量。

（2）单核/巨噬细胞

单核/巨噬细胞包括骨髓中的前单核细胞、外周血中的单核细胞（Mon），以及组织内的巨噬细胞（MΦ）。MΦ 来源于血液中的单核细胞，而单核细胞又来源于骨髓中的前体细胞。单核/巨噬细胞是机体重要的免疫细胞，具有抗感染、抗肿瘤和免疫调节等重要作用，具有较广泛的造血活性，可刺激中性粒细胞、单核细胞和巨噬细胞的增殖、分化及功能活性。

（3）吞噬细胞的生物学功能

吞噬细胞对入侵体内微生物的应答极为快速，其中巨噬细胞的作用更为持续，是参与固有免疫晚期应答的主要效应细胞。吞噬细胞发挥功能涉及募集和迁移、识别、吞噬和杀伤、消化和清除等环节（图 2-2）。

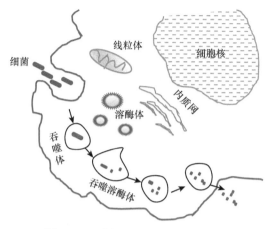

图 2-2　吞噬细胞吞噬、杀菌示意图

a. 募集和迁移　　吞噬细胞向炎症灶募集和迁移，是其发挥固有免疫功能的前提。

b. 识别　　吞噬细胞表达多种表面受体，可识别并结合微生物及其分泌产物。不同受体其生物学作用也不同，但某些功能存在重叠，主要效应是：使微生物与吞噬细胞膜发生黏附；启动、传递胞内活化信号；启动吞噬细胞杀菌效应。参与吞噬细胞识别作用的主要表面受体包括甘露糖受体、IgG Fc 受体、补体受体和 Toll 样受体。

c. 吞噬　　微生物及其产物被吞噬细胞表面受体识别并结合，通过内化而被摄入细胞内，形成吞噬体，继而与胞质中溶酶体融合为吞噬溶酶体。

d. 杀伤　　吞噬细胞吞噬微生物后，启动胞内不同酶系统，通过产生反应氧中介物和反应氮中介物而杀伤微生物。

e. 消化和清除　　病原体被杀伤或破坏后，在吞噬溶酶体内多种水解酶作用下，可进一步被消化、降解。大部分产物通过胞吐作用而排出胞外，与 MHC 分子结合为复合物而被呈递给 T 细胞，启动特异性免疫应答。

2）单核吞噬细胞系统

游离于血液中的单核细胞，以及存在于体腔和各组织中的巨噬细胞均来源于骨髓干细胞，具有很强的吞噬能力，且细胞核不分叶，故命名为单核吞噬细胞系统（mononuclear phagocyte system，MPS）。单核吞噬细胞系统包括骨髓前单核细胞、外中血单核细胞（Mon）和各种组织巨噬细胞（Mφ）；后者包括结缔组织的巨噬细胞、肺的尘细胞、淋巴结合脾的巨噬细胞、胸腹腔和腹膜的巨噬细胞、肝的 Kupffer（库普弗）细胞、神经组织的小胶质细胞，以及骨组织的破骨细胞等（表 2-1）。Mon 和 Mφ 的功能并非仅限于吞噬，其广泛参与抗感染、抗肿瘤、免疫应答和免疫调节等。另外，单核吞噬细胞具有黏附玻璃及塑料表面的特性，亦称黏附细胞。

表2-1　正常组织中的单核/巨噬细胞

部位	细胞名称
骨髓	干细胞→单核母细胞→前单核细胞→进入血液
血液	单核细胞→进入组织
组织	组织细胞（结缔组织）、Kupffer 细胞（肝）、腹腔和胸腔 Mφ、小胶质细胞（神经组织）、破骨细胞（骨）、组织细胞及滑膜 A 型细胞（关节）、游走及固定的 Mφ（淋巴结、脾、骨髓）

（1）MPS 生物学特征

a. 来源及分化　　MPS 细胞起源于骨髓，其分化与更新受细胞因子复杂网络的调控。在某些细胞因子，如多集落刺激因子、巨噬细胞集落因子等的刺激下，骨髓中髓样干细胞经原核细胞、前单核细胞分化发育为单核细胞并进入血流。外周血单核细胞占白细胞总数的 1%～3%，在血流中仅存留几小时至数十小时，然后黏附到毛细血管内皮，穿过内皮细胞接合处，转移至全身各组织并发育成熟为巨噬细胞。组织损伤和炎症可以加速单核细胞向组织转移。巨噬细胞在组织中的寿命可达数月甚至数年。在不同组织中存留的巨噬细胞由于局部微环境的差异，其形态及生物学特征均有所不同。成熟的巨噬细胞没有增殖能力，通过骨髓前体细胞分化补充。

b. 细胞表面分子　　表面受体 MPS 细胞表面有多达 80 个以上受体分子，与相应的配体结合，分别表现为感应与效应功能，包括捕获病原异物、加强调理、趋化、免疫粘连、吞噬、介导细胞毒作用等。例如，免疫球蛋白 Fc 受体如 CD1、补体受体 CD16 等可以分别与 IgG 的 Fc 段及补体 C3b 片段结合，从而促使单核巨噬细胞的活化和调理吞噬功能。此外，单核/巨噬细胞还表达各种细胞因子、激素、神经肽、多糖、糖蛋白、脂蛋白及脂多糖的受体，从而可感应多种调控其功能的刺激信号。

表面抗原 MPS 细胞表面具有多种抗原分子，它们对 MPS 细胞的鉴定与功能具有重要意义。例如，MPS 细胞表达 MHC 抗原，尤其 MHC II 类抗原是巨噬细胞发挥抗原呈递作用的关键性效应分子；单核/巨噬细胞还表达多种黏附分子，如选择素 L、细胞间黏附分子和血管细胞黏附分子等，它们介导 MPS 细胞与其他细胞或胞外基质间的黏附作用，从而参与炎症与免疫应答过程。应用单克隆抗体技术鉴定出许多单核吞噬细胞的表面分化抗原，如 OKM-1、MO1-4 等，但这些抗原也可能表达在其他起源于骨髓干细胞的细胞表面，如中性粒细胞。另外，成熟的单核细胞可表达高密度的 CD14，这是一种相对特异的单核细胞表面标志。

（2）MPS 生物学功能

MPS 细胞具有重要的生物学功能，不仅参与非特异性免疫防御，而且是特异性免疫应答中一类关键的细胞，广泛参与免疫应答、免疫效应与免疫调节。

a. 免疫防御　　病原微生物侵入机体后，在激发免疫应答之前即可被 MPS 细胞吞噬并清除，这是机体非特异免疫防御机制的重要环节。由于其吞噬能力较强，MPS 细胞被称为机体的清道夫。

b. 免疫自稳　　在机体生长代谢过程中不断产生的衰老与死亡的细胞，均可被单核巨噬细胞吞噬、消化和清除，进而维持内环境的稳定。

c. 免疫监视　　激活的 MPS 细胞在机体肿瘤免疫中具有重要作用。其作用机制可能是：吞噬肿瘤细胞；借助肿瘤抗体的 ADCC 作用杀伤肿瘤细胞；产生 TNF 及 IL-1 等细胞因子，直接或间接地发挥杀瘤作用；产生某些酶及活性氧分子，直接杀伤或抑制肿瘤细胞生长。

d. 抗原呈递　　外来抗原需经过单核吞噬细胞系统处理呈递给 T 细胞，这是诱发机体免疫应答的先决条件。另外，在抗原呈递过程中，MPS 细胞产生的 IL-1 也是 Th 细胞活化必不可少的刺激信号。

e. 免疫调节　　MPS 细胞在免疫调节中发挥重要的作用，由于激活程度及分泌产物的不同，MPS 的免疫调节作用具有双向性。①正向调节作用：MPS 细胞可通过抗原呈递作用，以及分泌具有免疫增强作用的各种生物活性物质，进而启动和增强免疫应答；②负向调节作用：巨噬细胞过度激活后，可成为抑制性巨噬细胞，后者可分泌多种可溶性抑制物如活性氧分子等，抑制淋巴细胞增殖反应或直接损伤淋巴细胞。

此外，体内各种因素也可通过影响单核吞噬细胞的膜分子表达等途径调节 MPS 细胞功能状态。

f. 其他　　MPS 细胞还可以广泛参与炎症、止血、组织修复、再生等过程。

2.2.1.2　NK 细胞和其他参与固有免疫的淋巴细胞

除 T 和 B 细胞外，还发现一群没有 T 和 B 细胞表面标志的淋巴样细胞，通常认为是与 T 和 B 细胞并列的第三群淋巴细胞。其形态学特点为胞浆内有许多嗜苯胺颗粒，故又称为大颗粒淋巴细胞（large granular lymphocyte，LGL）。此类细胞以自然杀伤细胞为代表，还有固有样淋巴细胞、固有淋巴样细胞。

1）自然杀伤细胞

20 世纪 70 年代初，在肿瘤免疫研究中发现来自正常机体的淋巴细胞可以杀伤某些肿瘤细胞，随后证实这些淋巴细胞的杀伤作用是自发的，无需抗体存在或预先加以致敏，因此将其命名为自然杀伤细胞（natural killer cell，NK）。NK 细胞来源于骨髓，主要存在于血液和淋巴组织，特别存在于脾中。在形态方面，NK细胞胞浆丰富，含有较大的嗜天青颗粒。

（1）NK 细胞的特性

从系统发生看，NK 细胞被认为是原始杀伤 T 细胞，但它没有抗原识别受体，通过其细胞毒活性和产生淋巴因子，可以杀伤肿瘤细胞和病毒感染细胞，属于非特异性杀伤作用。

此外，NK 细胞是不同于 T 细胞、B 细胞，且具有直接杀伤靶细胞效应的一类淋巴细胞，其对靶细胞的杀伤作用表现为一种速发效应，无须预先致敏，与靶细胞混合 4h 内即可发挥杀伤效应。NK 细胞杀伤效应的机制与 CTL 相似，靶细胞包括肿瘤细胞、病毒或细菌感染的细胞及机体某些正常细胞。NK 细胞具有抗肿瘤、抗感染、免疫调节等功能，并参与移植排斥反应、自身免疫病和超敏反应发生。

（2）NK 细胞的来源、分布及分化

NK 细胞由骨髓造血干细胞分化发育而来，具有独立于 T 细胞、B 细胞之外的发育途径。NK 细胞发育主要以骨髓基质为微环境，骨髓基质细胞来源的 IL-15 对 NK 细胞发育成熟起关键作用。另外，NK 细胞也存在骨髓外发育成熟路径，包括淋巴结、肠道、肝脏、脾脏和胸腺等微环境。

NK 细胞属性暂无统一结论，但其具有许多与 T 细胞相似的特性，例如，表型为 CD2、CD8、FcεR II阳性；表达 IL-2R，在 IL-2 刺激下可增殖；活化的 NK 细胞可产生 IFN-γ 等。由于 NK 细胞与 T 细胞在发生上密切相关，但其受体基因不发生重排，故有人认为 NK 细胞代表 T 细胞分化中处于中间阶段的独立分支，属于 T 细胞系一个特殊类型。NK 细胞由骨髓直接迁移至外周组织，绕过胸腺发育阶段，在胸腺外发育成熟，其具体过程和确切机制尚不清楚。

（3）NK 细胞的表面标志

NK 细胞直径为 $10\sim16\ \mu m$，形态上具有异质性。NK 细胞表面标志多为其他免疫细胞所共有，缺少特征性形态。从细胞表型来看，NK 细胞既不是 T 细胞也不是 B 细胞。NK 细胞既不能表达 T 细胞受体，也不能表达 B 细胞受体。但 NK 细胞可表达 CD2 分子和低亲和性的 IgGFc 受体 FcR III（CD16）。NK 细胞还表达多种重要的膜分子，参与 NK 细胞的免疫学功能。按照这些膜分子的结构特征，主要可分为免疫球蛋白超家族、整合素家族、C 型凝聚素样超家族、Link 结构和碳水化合物等结构。

（4）NK 细胞的分类

NK 细胞属异质性细胞群，可分为不同功能亚类。按照细胞因子表达谱分类，体外条件下，可诱导 NK 细胞分化为具有细胞因子表达谱的两个亚类。①NK1 细胞，可分泌 IFN-γ，对 CTL、Th1 和 γδT 细胞发挥正调控作用，参与抗肿瘤、抗病毒、抗结核应答；②NK2 细胞，可分泌 IL-5、IL-13，对 T 细胞应答具有负调节作用，参与自身免疫病等发生。

（5）NK 细胞表面受体

NK 细胞表面受体种类繁多，这些受体通过启动不同的胞内信号转导促进介导 NK 细胞与靶细胞间相互作用，发挥 NK 细胞功能。

a. NK 细胞表面受体的类别

i. 根据受体对 NK 细胞杀伤效应的调节功能分类。NK 细胞可杀伤病毒感染细胞和肿瘤细胞，而对机体正常自身细胞则无毒性作用，表明其具有识别正常和异常组织细胞的能力。这种能力主要取决于 NK 细胞表面所表达的杀伤功能相关调节受体。①活化性杀伤细胞受体（activatory killer receptor，AKR）：AKR 与相应配体结合可激发 NK 细胞杀伤作用，其作用机制是通过位于跨膜区的带电荷的氨基酸残基与某些携带相反电荷的接头分子（如 DAP12 等）形成复合物；AKR 与相应配体结合后，上述接头分子所含的免疫受体活化序列被磷酸化，从而将活化信号传至细胞核内。②抑制性杀伤细胞受体（inhibitory killer receptor，IKR）：IKR 与相应配体结合可抑制 NK 细胞杀伤作用，其机制为 IKR 分子胞质段较长，含多个免疫受体酪氨酸抑制基序（ITIM）；IKR 与相应受体配体结合后，ITIM 中的酪氨酸发生磷酸化并吸引酪氨酸磷酸化酶-1，从而抑制 AKR 的活化信号。

ii. 根据识别受体分子结构分类。根据分子结构，可将 NK 细胞识别受体分为两个家族，两者均含活化性受体和抑制性受体。①杀伤细胞免疫球蛋白样受体（killer immunoglobulin-like receptor，KIR）：属 Ig 超家族，胞外段有 2～3 个 Ig 样结构域，能识别经典 HLA Ⅰ类分子。②杀伤细胞凝聚素样受体（killer lectin-like receptor，KLR）：此类受体属 C 型凝集素分子家族。

iii. 根据 NK 细胞识别受体所结合的配体分类。根据所识别配体的性质，可将 NK 细胞识别受体分为 MHC Ⅰ类分子特异性受体和非 MHC Ⅰ类分子特异性受体。

b. NK 细胞调节性受体的功能及其生物学意义

i. 调节性受体的功能。AKR 与 IKR 对调节 NK 细胞杀伤作用至关重要，既可激活 NK 细胞杀伤靶细胞，又能避免 NK 细胞对自身组织细胞的杀伤。

ii. 调节性受体的生物学意义。正常情况下，机体组织细胞表面表达自身 MHC Ⅰ类分子，故 IKR 介导的抑制作用占主导地位，表现为 NK 细胞失活，自身组织细胞不被破坏。对不表达 MHC Ⅰ类分子的靶细胞，NK 细胞主要依赖非 MHC Ⅰ类分子特异性的受体发挥杀伤作用。

2）固有样淋巴细胞

固有样淋巴细胞（innate-like lymphocyte，ILL）包括 B 细胞、γδT 细胞和 NKT 细胞。此类细胞可表达 RAG-1 和 RAG-2，抗原受体经历基因重排，故严格意义上仍属适应性免疫系统，但其功能更接近固有免疫细胞。

（1）B1 细胞

a. 来源与发育　　B1 细胞即 CD5⁺B 细胞，是个体发育中出现较早的原始 B 细胞，根据 B1 细胞来源可将其分为两个亚群：①B1a，表达高水平 CD5，来源于胚胎肝脏；②B1b，表达低水平 CD5，来源于围产期肝脏和骨髓。成熟的 B1 细胞主要定居于腹腔、胸腔及肠壁固有层。另外，慢性淋巴细胞白血病的 B 细胞均表达 CD5，一般认为来源于 B1 细胞。B1 细胞 BCR 多为 IgM，少数为 IgD，为具有自我更新能力的长寿 B 细胞。

b. 功能特征　　B1 细胞 BCR 缺乏多样性，其识别抗原主要为某些细菌表面共有的多糖抗原和某些变性的自身抗原，主要承担腹腔、胸腔部位的非特异性免疫防御功能。

B1 细胞扩增和维持依赖特异性抗原刺激，其抗体应答特点为：①对多糖抗原刺激在 48h 内快速应答，无需 T 细胞辅助，产生以 IgM 为主的低亲和力抗体，这对机体早期抗感染免疫和维持免疫自稳具有重要意义；②增殖、分化过程中不发生 Ig 类别转换，每个 B1 细胞克隆仅产生一种类型 Ig；③无免疫记忆，再次接受相同抗原刺激后，其抗体效价与初次应答无明显差别。

（2）γδ T 细胞

γδ T 细胞指 TCR 由 γ 链和 δ 链组成的 T 细胞。

a. 来源、发育及分布　　γδ T 细胞与 αβ T 细胞具有共同的祖细胞，也在胸腺发育成熟。γδ T 细胞主要分布于黏膜、上皮组织及外周血，据此可分为两个亚群：①分布于淋巴组织的亚群，其 TCR 具有高度多态性；②分布于黏膜上皮内的亚群，其 TCR 多样性非常有限。

b. 表型特征　　γδ T 细胞组成性表达 TCRγδ-CD3 复合物和 CD2 分子；位于黏膜上皮的 γδ T 细胞占局部 T 细胞总数的 50%，表型多为 CD8 αα 单阳性；外周血 γδ T 细胞仅占成熟 T 细胞的 2%～7%，表型为 CD4 和 CD8 双阴性。

c. 识别特点　　γδ T 细胞 TCR 一般缺乏多样性，可直接识别某些完整的多肽抗原，无 MHC 限制性。

d. 功能特点　　γδ T 细胞是表达原始 TCR 受体的第一线防御细胞，是参与早期抗感染免疫的主要效应细胞，并对肿瘤细胞具有一定杀伤作用，也可参与对坏死细胞的清除。活化的 γδ T 细胞可分泌多种细胞因子，从而参与免疫调节。

（3）NK T 细胞

NK T 细胞既表达 T 细胞谱系标志 αβTCR 和 CD3，也表达 NK 细胞谱系标志，由此得名。NK T 细胞主要在胸腺内发育。双阳性胸腺细胞表面 CD1d 在 NK T 细胞阳性选择中发挥作用。根据 TCR 表达与否，可将 NK T 细胞分为 I 型 NK T 细胞和II型 NK T 细胞。

NK T 细胞 TCR 缺乏多样性，抗原识别谱较窄，主要识别 CD1d 分子所呈递的脂类或微生物细胞壁脂类成分。NK T 细胞在病毒刺激下可分泌 Th1 型细胞因子，发挥保护作用，参与炎症反应及免疫调节，参与器官移植、肿瘤、自身免疫病、过敏性疾病和感染性疾病等。

3）固有淋巴样细胞

固有淋巴样细胞（innate lymphoid cell，ILC）是近年发现或定义的一类细胞，其在组织重构及针对微生物的固有免疫中发挥关键作用。固有淋巴样细胞尚缺乏特征性表面标志，但可表达某些淋巴样前体标志，如 IL-7 受体 α 链和细胞因子共同受体 γ 链，其发育有赖于 IL-7 参与。

2.2.1.3　抗原呈递细胞及树突状细胞

能够摄取、加工、处理抗原，并以抗原肽/MHC 分子复合物形式将抗原信息表达于膜表面的一类免疫细胞，统称为抗原呈递细胞（antigen-presenting cell，APC）。

1）抗原呈递细胞的类别

根据 APC 表面膜分子表达和功能的差异，将其分为专职 APC 和非专职 APC。另外，体内有核细胞均能将病毒抗原等内源性蛋白抗原降解、处理为多肽片段，以抗原肽-MHC I 类分子复合物的形式表达于细胞表面，并呈递给 CD8$^+$ T 细胞。这些细胞统称为 CD8$^+$ T 细胞杀伤作用的靶细胞，在广义上可被视为特殊类型的APC。

（1）专职 APC

专职 APC 可组成性表达 MHC II类分子和共刺激分子，包括 DC（见下文）、MΦ（见上文）、B 细胞等。

B 细胞是参与体液免疫应答的关键细胞。B 细胞可持续表达 MHC II分子，有效呈递抗原给 CD4$^+$ T 细胞，也表达 CD80，对活化的 Th 细胞发挥共刺激效应。

与其他 APC 比较，B 细胞的抗原呈递作用具有如下特点。①摄取抗原的类型。B 细胞主要摄取可溶性抗原，仅在局部抗原浓度很高的情况下，通过胞饮作用摄取异物抗原。树突状细胞和巨噬细胞主要摄取颗粒抗原。②摄取及处理抗原的方式。B 细胞可借助其表面 BCR 与可溶性抗原的特异性 B 细胞表位结合，所形成的BCR-抗原肽复合物被内化。摄入的抗原在 B 细胞内经处理后与 MHC II类分子结合为复合物，表达于 B 细胞表面，并呈递给 CD4$^+$ T 细胞。③生物学意义。B 细胞的抗原呈递功能在胸腺依赖性抗原诱导的抗体产生中有重要作用，是再次免疫应答过程中起重要作用的 APC。

（2）非专职 APC

非专职 APC 正常情况下并无抗原呈递功能，但在炎症过程中或接受 IFN-γ 等刺激后，可诱导表达 MHC II类分子和共刺激分子，并能处理和呈递抗原。非专职APC 包括血管内皮细胞、某些（如胸腺、甲状腺）上皮细胞和间质细胞、皮肤成纤维细胞、脑胶质细胞、胰岛 B 细胞及活化的 T 细胞等。非专职 APC 可参与炎症反应或某些自身免疫病发生。

2）树突状细胞

树突状细胞（dendritic cell，DC）是体内最重要的专职 APC，负责对抗原的摄取、加工、处理与分类，并将抗原信息呈递给 T 细胞，启动抗原特异性 T 细胞应答。

（1）DC 的生物学特征

树突状细胞（DC）具有共同的生物学特性，其细胞表面有许多树枝状突起，胞内具有丰富的线粒体，但粗面内质网、溶酶体与核糖体不发达，细胞表面无绵羊红细胞受体及 SmIg。DC 在混合淋巴细胞反应中是重要的刺激细胞。DC 无吞噬功能，但其表面可以表达高密度的 MHC II分子，且其较大的表面积有利于接触抗原并呈递给 T 细胞。不同分化、成熟阶段的 DC，其生物学特征及功能各异。

（2）DC 的来源与分布

体内 DC 可由骨髓样干细胞或淋巴样干细胞分化而来（图 2-3），分布于外周血或各类淋巴组织中。

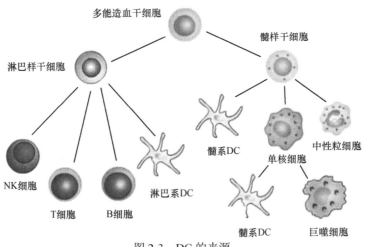

图 2-3　DC 的来源

（3）DC 的分类

根据所存在的组织部位不同或处于不同的发育阶段，DC 具有不同的名称，并表现出某些特有的生物学特征。

a. 滤泡树突状细胞（FDC）　　FDC 定居于淋巴结浅皮质区淋巴滤泡生发中

心内，其与抗原-抗体复合物具有高度亲和力，可以捕获和滞留抗原，并在记忆 B 细胞发育中发挥重要作用，是参与再次免疫应答的 APC。

b. 淋巴样树突状细胞（LDC）　　LDC 主要分布在淋巴结和脾脏内，其在器官移植排斥反应中具有重要作用。

c. 并指状细胞（IDC）　　IDC 主要分布于淋巴组织胸腺依赖区。由于 IDC 的星状突起插入其他细胞之间，故而得名。IDC 是淋巴结中主要的 APC，并对抗原特异性 T 细胞具有很强的刺激作用。

d. 郎格汉斯细胞（LC）　　LC 存在于表皮和胃肠上皮，其特征性胞内结构是胞浆中的柱状 Birbeck 颗粒，该颗粒参与 LC 抗原呈递作用的各个环节。LC 是定居在皮肤中的 APC，占皮肤细胞总数的 5%～10%，在介导接触性皮肤超敏反应中起关键作用。

（4）DC 的生物学功能

a. 抗原呈递　　DC 是迄今所发现抗原呈递能力最强的一类 APC，也是唯一可活化初始 Th 细胞的 APC，是适应性免疫应答的始动者。

b. 激活初始 T 细胞　　DC 是体内激活初始 T 细胞的最重要 APC，它既能提供初始 T 细胞活化的抗原刺激信号，也能提供共刺激信号。

c. 参与 T 细胞分化、发育　　DC 作为重要的胸腺间质细胞，对 T 细胞在胸腺中的选择过程起重要作用。DC 还可参与外周 T 细胞分化：DC1 可分泌 IL-12，诱导 Th0 向 Th1 细胞分化；DC2 可分泌 IL-4，作用于 Th0 细胞，使之向 Th2 细胞分化。另外，DC 细胞还可参与记忆性 T 细胞形成；外周淋巴器官 T 细胞依赖区中有极少量长寿 IDC，它们可能与 T 记忆细胞形成和维持有关。

除此之外，DC 细胞在免疫耐受中发挥关键性作用，还可参与免疫调节，以及 B 细胞发育、分化及激活。

2.2.1.4　其他免疫相关细胞

除上述细胞外，红细胞、各种粒细胞、肥大细胞等均可参与免疫应答，也属于免疫细胞。

1）嗜酸性粒细胞

嗜酸性粒细胞来源于骨髓多能造血干细胞，主要存在于骨髓和组织中，外周血中仅占全身嗜酸性粒细胞总数的 1%左右。活化的嗜酸性粒细胞在体外具有弱吞噬作用，可引起拮抗和调节速发型超敏反应，抗寄生虫和病毒感染，产生炎症介质。

2）嗜碱性粒细胞

嗜碱性粒细胞来源于造血干细胞，是人血液中含量最少的白细胞，约占白细胞总数的 0.2%。嗜碱性粒细胞与肥大细胞具有共同特征,均含丰富的嗜碱性颗粒,细胞膜表面表达高亲和力的 FcεR I和 C3aR、C5aR、C567R 等,参与介导超敏反应,以及炎症反应及免疫应答。

3)肥大细胞

肥大细胞来源于造血干细胞,在祖细胞阶段即迁移至外周组织中,就地发育成熟,主要分布于皮肤、呼吸道、胃肠道黏膜下结缔组织和血管壁周围组织中。其内含大量组胺、肝素、TNF-α,以及超氧化物歧化酶、过氧化酶、酸性水解酶等。黏膜中肥大细胞增殖依赖于 T 细胞,其颗粒中含组胺较少;结缔组织中肥大细胞增殖不依赖于 T 细胞,其颗粒中组胺含量较大。

肥大细胞具有较弱的吞噬作用,可参与对病原体抗原的处理和呈递;在 LPS 作用下,可释放促炎趋化因子,发挥趋化和致炎效应;在变应原作用下,可释放胞内活性介质,参与 I 型超敏反应。

4)红细胞

红细胞可表达补体受体,并借此与抗原-抗体-C3b 复合物结合,即免疫黏附。通过黏附,可明显增强吞噬细胞对病原体和瘤细胞的吞噬作用。除此之外,红细胞还可参与清除循环免疫复合物,调节免疫应答,增强 T 细胞依赖性应答。

5)血小板

血小板除凝血作用外,还参与免疫应答和炎症反应。例如,多种免疫病理过程导致内皮细胞损伤,血小板黏附并聚集在受损的血管组织内皮细胞表面,释放含血清素和纤维蛋白原的颗粒,从而增强毛血管通透性、激活补体并吸引白细胞,参与微血栓形成,进一步加重组织损伤。

2.2.2　参与适应性免疫应答的淋巴细胞

淋巴细胞是具有特异免疫识别功能的细胞系,存在于外周淋巴器官、组织或血液中。哺乳类动物的淋巴细胞系由形态相似、功能各异的不均一细胞群所组成。按其个体发生、表面分子和功能的不同,可以将淋巴细胞系分为 T 淋巴细胞(T 细胞)和 B 淋巴细胞(B 细胞)两个亚群,每个亚群又可分为不同的亚类。另外,还有一群单核细胞,可以杀伤某些肿瘤细胞,但不具备特异识别功能,可归类为第三群淋巴细胞,其他还有抗体依赖性细胞毒细胞、双重阳性细胞及裸细胞等。

2.2.2.1　T/B 淋巴细胞的来源与分化

T 细胞、B 细胞均由骨髓造血干细胞(HSC)分化、发育而来(图 2-4)。在骨髓微环境影响下，HSC 在骨髓中依次分化为多能造血干细胞、共同淋巴样祖细胞（CLP）和共同髓系祖细胞（CMP），CLP 进一步分化出 NK 细胞（属于固有免疫）、B 细胞和 T 细胞。B 细胞不是生来就能分泌抗体的，还需要在骨髓、脾脏、淋巴结中继续成长，通过一系列严苛的筛选和抗原刺激，最终发育为成熟的浆细胞。

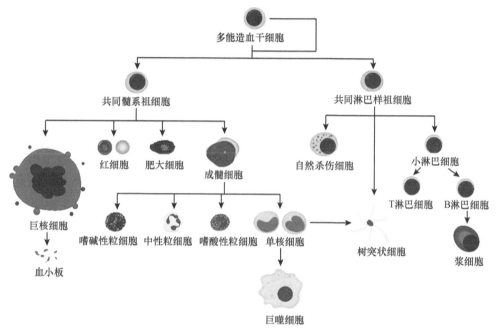

图 2-4　骨髓 HSC-淋巴干细胞分化、发育示意图

2.2.2.2 T 淋巴细胞

T 淋巴细胞是在胸腺中成熟的淋巴细胞，因此也称胸腺依赖性淋巴细胞，简称 T 淋巴细胞或 T 细胞，是血液和再循环中的主要淋巴细胞。T 细胞在外周血中约占淋巴细胞总数的 65%～75%，在胸导管内高达 95% 以上。T 细胞具有多种生物学功能，如直接杀伤靶细胞、辅助或抑制 B 细胞产生抗体、对特异性抗原和促有丝分裂原的应答反应，以及产生细胞因子等，是身体中抵御疾病感染、肿瘤形成的"斗士"。T 细胞产生的免疫应答是细胞免疫，细胞免疫的效应形式主要有两种：一种是与靶细胞特异性结合，破坏靶细胞膜，直接杀伤靶细胞；另一种是释放淋巴因子，最终使免疫效应扩大和增强。

1）T 细胞的表面标志

T 细胞在发育的不同阶段以及成熟 T 细胞的静止期和活化期，其细胞膜分子表达的种类和数量均不相同，这些细胞膜表达分子与细胞的功能有关，也可作为鉴别 T 细胞活化状态的表面标志。

（1）T 细胞抗原受体

T 细胞抗原受体（T cell receptor，TCR），是指表达于成熟 T 细胞表面、具有特异性识别抗原与之结合的分子结构。

（2）分化群抗原

1982 年以来，国际有关专门会议把多数学者所制备的多种白细胞表面抗原的单克隆抗体进行了分类整理，并以分化簇（cluster of differentiation，CD）统一命名。应用分化簇抗体所鉴定的抗原，称为分化群抗原（CD 抗原）。现在已经命名了 CD1～CD166 共 180 个分化群抗原，其中 CD4 和 CD8 是区分成熟 T 细胞亚群的主要表面标志。

（3）其他表面标志

其他表面标志主要包括组织相容性抗原、致有丝分裂原受体和病毒受体等。

另外，T 细胞表面有多种白细胞介素受体、绵羊红细胞受体（CD2）、整合素受体、转铁蛋白受体等，还有很多黏附分子等，这些都与 T 细胞活化有一定的相关性。

2）T 细胞功能及分类

按照生物功能和表面标志物的不同，T 细胞可以分为四类。①细胞毒 T 细胞（cytotoxic T cell），即消灭受感染的细胞。该类细胞可以对产生特殊抗原反应的目标细胞进行杀灭。该类细胞的主要表面标志是 CD8。②辅助 T 细胞（helper T cell）可以通过自身增生扩散激活其他类型的可以产生直接免疫反应的免疫细胞。辅助 T 细胞的主要表面标志物是 CD4。③调节/抑制 T 细胞（regulatory/suppressor T cell）：负责调节机体免疫反应，通常起着维持自身耐受和避免免疫反应过度损伤机体的重要作用。该类细胞有很多种，目前研究最多的表面标志物是 CD25 和 CD4 的 T 细胞。④记忆 T 细胞（memory T cell），其在再次免疫应答中起重要作用。目前暂无研究证明记忆 T 细胞表面具有特异的表面标志物。

2.2.2.3　B 淋巴细胞

B 淋巴细胞首先证明是在禽类淋巴样器官法氏囊内发育成熟的，故称之为 B 淋巴细胞。成熟的 B 细胞主要定居于淋巴结皮质浅层的淋巴小结，以及脾脏的红髓和白髓的淋巴小结内。B 细胞在抗原刺激下可增殖分化为大量浆细胞，浆细胞可合成和分泌抗体（免疫球蛋白），主要执行机体的体液免疫（humoralimmunity）。目前使用的大多数疫苗就是通过刺激这类 B 淋巴细胞产生抗体的。B 细胞在骨髓和集合淋巴结中的数量较 T 细胞多，在血液和淋巴结中的数量比 T 细胞少，在胸导管中则更少，仅少数参加再循环。B 细胞的细胞膜上有许多不同的标志，主要是表面抗原及表面受体。这些表面标志都是结合在细胞膜上的巨蛋白分子。B1 细胞为 T 细胞非依赖性细胞。B2 细胞为 T 细胞依赖性细胞。B 细胞在体内存活的时间较短，仅数天至数周，但其记忆细胞在体内可长期存在。

B 淋巴细胞是体内唯一能产生抗体的细胞。除能产生抗体外，B 淋巴细胞还可以将处理的抗原呈递给 T 细胞，并提供协同刺激因子使得 T 细胞充分活化。

与 T 细胞类似，B 细胞表面有多种膜表面分子，既可以识别抗原、与免疫细胞和免疫分子相互作用，也是分离和鉴别 B 细胞的重要依据。B 细胞表面分子主要有白细胞分化抗原、主要组织相容性复合物抗原（MHC）以及多种膜表面受体。

（1）B 细胞抗原受体

B 细胞抗原受体（B cell antigen receptor，BCR）是存在于 B 细胞表面的膜免疫球蛋白。BCR 能识别可溶性蛋白抗原分子，识别表位是构象决定簇，与 TCR 明显不同。B 淋巴细胞经 BCR 对抗原的摄取、加工和呈递作用，通过信号转导可引起胞浆内一系列生化变化及核内基因的活化、增殖、分化、不应答或诱导细胞程序性死亡。

（2）补体受体

B 细胞膜表面具有 CR1 和 CD2。CR1（CD35）可与补体 C3b 和 C4b 结合，从而促进 B 细胞的活化。CD2（CD21）的配体是 C3d，C3d 与 B 细胞表面 CR2 结合亦可调节 B 细胞的生长和分化。

（3）其他膜表面受体

B 细胞表面的其他膜分子包括 MHC I 类抗原、MHC II 类抗原、细胞因子受体、补体受体、Fc 受体、EB 病毒受体、丝裂原受体等。此外，B 细胞还表达 CD20。

2.3　细 胞 因 子

细胞因子是免疫细胞之间交流的语言。细胞因子是由免疫细胞（如单核巨噬细胞、T 细胞、B 细胞和 NK 细胞等）和某些非免疫细胞（如血管内皮细胞、表皮细胞和成纤维细胞等）经刺激而合成并分泌的一类具有广泛生物活性的小分子蛋白。细胞因子通过结合相应受体，介导免疫细胞之间的信息交换与互相调节，参与免疫应答和炎症反应过程，另外还刺激造血功能并参与组织修复。

2.3.1　细胞因子的分类

细胞因子种类繁多，命名方法也不尽统一。迄今已发现 200 多种人类细胞因子。

2.3.1.1　按细胞因子主要功能分类

按照主要功能不同，细胞因子可分为白细胞介素、干扰素、肿瘤坏死因子超家族、集落刺激因子、趋化因子、转化生长因子等。

1）白细胞介素（interleukin，IL）

白细胞介素，简称白介素，于 1979 年开始命名，是指白细胞或免疫细胞间相互作用的淋巴因子，包括淋巴细胞、单核细胞以及其他非单核细胞产生的细胞因子，在细胞间相互作用、免疫调节、造血及炎症过程中起至关重要的作用。迄今为止，已报道的白介素有三十余种（从 IL-1 至 IL-38）。

2）干扰素（interferon，IFN）

干扰素最初是因发现病毒感染的细胞能产生一种物质可干扰另一种病毒的感染和复制而得名。根据干扰素的来源、生物学性质及活性，可将其分为I型干扰素和II型干扰素。I型干扰素包括 IFN-α（主要由单核巨噬细胞产生，此外，B 淋巴细胞和成纤维细胞也能合成）、IFN-β（主要由成纤维细胞产生）、IFN-κ（由表皮角质细胞表达），以及 IFN-ω 和 IFN-ζ。II型干扰素即 IFN-γ，由活化 T 细胞（包括 Th0 细胞、Th1 细胞和几乎所有 CD8$^+$ T 淋巴细胞）和 NK 细胞产生。IFN 的生物学活性广泛且基本相似，具有抗病毒复制、抗寄生虫、抑制多种细胞增殖、抗肿瘤和免疫调节等作用，还可参与免疫应答和免疫调节，也是重要的促炎细胞因子。

3）肿瘤坏死因子超家族（tumor necrosis factor，TNF）

TNF 因其能造成肿瘤组织坏死而得名，在体内、外均可直接杀伤肿瘤细胞，其家族成员约 30 个。根据产生来源和结构的不同，TNF 可分 TNF-α、TNF-β（LT-α）和 LT-β。TNF-α 主要由单核巨噬细胞以及其他多种细胞产生，生物学活性广泛，如参与免疫应答、抗肿瘤、介导炎症反应、参与内毒素休克、引起肿瘤恶液质等。TNF-β 主要由活化的 T 细胞产生，其生物学活性与 TNF-α 类似。LT-β 是膜型淋巴毒素。

4）集落刺激因子（colony stimulating factor，CSF）

在进行造血细胞的体外研究中，发现一些细胞因子可刺激不同的造血干细胞在半固体培养基中形成细胞集落，这类因子被命名为集落刺激因子（CSF）。

根据其刺激造血干细胞或不同分化阶段的造血祖细胞在半固体培养基中形成不同细胞集落的特性，CSF 分为粒细胞集落刺激因子（G-CSF）、巨噬细胞集落刺激因子（M-CSF）、粒细胞-巨噬细胞集落刺激因子（GM-CSF）、多重集落刺激因子（multi-CSF，IL-3）、干细胞刺激因子（SCF）、红细胞生成素（EPO）、血小板生成素（TPO）和 Flt3 配体等。细胞集落刺激因子不仅可刺激不同发育阶段造血干细胞和祖细胞的增殖与分化，有的还可促进成熟细胞的功能。

5）转化生长因子（transforming growth factor，TGF）

转化生长因子（TGF）是指一类可介导不同类型细胞生长和分化的细胞因子，其根据功能和所作用靶细胞不同而有不同命名，包括两类多肽类生长因子，即转化生长因子-α（TGF-α）和转化生长因子-β（TGF-β）。转化生长因子-α 由巨噬细胞、脑细胞和表皮细胞产生，可诱导上皮发育。人类转化生长因子-β 有三个亚型，即 TGF-β1、TGF-β2、TGF-β3。转化生长因子-β 是一多功能蛋白质，可以影响多种细胞的生长、分化、细胞凋亡及免疫调节等功能。转化生长因子-β 属于转化生长因子-β 超家族蛋白，可以与细胞表面的转化生长因子-β 受体结合而使之激活。转化生长因子-β 受体是丝氨酸/苏氨酸激酶受体，其信号传递可以通过 SMAD 信号通路和（或）DAXX 信号通路。

6）趋化因子（chemokine）

趋化因子是一类对不同靶细胞（白细胞）具有趋化效应的细胞因子家族或信号蛋白，能吸引相关免疫细胞到免疫应答发生的部位，已发现 50 余个成员。趋化因子根据其趋化作用的细胞类型不同，可分为如下几类。①单核/巨噬细胞趋化因子：吸引单核/巨噬细胞到炎症部位的关键趋化因子包括：CCL2、CCL3、CCL5、CCL7、CCL8、CCL13、CCL17 和 CCL22。②T 淋巴细胞趋化因子：参与 T 淋巴细胞募集到炎症部位的四个关键趋化因子，分别是 CCL2、CCL1、CCL22 和 CCL17。此外，T 细胞激活后诱导 CXCR3 表达，活化的 T 细胞被炎症部位吸引，在炎症部位分泌 IFN-γ 诱导的趋化因子 CXCL9、CXCL10 和 CXCL11。③肥大细胞趋化因子：表面表达多种趋化因子受体 CCR1、CCR2、CCR3、CCR4、CCR5、CXCR2、CXCR4。受体 CCL2 和 CCL5 的配体在肺肥大细胞募集和活化中起重要作用。也有证据表明 CXCL8 可能抑制肥大细胞。④嗜酸性粒细胞趋化因子：嗜酸性粒细胞向各种组织的迁移涉及 CC 家族的几种趋化因子——CCL11、CCL24、CCL26、CCL5、CCL7、CCL13 和 CCL3。趋化因子 CCL11（eotaxin）和 CCL5（rantes）通过嗜酸性粒细胞表面的一个特定受体 CCR3 发挥作用，而嗜酸性粒细胞在最初募集到病变的过程中发挥重要作用。⑤中性粒细胞趋化因子：主要由 CXC 趋化因子调节，例如，CXCL8（IL-8）是中性粒细胞的趋化剂，并激活其代谢和脱颗粒。

趋化因子的主要功能是在炎症和体内平衡过程中管理白细胞向各自位置的迁移。根据功能的不同，趋化因子可分为体内平衡趋化因子和促炎趋化因子两种。

体内平衡趋化因子负责基础白细胞迁移,包括 CCL14、CCL19、CCL20、CCL21、CCL25、CCL27、CXCL12 和 CXCL13。促炎趋化因子是在病理条件下形成的,并积极参与炎症反应,吸引免疫细胞到炎症部位,包括 CXCL-8、CCL2、CCL3、CCL4、CCL5、CCL11 和 CXCL10 等。

根据氨基端(N 端)半胱氨酸的排列方式,趋化因子家族包括 4 个亚族。①CXC 亚族(α 亚族),主要趋化中性粒细胞,主要成员有 IL-8、黑素瘤生长活性因子、血小板碱性蛋白、干扰素诱导蛋白、基质衍生因子、血小板因子-4 等。②CC 亚族(β 亚族),主要趋化单核细胞,主要成员包括巨噬细胞炎症蛋白 1α(MIP-1α)、MIP-1β、正常 T 细胞激活上调型表达因子、单核细胞趋化蛋白-1(MCP-1)、MCP-2、MCP-3 和 I-309 等。③XC 亚族,目前发现的有淋巴细胞趋化因子和 SCM-1 两种成员。④CX3C 亚族,目前仅发现一种。

7)其他细胞因子

其他生长因子,如神经生长因子、表皮生长因子、成纤维细胞生长因子、血管内皮细胞生长因子、胰岛素样生长因子、肝细胞生长因子、血小板衍生生长因子、抑瘤素 M 和转化生长因子 α 等。

近年对细胞因子生物学功能的认识不断深化,据此进行新的分类。①按照细胞因子在炎症级联反应中的作用分为炎性细胞因子(IL-1、TNF-α、IL-6、IL-7、IL-23 等)、炎症抑制因子(IL-10、TGF-β、IL-1Ra、IL-37 等)。②按照细胞因子对免疫系统的影响,分为主要调控固有免疫的 TNF-α、IFN-α/β、IL-1、IL-6、IL-10、IL-12、IL-15、IL-18、IL-23、IL-27,以及主要调控适应性免疫的 INF-γ、IL-2、IL-4、IL-5、IL-10、IL-12、IL-13、IL-17、TGF-β。③按照调节不同免疫细胞生长,可分为促进 T 细胞生长的细胞因子(IL-2、IL-4、IL-7、IL-9、IL-12、IL-15、IL-21)、促进 B 细胞生长的细胞因子(IL-2、IL-4、IL-5、IL-6、IL-7、IL-10、IL-13、IL-14、IL-21)和促进造血细胞生长的细胞因子(IL-3、IL-7、IL-9、IL-11、GM-CSF、M-SCF、SCF)。④参与胚胎发育的细胞因子(VEGF、FGF、TGF-β、SSF)。⑤参与组织修复/愈合的细胞因子(TNF-α、TGF-β、EGF、PDGF、FGF)。

2.3.1.2 按细胞因子的细胞来源分类

按照细胞因子的细胞来源可分为四类。①淋巴因子(lymphokine),主要由淋巴细胞产生,包括 IL-2、IL-3、IL-4、IL-5、IL-6、IL-9、IL-10、IL-12、IL-13、IL-14、IL-16、IL-17、IFN-γ、TGF-β、GM-CSF 等。②单核因子(monokine),主要由单核巨噬细胞产生,包括 IL-1、IL-6、IL-8、IL-10、TNF-α、G-CSF 和 M-CSF 等。③脂肪因子(adipokine),主要由脂肪细胞产生,包括瘦素、抵抗素、脂联素、内

脏脂肪素、视黄醇结合蛋白 4、TNF-α、IL-6 等。④其他来源（包括上皮细胞、血管内皮细胞、成纤维细胞、骨髓及胸腺基质细胞等）的细胞因子，如 EPO、IL-11、IL-8、SCF 和 IFN-β 等。

2.3.1.3 按细胞因子分子结构特点分类

包括造血因子（如 CSF、IL-2、IL-15 等）、干扰素、肿瘤坏死因子、趋化因子家族等。

2.3.1.4 按细胞因子表达形式分类

按照细胞因子的表达形式可分为两类。①分泌型细胞因子，一般细胞因子均属此类；②跨膜型细胞因子，一般为分泌型细胞因子的前体，经某些水解酶作用或 mRNA 不同剪接而成为分泌型细胞因子。TNF-α、TGF-α、M-CSF、SCF 及某些生长因子如 EGF、肝素结合生长因子（HBGF）等，均具有跨膜型，属于此类细胞因子。跨膜型的细胞因子主要在局部通过细胞间直接接触发挥作用，介导细胞间的黏附、邻近细胞的刺激、细胞毒作用、杀瘤作用等。

2.3.2 细胞因子的共性

2.3.2.1 理化特性

细胞因子多为糖蛋白，分子质量一般为 10~25kDa，也有的分子质量低至 8kDa，如 IL-8。生物半衰期极短，其成熟分泌型分子所含氨基酸多在 200 个以内。多数细胞因子以单体形式存在，少数细胞因子如 IL-5、IL-12、M-CSF 和 TGF-β 等以二聚体、三聚体或四聚体等形式发挥生物学作用。大多数编码细胞因子的基因为单拷贝基因（IFN-α 除外），并由 4~5 个外显子和 3~4 个内含子组成。

虽然大多数细胞因子是糖蛋白，但是糖基大多与细胞因子的生物活性无关。

2.3.2.2 分泌特性

1）分泌的多样性

一种细胞因子可由多种不同的细胞在不同条件下产生。例如，IL-1，除单核细胞、巨噬细胞产生外，B 细胞、NK 细胞、成纤维细胞、内皮细胞、表皮细胞等在某些条件下均可合成和分泌 IL-1。同时，一种细胞也可产生多种细胞因子，如单核巨噬细胞可分泌 IL-1、IL-6、TNF-α 和 IL-18 等。

2）分泌的短暂性和自限性

一般情况下，细胞因子以没有前体的状态储存。当产生细胞因子的细胞受到刺激后，激活细胞因子的基因，启动该细胞因子合成，并迅速分泌到细胞外发挥相应作用。由于细胞基因转录的激活过程非常短暂，编码细胞因子的 mRNA 也不稳定，极易降解。因此，细胞因子的合成短暂且具有自限性。

3）旁分泌和自分泌效应

细胞因子通常以旁分泌（paracrine）或自分泌（autocrine）形式作用于附近细胞或细胞因子产生细胞本身，在局部以高浓度短暂地发挥作用。在生理状态下，绝大多数细胞因子只有产生的局部起作用。在某些炎症性疾病，部分细胞因子（如 IL-1、IL-6、TNF-α 等）在血中浓度明显升高，通过内分泌形式，作用于靶器官，引发全身性效应。此外，某些细胞因子还可通过内分泌，直接与细胞受体结合，或以细胞因子内化的方式和受体复合物形式在细胞内发挥效应。

2.3.2.3　生物学作用特点

1）作用方式

膜型细胞因子具有不同的作用方式。①近邻分泌形式，即与邻近细胞的膜型受体结合，在有限的空间发挥作用；mIL-1 等膜型细胞因子的信号肽含有核转移序列，可能转移至细胞核内发挥效应。②反分泌作用，指可溶性受体与相应膜配体作用，诱导表达膜配体的细胞产生效应。③某些膜型细胞因子在其胞外端水解后，所剩余片段的胞内结构域可被胞内相关酶水解，转移至细胞核内发挥效应，促进其他细胞因子表达。

2）通过细胞因子受体结合发挥效应

细胞因子须与靶细胞表面相应受体结合才能发挥其生物学效应。绝大多数细胞因子有特异性受体，但多数趋化性细胞因子可与两种或两种以上趋化性细胞因子受体结合。此外，细胞因子受体与细胞因子的亲和力远高于抗原与抗体或 MHC 与抗原肽的亲和力，其解离常数为 $10^{-12} \sim 10^{-10}$ mol/L。

3）高效能作用

细胞因子在极低浓度下，一般在 pmol/L 水平下就能产生显著的生物学作用。如果靶细胞本身受体的表达水平改变或被某些分子封闭，都会影响到细胞因子发挥作用。

4）生物学作用的多样性

细胞因子可介导和调节免疫应答、炎症反应，或作为生长因子促进靶细胞增殖、分化，并刺激造血、促进组织修复等。

5）生物学效应的复杂性

①具有多向性与多源性。一种细胞因子可对多种类型的细胞发挥多效作用。例如，IL-4 参与 IgE 的类别转化及 Th2 细胞亚群的分化，同时抑制巨噬细胞的激活。而同属细胞因子家族的不同成员也发挥相似或重叠的效应，如 IL-2、IL-4、IL-5 都能参与和促进 B 细胞的增殖。细胞因子生物学功能的相似性往往与其结构的同源性以及共用受体亚单位有关。②拮抗性，即一种细胞因子可抑制另外一种细胞因子的某种生物学效应。例如，IFN-γ 可活化巨噬细胞，而 IL-4 则抑制巨噬细胞功能；IFN-γ 可拮抗 IL-4 对 B 淋巴细胞的激活并分化为浆细胞。③协同性，即一种细胞因子可强化另一种细胞因子的功能，两种细胞因子同时作用效应大于它们单独作用的效应之和。例如，低浓度的 IFN-γ 和 TNF 均不能激活巨噬细胞，但两者联合作用具有显著的激活作用；IL-4 和 IL-5 在激活 B 淋巴细胞分化为浆细胞的效应上具有显著协同作用。④双向性，适量的细胞因子具有生理调节作用，过量则扰乱甚至可能损伤机体。此外，同一细胞因子的生物学作用可能具有双向性，如 TNF-α 可杀伤肿瘤，但肿瘤本身表达 TNF-α 则可抵抗凋亡，利于自身存活。⑤重叠性，数种不同细胞因子可作用于同一类靶细胞，产生相同或相似的生物学效应，如 IL-4、IL-5 和 IL-6 等均可促进 B 细胞增殖和分化。

2.3.2.4 细胞因子的网络性

细胞分子的分泌和发挥效应具有复杂的、多重网络属性，不是孤立的。细胞因子的多向性、多源性、拮抗性、协同性等特征是构成网络性的基础。

细胞因子的网络作用主要是通过以下三种方式：①一种细胞因子诱导或抑制另一种细胞因子的产生，如 IL-1 和 TGF-β 分别促进或抑制 T 细胞 IL-2 的产生；②调节同一种细胞因子受体的表达，如高剂量 IL-2 可诱导 NK 细胞表达高亲和力 IL-2 受体；③诱导或抑制其他细胞因子受体的表达，如 TGF-β 可降低 T 细胞 IL-2 受体的数量，而 IL-6 和 IFN-γ 可促进 T 细胞 IL-2 受体的表达。

2.3.3 细胞因子受体

细胞因子通过结合细胞表面相应的细胞因子受体而发挥生物学作用。细胞因子与其受体的结合启动了细胞因子介导的细胞信号转导。已知的细胞因子受体绝大多数是跨膜蛋白，由胞外区、跨膜区和胞内区组成。胞外区为识别结合细胞因子的部位，胞内区启动受体激活后的信号转导。

2.3.3.1 细胞因子受体分类及结构

根据细胞因子受体胞外结构与氨基酸序列同源性及胞内信号机制的共同性，可分为 5 个超家族。

（1）I型细胞因子受体超家族

I 型细胞因子受体超家族亦称造血因子受体家族，是最大的细胞因子受体家族，其胞外区均含由 200 个氨基酸组成的同源区，其 N 端有 4 个保守的半胱氨酸，C 端存在由 Trp-Ser-X-Trp-Ser 组成的 WSXWS 构型。

（2）II型细胞因子受体家族

II型细胞因子受体家族亦称干扰素受体家族，其分子结构与 I 型 CKR 家族相似，但 N 端及近膜处分别含 2 个保守的半胱氨酸。I 型与II型受体后信号转导遵循 JAK-STAT 通路。

（3）III型细胞因子受体家族

III型细胞因子受体家族属 TNF 受体超家族，或称神经生长因子超家族。其分子结构特征是胞外区有多个由 40 个氨基酸组成、富含半胱氨酸的结构域。其受体后信号转导主要遵循 NF-κB 通路。

（4）IV型细胞因子受体家族

IV型细胞因子受体家族也称为 IL-1R 家族或免疫球蛋白超家族，其结构特点是其胞外区含 Ig 样功能区。其胞质段与 TLR 家族相同，遵循泛素 E3 依赖的 NF-κB 通路转导信号。某些 CKR 胞外段可同时含两种不同类型的 CKR 结构。

（5）趋化因子受体家族

趋化因子受体家族属 G 蛋白偶联受体超家族，包括 CCR1～11、CXCR1～6、CX3CR1、XCR1。此类受体亦称七次跨膜受体家族，其分子均含 7 个疏水性跨膜 α 螺旋结构，与 GTP 结合蛋白偶联，发挥作用依赖于 G 蛋白。

2.3.3.2　细胞因子受体结构的共同特点

结构上，细胞因子受体分子由胞外区、跨膜区和胞内区三部分构成。多数受体分子的胞外区含有若干结构域或不同基序组成的重复单位，有些受体就是不同结构域或重复单位的组合。细胞因子受体往往由一条肽链负责与细胞因子结合起来共同作用。其中，会有一条肽链负责与细胞因子结合，成为细胞因子受体结合链；其他多肽用于传递信号，成为细胞因子受体信号转导链。细胞因子受体的 α 链往往是显示专一性的结合链，但负责信号转导的 β 链结构变化较小，可与不同的 α 链组合，这是部分细胞因子有相似生物学活性的结构基础。

各种细胞因子受体的结构差异很大，根据胞外区的类型将细胞因子受体分为不同家族。同一家族成员的氨基酸序列相似程度为 15%～50%。细胞因子受体的胞外区主要由 3 种不同类型的结构域组成。①细胞因子型结构域。含有 Cys-x-Trp 基序和另外 3 个保守的半胱氨酸残基。②III型纤连蛋白（FN3）型结构域。含有 Trp-Ser-x-Trp-Ser（WSXWS）的保守序列，是结合配体和信号转导的基础。③免疫球蛋白 C2 型样（Ig 样）结构域。每一个结构域大约有 100 个氨基酸残基。细胞因子和 FN3 结构域与 Ig 样结构域的空间结构相似。

2.3.3.3　可溶性细胞因子受体

可溶性细胞因子受体（sCKR）是细胞因子受体的一种特殊形式，其氨基酸序列与膜结合型可溶性细胞因子受体胞外区同源，仅缺少跨膜区和胞内区。可溶性细胞因子受体可与相应配体特异性结合，但亲和力一般比膜结合型可溶性细胞因子受体低。

1）产生机制

在蛋白质水平上，膜受体脱落是形成 sCKR 的主要途径，此过程受多种因素调节。例如，PMA 可促进 sIL-6R 脱落，而 PKC 抑制剂则可抑制上述过程，提示 PKC 参与调节 sCKR 产生。膜受体脱落是通过酶解作用实现的，已证实丝氨酸蛋白酶抑制剂可促进 mIL-1R 表达，但抑制 sIL-1R 产生。

在基因水平上，通过受体 mRNA 的不同剪接或阅读框架后移，使可溶性受体 mRNA 翻译后，如同分泌型细胞因子一样直接分泌到胞外。

2）sCKR 的生物学功能

（1）作为细胞因子转运蛋白

sCKR 与相应细胞因子结合，可将细胞因子转运至机体特定部位，增加局部细胞因子浓度，从而利于细胞因子在局部发挥作用。此外，sCKR 还可稳定细胞因子并减缓细胞因子衰变，从而发挥细胞因子慢性释放的作用，以维持并延长体内低水平细胞因子的生物学活性。

（2）调节细胞因子生物学活性

其机制为：①作为膜受体清除形式之一，下调细胞对细胞因子的反应性；②与 mCKR 竞争性结合细胞因子，对过量产生的细胞因子起缓冲作用；③上调细胞因子效应，如 sIL-6R 与 IL-6 特异性结合后可被靶细胞表面 gp130 蛋白识别并传递刺激信号，从而促进 IL-6 效应；④可与膜型细胞因子结合，通过逆向分泌启动反向信号而发挥生物学效应。

细胞因子与 sCKR 间浓度比可决定 sCKR 对细胞因子活性的调节作用。一般而言，高浓度 sCKR 可抑制相应细胞因子活性，低浓度 sCKR 则可增强其作用。

3）sCKR 的临床意义

（1）sCKR 与疾病诊断和预后

检测 sCKR 水平可用于某些疾病的早期辅助诊断，有利于判断病程发展与转归，评估患病者的免疫功能状态及预后。例如，毛细胞白血病患者如对 INF-α 治疗有效，其 sIL-2R 水平下降，复发时上升。

（2）sCKR 与临床治疗

多数 sCKR 与细胞因子结合可阻断细胞因子与膜受体结合，从而负调节细胞因子生物学活性，故可用于防治细胞因子过量所致病理过程。

2.3.3.4　几种重要的细胞因子受体家族

1）免疫球蛋白受体家族（IgR-F）

该分子的胞外区由 Ig 样结构域或其他结构域共同组成。前者包括 IL-1R、M-CSFR、SCFR、IL-16R；后者包括 IL-6R 的 α 链和 β 链、LIFR 的 α 链和 β 链、IL-3R α 链、IL-5R α 链、IL-7R α 链和 GM-CSFR α 链，每条多肽链含有免疫球蛋白样结构域、细胞因子结构域及 FN3 结构域。

2）细胞因子受体家族（cytokine receptor family，CkR-F）

CkR-F 又称 I 型细胞因子受体家族或造血因子受体家族，是造血因子家族细胞因子的受体，属于最大的细胞因子受体家族。该家族受体因子的胞外区有细胞因子结构域、FN 结构域或 Ig 样结构域。受体包括 1～3 条糖基化多肽链，分属两种类型，即结合链和信号转导链。

3）干扰素受体家族（IFNR-F）

IFNR-F 也称II细胞因子受体家族，包括 IFN-αBR、IFN-α/βR、IFN-γR 和 IL-10R。该家族受体分子的胞外区含有 2～4 个 FN3 结构域。IFN-αBR 只能结合 IFN-α 的 IFN-α8，IFN-α/βR 能结合 IFN-α 和 IFN-β。这两种受体至少含有一条多肽链。具有生物学活性的 IFN-γR 至少含有 α 和 β 两条多肽链，每条链含有两个 FN3 结构域。

4）肿瘤坏死因子受体家族（TNFR-F）

TNFR-F 包括 TNFR、CD27、CD30、CD40、CD95、OX-40 和 4-1BB 等。TNFR 有 TNFR-I型和 TNFR-II型。前者也称 p55 或 CD120a，后者也称 p75 或 CD120b。两者都是单链受体，胞外区有 4 个富含半胱氨酸的重复亚单位，每个约含 40 个氨基酸残基。TNFR-II型有一段富含脯氨酸、丝氨酸、苏氨酸的铰链区，也是糖基优化位点。两者的序列相似性低于 25%，但都能与 TNF 和 LT 结合。两者的胞内区不同，显示两者选用不同的信号转导途径。大多数细胞有 TNFR-I型受体，而仅在造血细胞上有 TNFR-II。

5）七次跨膜受体家族（STSR-F）

STSR-F 包括 IL-8R 和巨噬细胞炎症蛋白-1α 链受体等。该受体是单链分子，有短的 N 端胞外区、长的跨膜区和短的 C 端胞内区。跨膜区较长且来回 7 次穿膜，形成 3 个短的胞外区和 3 个胞内环。膜内侧受体与 GTP 结合蛋白相连，能启动信号转导。

6）蛋白酪氨酸激酶受体家族（PTKR-F）

其特点是在多肽链的胞内区有酪氨酸蛋白激酶结构域。有一些受体按胞外区分类属于 Ig-RF，但按胞内区分类属于 PTKR-F，如 M-CSF、SCFR、VEGF、FGFR 和 EGFR。

2.3.4　细胞因子的生物学作用

细胞因子生物学作用极其广泛而复杂，不同细胞因子的功能既有特殊性，又有重叠性、协同性与拮抗性。

2.3.4.1　参与免疫应答和免疫调节

在免疫应答识别阶段，IFN 等可诱导 APC 表达 MHC II 类分子，促进抗原呈递作用；相反，IF-10 则可减少 MHC II 类分子等协同刺激分子的表达，抑制抗原呈递。

在免疫应答效应阶段，IL-2、IL-4、IL-5、IL-6 等可以促进 T 细胞、B 细胞活化、增殖和分化，而 TGF-β 则抑制其作用。此外，趋化性细胞因子可吸引炎症细胞；巨噬细胞因子可促使巨噬细胞活化，增强其吞噬、杀伤等活性。

在免疫应答过程中，免疫细胞间可通过分泌细胞因子而相互刺激、彼此制约，从而对免疫应答进行调节。

2.3.4.2　刺激造血功能

多种 CK 可促进造血功能，从而参与机体生理或病理过程。例如，IL-3、M-SCF 等可促进多能干细胞、巨噬细胞等的增殖分化，EPO 可促进红细胞生成。

2.3.4.3　细胞因子与神经-内分泌-免疫网络

神经-内分泌-免疫网络是体内重要的调节机制。在该网络中，细胞因子作为免疫细胞递质，与激素、神经肽、神经递质共同构成细胞间信号分子系统。多种细胞因子如 IL-1、IL-6 等共同参与中枢神经系统正常发育和损伤修复；此外，应激反应时交感神经兴奋，使儿茶酚胺和糖皮质固醇分泌增多，进而抑制 IL-1、TNF 等的合成和分泌。

2.3.4.4　参与细胞凋亡

细胞凋亡是一种具有时相性和空间性的细胞自主死亡过程，广泛参与胚胎发育、形态发生、炎症反应等。细胞因子可直接或间接参与细胞凋亡过程。

2.3.5 细胞因子参与某些病理过程

某些病理过程常伴有细胞因子异常表达，并直接影响疾病发生、发展及预后。

2.3.5.1 细胞因子与炎症

感染可诱生多种细胞因子，参与炎症反应，既抵御病原体感染，也可导致组织损伤。

1）促进炎性细胞渗出与趋化

细胞因子可上调血管内皮细胞和白细胞表达黏附分子。例如，IL-1、TNF 等可促进内皮细胞表达 ICAM-1、VCAM 等，并促进中性粒细胞表达 CD11b/CD18、CD11c/CD18 等，从而增强白细胞与血管内皮细胞间黏附作用，有助于白细胞炎性渗出；IL-8、MCP 等趋化因子可吸引中性粒细胞、单核/巨噬细胞等迁移至炎症灶，并促进其生物学功能。

2）激活炎性细胞

IL-1、TNF-α、INF-γ、GM-CSF、趋化因子等激活单核/巨噬细胞、中性粒细胞，增强其吞噬杀伤功能，并诱导它们释放炎症介质，参与炎症过程。

此外，细胞因子还参与抗病毒感染，例如，IFN 可直接抑制病毒复制，激活 NK 细胞杀伤病毒感染细胞，促进病毒感染细胞表达 MHC I 类分子，使 CTL 发挥杀伤作用。

3）参与炎症病理性损害

IL-1、TNF-α 和 IL-6 均为内源性致热原，可作用于体温调节中枢，引起发热。TNF-α、IL-1 等可刺激内皮细胞和白细胞释放炎性介质，影响凝血功能并导致组织损伤、弥漫性血管内凝血，从而在感染性休克中起重要作用。上述细胞因子可促进成纤维细胞增殖，参与慢性炎症的纤维性病变。

2.3.5.2 细胞因子与肿瘤

细胞因子对肿瘤作用十分复杂，既可杀伤肿瘤，也可促进肿瘤生长，或在不同微环境中分别发挥抑制或促进肿瘤生长效应。

细胞因子参与肿瘤发生的机制可能是：①某些肿瘤细胞可高分泌 EGF 或 IL-6，从而出现自分泌型生长，并成为维持这些肿瘤细胞在体内长期生存的关键因素；②肿瘤细胞高表达 IL-6R 或 EGFR，使其对相应 CK 呈高反应性；③EGF 与某些癌基因产物的肽链具有高度同源性，后者可直接与 EGFR 结合，使受体持续激活并导致细胞不断生长和恶变。

2.3.5.3　细胞因子与移植排斥反应

急性排斥反应时，血清 IL-2、IL-1、TNF-α、IFN-γ、IL-6 等水平升高；移植物局部 IL-1、TNF 和 M-CSF 水平升高。骨髓移植后，INF-γ 水平升高预示发生感染或移植物抗宿主病。

2.3.5.4　细胞因子与免疫性疾病

细胞因子在自身免疫性疾病中的作用是多方面的。不同的细胞因子参与不同的自身免疫性疾病过程，同一种细胞因子在不同的自身免疫性疾病中的作用也不尽相同。

2.3.5.5　细胞因子与代谢性疾病

INF-α 参与杀伤胰岛细胞；IL-1、IL-6、IL-18、TNF 等参与胰岛炎症反应；此外，许多脂肪细胞因子参与糖和脂肪代谢，其分泌异常与糖尿病发生相关。

2.4　本章小结

免疫系统是产生免疫应答并执行免疫功能的复杂组织系统。这个系统由免疫器官（骨髓、脾脏、淋巴结、胸腺等）、免疫细胞（淋巴细胞、单核吞噬细胞、中性粒细胞、嗜碱性粒细胞、嗜酸性粒细胞、肥大细胞等），以及免疫活性物质（干扰素、白细胞介素、肿瘤坏死因子等细胞因子）组成。免疫系统是防卫病原体入侵最有效的武器，具有识别和排除抗原性异物、与机体其他系统相互协调、共同维持机体内环境稳定和生理平衡的功能。

思　考　题

1. 中枢免疫器官和外周免疫器官的组成、结构和功能有何异同？
2. 单核吞噬细胞系统在免疫应答中的作用有哪些？
3. 什么是细胞因子？它们有哪些共同特征？
4. 什么是细胞因子的网络性？请举例说明。

参 考 文 献

龚菲力. 1998. 基础免疫学[M]. 武汉：湖北科学技术出版社：1-48.

江汉明. 2006. 食品免疫学导论[M]. 北京：化学工业出版社：8-29.

胥传来. 2007. 食品免疫学[M]. 北京：化学工业出版社：10-24.

徐晓萌，李俊明. 2014. 中性粒细胞在结核病免疫中的作用及其研究进展[J]. 细胞与分子免疫学杂志，30（8）：885-888.

张荣波，邹义洲. 2016. 医学免疫学[M]. 北京：中国医药科技出版社：58-66.

朱锡华. 1999. 生命的卫士——免疫系统[M]. 北京：科学技术文献出版社：112-139.

Groux H，O'garra A，Bigler M，et al. 1997. A CD4[+] t-cell subset inhibits antigen-specific T-cell responses and prevents colitis[J]. Nature，389：737-742.

Kosar F，Aksoy Y，Ozguntekin G，et al. 2014.Relationship between cytokines and tumour markers in patients with chronic heart failure[J]. Eur J Heart Fail，8（3）：270-274.

Soehnlein O，Lindbom L. 2010. Phagocyte partnership during the onset and resolution of inflammation[J]. Nat Rev Immunol，10（6）：427-439.

第3章 抗　　原

3.1　抗原的定义与性质

3.1.1　抗原的定义

抗原（antigen，Ag）是指能刺激抗体产生或被抗体识别的物质，通常指能被 T 淋巴细胞、B 淋巴细胞表面特异性抗原受体（TCR 或 BCR）识别及结合，激活 T 细胞、B 细胞增殖、分化，产生抗体或致敏 T 淋巴细胞，并与效应产物结合，进而发挥适应性免疫应答效应的物质。

典型的抗原是常见的蛋白质、糖蛋白和病原体的多糖，还可以包括更广泛的化学结构，例如，金属（如镍）、药物（如青霉素）、有机化学物质（如漆酚）。但是并非所有的外源或自身物质都是抗原，只有具备免疫原性（immunogenicity）和免疫反应性（immunoreactivity）两个重要特性的物质才是抗原。

在不同的情况下，我们习惯把抗原叫做不同的名称。例如，有些抗原能刺激机体产生病理性免疫应答，如发生超敏反应，此类抗原称为变应原（allergen）；在某些特定条件下，抗原也可以诱导机体对其表现出特异性无应答状态，即产生免疫耐受性，此类抗原被称为耐受原（tolerogen）。体外试验中，引起沉淀反应的抗原称为沉淀原，引起凝集反应的抗原称为凝集原。

3.1.2　抗原的性质

抗原具备两个重要特性：免疫原性和免疫反应性。免疫原性是指抗原能被 T 淋巴细胞、B 淋巴细胞表面特异性抗原受体（TCR 或 BCR）识别及结合，诱导产生适应性免疫应答；免疫反应性是指抗原与其所诱导产生的免疫应答效应物质（活化的 T/B 细胞或抗体）特异性结合的能力。

3.1.2.1　影响免疫原性的因素

抗原诱导宿主产生免疫应答取决于下面几个因素：抗原的自身性质、宿主的反应性和免疫方式。

1）抗原的自身性质

（1）异物性

抗原对机体来说通常为非己物质。抗原与机体之间的亲缘关系越远，组织结构差异越大，异物性越强，其免疫原性就越强，反之，免疫原性越弱。不同种属之间的异物性很强，如各种病原体、动物蛋白制剂等对人是异物，为强抗原；鸭血清蛋白对家兔为强抗原，而对鸡则为弱抗原。即使为同一种属，不同个体之间基因表达仍然有差异，仍存在异物性，如不同人体之间的器官移植物（同种异体移植物）具有很强的免疫原性（由 MHC 介导）。正常情况下机体的免疫系统对自身成分或细胞不发生免疫应答，但是如果自身成分发生改变，可被机体视为异物成为自身抗原，未发生改变的自身成分若在胚胎期未与淋巴细胞接触诱导建立特异性免疫耐受，也具有免疫原性，如眼晶状体蛋白在正常情况下被屏障隔离于免疫系统之外成为隐蔽的自身抗原，但因外伤接触血液中的淋巴细胞，可诱导强免疫应答导致交叉性眼炎。

（2）分子质量

抗原分子的大小可影响免疫原性的形成。一般而言，抗原分子质量越大、结构越复杂，则含有越多的抗原决定簇，其免疫原性也越强。抗原的分子质量一般都大于 $1×10^4$Da，甚至超过 $1×10^5$Da。分子质量低于 $1×10^3$Da 的物质，大多不具有抗原性，但某些小分子物质与大分子蛋白质等载体结合后可获得免疫原性。

（3）化学结构和空间构象

分子质量大小并非决定免疫原性的绝对因素，分子结构的复杂性同样重要。直链结构的物质一般缺乏免疫原性，多支链和带环状结构的物质更易具备免疫原性。例如，明胶相对分子质量约为 $1×10^5$，但因其由直链氨基酸组成，缺乏含苯环的氨基酸，稳定性差，免疫原性很弱。如果明胶分子偶联 2%的酪氨酸后，免疫原性显著增强。胰岛素相对分子质量仅 5808，但其结构中含复杂的芳香族氨基酸，则免疫原性仍较强，具有抗原性。

抗原表位的空间构象很大程度上也影响了抗原的免疫原性。某些抗原分子在天然状态下可诱生特异性抗体，但一经变性，由于所含构象表位的改变，可失去诱生抗体的能力。例如，氨苯磺酸、氨苯砷酸和氨苯甲酸在结构上相似，仅一个有机酸基团有差异，均可诱生特异性抗体；但抗氨苯磺酸抗体仅与氨苯磺酸高度结合，对相似的氨苯砷酸和氨苯甲酸只起中等和弱反应，表明化学基团性质可影响抗原表位的免疫反应性。即使均为氨苯磺酸，但抗间位氨苯磺酸抗体只对间位氨苯磺酸产生强反应，对邻位氨苯磺酸和对位氨苯磺酸仅呈弱或无反应，提示化学基团的位置也影响抗原表位的免疫原性与免疫反应性。抗右旋、抗左旋和抗消旋酒石酸的抗体仅对相应旋光性的酒石酸起反应，即空间构象也显著影响抗原表位的免疫原性与免疫反应性。

（4）物理性质

一般聚合状态的蛋白质较单体有更强的免疫原性；颗粒性抗原的免疫原性较强，可溶性抗原免疫原性较弱。将免疫原性弱的物质吸附在颗粒物质表面或组装为颗粒性物质，可显著增强其免疫原性。例如，将甲状腺球蛋白与聚丙烯酰胺凝胶颗粒结合后，免疫家兔可使 IgM 的效价提高 20 倍。因此，对某些抗原性弱的物质，设法使其聚合或附着在某些大分子颗粒（如氢氧化铝胶、脂质体等）的表面，可增强其抗原性。

2）宿主的反应性

（1）遗传因素

机体对抗原的应答能力受多种遗传基因特别是主要组织相容性复合体（MHC）基因的控制。MHC 分子在免疫应答过程中参与抗原识别。不同遗传背景的小鼠以及人群中的不同个体，由于 MHC 基因呈现高度多态性，导致对抗原分子识别各异，进而导致 T 细胞、B 细胞免疫应答的差异，从而对同一抗原的免疫应答能力不同，有的反应强烈，有的反应弱，有的则无反应。MHC 基因多态性及其他免疫调控基因差异，从遗传上决定个体对同一抗原的免疫应答与否及应答程度不同。例如，父母双方都是特应性体质，其子女发生超敏反应的频率约为 50%；父母双方有一人是特应性体质，其子女发生超敏反应的频率约为 30%；父母双方无特应性体质，其子女发生超敏反应的频率约为 15%。

（2）年龄、性别与健康状态

年龄、性别与健康状态的差异也会影响免疫原性的强弱。一般而言，青壮年个体通常比幼年和老年个体对抗原的免疫应答强；新生动物或婴儿对多糖类抗原不应答，故易引起细菌感染。雌性比雄性动物诱导抗体的能力强，但怀孕个体的应答能力受到显著抑制，发生由自身抗体介导的自身免疫病的概率增高。感染、肿瘤和免疫抑制剂都能干扰及抑制机体对抗原的应答。

3）免疫方式

抗原进入机体的计量、途径、次数、频率及免疫佐剂的应用和佐剂类型等均可显著影响机体对抗原的免疫应答强度和类型。

一些物质若先于抗原或与抗原一起注入机体，可增强机体对抗原的特异性免疫应答或改变免疫应答的类型，这些物质称为佐剂（adjuvant）。一般在抗原的免疫原性较弱或抗原的量过小时应用免疫佐剂以获得更好的效果。由于佐剂能够增强机体的免疫功能，因此，佐剂的应用范围很广。不同类型的免疫佐剂可显著改变免疫应答的强度和类型，如弗氏佐剂主要诱导 IgG 类抗体产生，明矾佐剂则易诱导 IgE 类抗体产生。

动物实验上常用的佐剂有弗氏不完全佐剂（Freund's incomplete adjuvant，CFA）和弗氏完全佐剂（Freund's complete adjuvant，IFA）。前者含有液状石蜡、羊毛脂、磷酸缓冲液和 Tween-80；后者除含有这些物质外，再增加结核菌素（BCG）。使用时抗原与佐剂等量混匀，免疫动物。某些结构较简单、抗原性弱的物质，如果用高岭土或氢氧化铝等吸附剂使它们聚集成较"复杂"的表面结构，也可以达到增强其抗原性的效果。

低剂量抗原不足以激活足量的淋巴细胞，所以不会刺激机体产生免疫应答，其至会诱导免疫耐受的产生；同样，过高剂量的抗原也会诱导免疫耐受的产生。免疫途径包括静脉注射、皮下注射、皮内注射、肌肉注射和口服免疫等。经皮内和皮下注射的免疫途径容易诱导免疫应答，肌肉注射次之，而静脉注射效果较差，口服免疫则易诱导免疫耐受。静脉注射抗原先进入脾，皮下注射抗原则先进入局部淋巴结，由于这些淋巴器官中淋巴细胞的群体组成不同，可能影响随后的免疫应答反应格局。适当间隔（如1～2周）免疫可诱导较好的免疫应答，能够提高抗原特异性 T 淋巴细胞和 B 淋巴细胞的克隆增生，但频繁注射抗原则可能诱导免疫耐受。

3.1.2.2　抗原特异性

1）抗原的特异性

抗原诱导的免疫应答具有抗原特异性（antigenic specificity），且这个特异性在免疫原性和免疫反应性方面均有体现，即抗原刺激机体产生适应性免疫应答及其与应答效应产物发生结合均显示专一性。特异性是免疫应答中最重要的特点，也是目前免疫学检测、诊断及治疗技术的分子基础。根据抗原特异性，可借助免疫学手段区分那些用精细化学方法难以区分的物质差异性。

2）决定抗原特异性的分子结构基础

（1）表位的概念

抗原分子中决定抗原特异性的特殊化学基团是抗原决定簇（antigenic determinant）。抗原决定簇又称表位（epitope），抗原通过表位与相应淋巴细胞表面抗原受体结合，从而诱导免疫应答；抗原也可以通过表位与相应的抗体或特异性淋巴细胞特异性结合发生免疫反应。因此，表位是免疫应答和免疫反应的特异性物质基础。

抗原表位的大小相当于相应抗体的抗原结合部位，通常具有 $50\sim70nm^2$ 的表面积。表位的环形结构容积一般不大于 $3nm^3$。蛋白质分子抗原的每个表位由5～7 个氨基酸残基组成，多糖抗原的表位由5～7个单糖残基组成，核酸抗原的表位由6～8个核苷酸残基组成。

抗原分子的抗原表位数目称为抗原的结合价（antigenic valence）。含有多个抗原表位的抗原称为多价抗原（multivalent antigen）。天然抗原通常为多价抗原，含有多个抗原表位，可刺激机体产生含有多种特异性的多克隆抗体。只有一个抗原表位的抗原称为单价抗原（monovalent antigen），如简单半抗原。抗原结合价的数目、种类反映了抗原的免疫潜能及其与抗体特异性结合的能力。在实际诱导机体免疫应答中，只有少数几个表位起主要作用，使机体产生以该特异性为主的免疫应答，这种现象称为免疫显性或免疫优势（immunodominance），这些起关键作用的表位称为免疫显性表位（immunodominant epitope）。

（2）抗原表位的分类

a. 顺序表位和构象表位　　根据抗原表位中氨基酸的空间结构特点，可将其分为顺序表位（sequential epitope）和构象表位（conformational epitope）。顺序表位由连续线性排列的氨基酸构成，又称线性表位（linear epitope），顺序表位是蛋白质的一级结构，比较稳定，不受蛋白质变性和空间结构改变的影响。构象表位是由 2～3 个不连续排列但在空间上彼此接近的氨基酸残基所组成的三维结构。当蛋白质抗原变性或降解后，构象表位即被破坏，不能再被相应的 B 细胞和 B 细胞所分泌的特异性抗体识别。所以在临床和科研中对蛋白质抗原的分离、提纯和保存要特别注意防止蛋白质变性或降解。构象表位一般位于抗原分子表面，而线性表位多位于抗原分子的内部。

b. 功能性表位和隐蔽性表位　　位于抗原分子表面的表位极易被相应淋巴细胞所识别产生免疫应答，称为功能性表位，其个别化学基团起关键作用，称为免疫优势基团。而位于抗原分子内部的表位无诱发免疫应答的功能，称为隐蔽性表位。在某些理化因素或生物因素的作用下，隐蔽性表位也可以暴露在分子表面成为功能性表位。

c. T 细胞表位和 B 细胞表位　　根据 T 细胞、B 细胞所识别的抗原表位的不同，可分为 T 细胞表位和 B 细胞表位。T 细胞仅识别由抗原呈递细胞（APC）加工后与 MHC 分子结合为复合物并呈递到 APC 表面的线性表位，此类表位称 T 细胞表位（T cell epitope）或 T 细胞决定基（T cell determinant）。T 细胞表位一般含有 8～17 个氨基酸残基，蛋白质变性后不影响 T 细胞对抗原的识别。抗原分子表面能被 BCR 和 B 细胞所分泌的特异性抗体识别的部位称为 B 细胞表位（B cell epitope）或 B 细胞决定基（B cell determinant）。BCR 或抗体识别的 B 细胞表位，无需 APC 加工和呈递，含 5～15 个氨基酸残基或单糖，至多不超过 20 个氨基酸残基，一般只占有大约 3nm×1.5nm×0.7nm 的空间，多为构象表位，少数为线性表位，位于抗原分子表面。表 3-1 为 T 细胞表位与 B 细胞表位特性的比较。

表3-1　T细胞表位与B细胞表位特性的比较

	T 细胞表位	B 细胞表位
识别的受体	TCR	BCR
表位性质	蛋白多肽	天然多肽、多糖、核酸、小分子物质等
表位大小	8～12 个氨基酸（CD8+ T 细胞表位）12～17 个氨基酸（CD4+ T 细胞表位）	5～15 个氨基酸、单糖、核苷酸
表位类型	线性表位	线性表位或构象表位
表位位置	抗原分子任意部位	通常位于抗原分子表面
MHC 分子参与	需要	不需要
APC 处理	需要	不需要

3）共同表位和交叉反应

自然界中存在着无数的抗原物质，不同抗原物质之间、不同种属的微生物间、微生物与其他抗原物质间，难免有相同或相似的抗原组成或结构，如果某一表位出现在不同的抗原上，称为共同表位。这种现象称为抗原的交叉性或类属性。带有共同表位的抗原互称共同抗原（common antigen）或交叉反应抗原（cross reacting antigen）。共同表位的例子很多，例如，沙门菌可根据 O 抗原分为 40 多个血清组，含 2000 多个血清型，同一组成员都有由特定的单糖决定的共同 O 表位。再如，Forssman 抗原，其共同表位由共价交联于神经酰胺酯上的 N-乙酰半乳糖胺、半乳糖和葡萄糖联合组成。有些共同表位只是结构类似，所以又称相似表位。拥有共同抗原在自然界、尤其在微生物中是很常见的一种现象，存在于同一种属或近缘种属中称为类属抗原，存在于远缘不同种属中则称为异嗜性抗原（heterophile antigen）。如果两种微生物有共同抗原，它们除与各自相对应的抗体发生特异性反应外，还可与另一种抗体发生交叉反应（cross reaction）。交叉反应不仅在两种抗原表位构型完全相同时发生，也可在两种抗原表位构型相似的情况下发生，即一个表位的相应抗体，也可与构型相似的另一表位发生交叉反应，但由于两者之间并不完全吻合，故其结合力相对较弱。抗原的交叉性有以下几种情况。①不同物种间存在共同的抗原组成。这种情况在自然界是普遍存在的，例如，牛冠状病毒和鼠肝炎病毒都具有相同的 gp190、pp52 和 gp26 抗原。猫传染性腹膜炎与猪传染性胃肠炎病毒之间也由相同的抗原组成。②不同抗原分子存在共同的抗原表位。在沙门菌中，A 群沙门菌有抗原表位 2，B 群沙门菌有抗原表位 4，D 群沙门菌有抗原表位 9，而抗原表位 12 为 A、B、D 3 群所共有。③不同表位之间有部分结构相同。蛋白质抗原的表位取决于多肽末端氨基酸组成，尤其是末端氨基酸的羧基对特异性影响最大，如果末端氨基酸相似，即可出现交叉反应，而且交叉反应的强度与相似性成正比。

例如，苯并咪唑（BZ）是一种人工合成除虫剂，广泛用于动物寄生虫感染。噻苯咪唑（TBZ）于 20 世纪 60 年代在美国首次推出，此后已制备出数百种具有相同一级结构的 BZ。BZ 具有广谱、高效、低毒等优点。然而，滥用 BZ 会导致抗药性驱虫剂的出现，并会在动物源性食品中产生残留，如牛奶和猪肉。此外，动物实验表明，BZ 具有一定的胚胎毒性和致畸性并能导致多倍体产生。为确保人类食品安全，欧盟和中国已经制定了食品中 BZ 的最大残留限量（MRL）。近年来，检测食品中 BZ 最常用的方法是仪器分析法，包括高效液相色谱法（HPLC）和高效液相色谱-串联质谱法（HPLC-MS/MS）。但是仪器分析法不适合快速大量检测 BZ，故需要一种快速检测方法。郭玲玲等建立了一种基于通用单克隆抗体的胶体金免疫层析法，同时检测牛奶中苯并咪唑类药物及其代谢物残留。以 2-甲氧基羰基氨基-^{3}H-苯并咪唑-5-羧酸为半抗原制备单克隆抗体，可同时识别 11 种苯并咪唑类药物。该试纸条可在 15min 内检测出牛奶样品中的 11 种苯并咪唑。这 11 种苯并咪唑部分结构相同，故可以和单克隆抗体发生交叉反应。

3.2 抗原的分类

自然界中各种生物、各种组织都有其各自特异性抗原，数不胜数。根据任一性状都可以对抗原进行分类，因此方法也十分复杂。下面按其主要性状分类，叙述常用的抗原分类方法。

3.2.1 根据抗原免疫原性分类

3.2.1.1 完全抗原

完全抗原（complete antigen）是指既具有免疫原性，又具有抗原性的物质。结构复杂的物质通常都是完全抗原，如许多蛋白质、细菌外毒素、细菌细胞、病毒等。

3.2.1.2 半抗原

某些小分子物质单独不能诱导免疫应答，即不具备免疫原性，但当其与大分子蛋白质等载体结合后可获得免疫原性，诱导免疫应答，此类小分子物质称为半抗原（hapten），又称不完全抗原（incomplete antigen）。脂类、寡糖、核酸等都是半抗原。当青霉素等药物、药理活性肽类、cAMP 和 cGMP 等代谢物、嘌呤和嘧啶碱基、核苷、核苷酸，以及核酸大分子等分子质量较小的半抗原物质与适宜的载体蛋白结合成复合物后，就可各自通过实验手段诱发出高度特异的抗体。这种抗体可用于放射免疫测定或其他测定中，以检测出极其微量的相应半抗原物质。目前常用的载体主要有三大类：蛋白质、多聚肽和大分子化合物。蛋白质类载体中最为常用的是牛血清蛋白（BSA）、鸡卵清蛋白（OVA）和钥孔血蓝蛋白（KLH）。近年来，相继出现了与牛 γ 球蛋白（BGG）、兔血清蛋白（RSA）、甲状腺球蛋白（thyroglobulin）、猪血清白蛋白（PSA）和鲎血蓝蛋白（LPH）等进行偶联的新尝试。除蛋白质类载体外，研究者也尝试利用人工合成的多聚肽，如多聚赖氨酸（PLL）代替载体蛋白与小分子半抗原连接。此外，也有人报道用大分子聚合物代替载体蛋白，如羧甲基纤维素、聚乙烯吡咯烷酮。

半抗原可以分为两类。①复合半抗原：无免疫原性，但具有免疫反应性，即能在试管中与相应的抗体发生特异性结合，并产生可见反应，如细菌的荚膜多糖等。②简单半抗原：既无免疫原性，也无免疫反应性，但能与抗体发生不可见的结合，其结果阻止了抗体与相应的完全抗原或复合半抗原间的可见反应。例如，肺炎链球菌的荚膜多糖的水解物即为简单半抗原，或称阻抑半抗原。

3.2.2　根据诱导产生免疫应答是否需要 T 细胞辅助分类

3.2.2.1　胸腺依赖性抗原

含有 T 细胞表位和 B 细胞表位,必须依赖 T 细胞的辅助才能激活 B 细胞产生抗体的抗原,称胸腺依赖性抗原(thymus dependent antigen,TD-Ag),又称 T 细胞依赖性抗原。绝大多数蛋白质抗原如病原微生物、大分子化合物、血清蛋白等都是 TD-Ag。TD-Ag 可诱导体液免疫应答,主要产生 IgG 类抗体,同时也可以诱导细胞免疫应答和免疫记忆。

3.2.2.2　非胸腺依赖性抗原

只含有 B 细胞表位,无须依赖 T 细胞的辅助就可以激活 B 细胞产生抗体的抗原叫做非胸腺依赖性抗原(thymus independent antigen,TI-Ag),又称非 T 细胞依赖性抗原。这类抗原在自然界存在较少,如细菌脂多糖(lipopolysaccharide,LPS)、荚膜多糖和聚合鞭毛素等均属于此类抗原。TI-Ag 的共同特点是分子结构呈长链,在抗原分子上带有多个重复的同一表位,能与 BCR 结合形成交联。因此,TI-Ag 可以单独激活 B 细胞。TI-Ag 只诱导产生体液免疫应答,产生的抗体仅为 IgM 类,多数不能引起细胞免疫应答,也不能产生免疫记忆。

3.2.3　根据抗原与机体的亲缘关系分类

3.2.3.1　异种抗原

异种抗原(xenoantigen)指来自于另一物种的抗原,如病原微生物及其产物、外毒素和内毒素、免疫动物血清等,对人而言均为异种抗原。临床上治疗用的马血清抗毒素对人体的作用具有双重性,既含有特异性抗体可中和毒素,同时又为异种抗原,可刺激人体产生抗马血清抗体,当再次接受马血清时可导致超敏反应。

3.2.3.2　同种异型抗原

同种异型抗原(alloantigen)指同一种属不同个体间所存在的不同抗原,亦称同种抗原。常见的人类同种异型抗原有血型抗原和人主要组织相容性抗原即人白细胞抗原(human leucocyte antigen,HLA)。截止到 2019 年 10 月,国际输血协会(ISBT)已经确认了 367 个红细胞抗原,其中归属于 39 个系统的抗原有 330 个抗原,归属于集合和系列的有 37 个抗原。在系统抗原中,FORS 抗原、JR 抗原、LAN 抗原、VEL、CD-59 抗原、AUG 抗原是 2010 年以后才确认的血型抗原,而Kanno 抗原、SID 抗原、Ctl2 抗原是 2019 年才确认的新抗原。人们最常见的血型系统是 ABO 系统和 Rh 系统。在人类 ABO 血型中,A 型血的人红细胞表面有 A凝集原(抗原),血清中含 B 凝集素(抗体);B 型血的人红细胞表面有 B 凝集原

（抗原），血清中含 A 凝集素（抗体）；O 型血的人红细胞表面无 A 或 B 凝集原，AB 型血的人血清中不含 A 或 B 凝集素（抗体）。大多数血型抗原由黏多糖和黏蛋白类的复合蛋白构成，为细胞膜的组成成分，所以在输血时应该选择相同血型，避免异型血产生抗原抗体反应。在血型系中反映一种特异性抗原的物质称为血型因子，它是划分血型的基本因子，各因子都受遗传基因支配。例如，O 血型受 O 基因控制，AB 血型受 A 和 B 基因支配。HLA 是人体最复杂的同种异型抗原，分布于不同类型的细胞表面，既决定机体的组织相容性，又与人类某些疾病相关，在人群中体现出高度多态性，成为个体的独特标志。

3.2.3.3　异嗜性抗原

异嗜性抗原（heterophilic antigen）指存在于人、动物、植物及微生物等不同种属之间的共同抗原，最初由 Forssman 发现，又名 Forssman 抗原。他用豚鼠多种脏器制成的悬液免疫家兔，所得抗体除能与豚鼠的相应脏器抗原反应外，还可凝集绵羊红细胞，其本质是绵羊红细胞与豚鼠脏器之间存在相同的抗原。例如，溶血性链球菌的表面成分与人肾小球基底膜及心肌组织存在共同抗原，故链球菌感染机体产生的抗体可与心、肾组织发生交叉反应，导致肾小球肾炎或心肌炎。

3.2.3.4　自身抗原

诱导机体发生自身免疫应答的自身组织成分称为自身抗原（autoantigen）。正常情况下，机体对自身组织细胞成分不会产生免疫应答，即自身耐受。但是在外伤、感染、电离辐射或药物的影响下，自身组织细胞成分发生改变和修饰，或者外伤导致免疫隔离的自身物质释放，均可使自身组织成分成为自身抗原，诱导特异性自身免疫应答。

3.2.3.5　独特型抗原

独特型（idiotype，Id 或 Ab1）是存在于抗体分子上的独特型抗原（idiotypic antigen）决定簇的总称，一个抗体分子上可以有多个独特型抗原决定簇，独特型反映了抗体分子的多样性。抗体分子上的独特型抗原决定簇称为独特位（idiotope），可位于抗体分子 V 区的互补决定区（complementarity-determining region，CDR），也可位于抗体分子 V 区的骨架区（framework region，FR），独特型抗原决定簇可以在异种、同种异体以及自身体内诱导产生相应的抗体，这种抗体被称为抗独特型抗体（anti-idiotypic antibody，AId 或 Ab2）。根据 AId 与 Id 反应的特点和 AId 的功能，可以将 AId 分为 Ab2α、Ab2β、Ab2γ、Ab2δ 四类。独特型和抗独特型抗体可以形成复杂的网络，在免疫调节中占有重要地位。独特型网络的形成与抗体具有双重性质密切相关，抗体既能通过其抗原结合位点识别、结合抗原，也能通过其独特型抗原决定簇刺激机体产生抗独特型抗体。

　　基于"免疫网络学说"的抗独特型抗体因具有抗原"内影像"效应，即具有与抗原相同的抗原决定簇，从而具有可以模拟抗原决定簇分子构象乃至类似生物活性的功能。食用农产品质量安全危害物多数都具有免疫原或半免疫原性，其中一些种类如黄曲霉毒素、微囊藻毒素、呕吐毒素等剧毒物质，在制备其检测用抗体时，不仅危害科研工作者和免疫动物的生命安全，更会造成生态环境的二次污染，而抗独特型抗体可以将这些危害物进行无毒化抗原替代，同时也为研发和拓展更为安全的可替代有毒、有害、有争议的农业投入品（如农药、兽药、转基因等）生物活性效应物指明了方向。例如，Shu 等利用针对伏马菌素 B1（fumonisin B1，FB_1）的 Ab2β 型抗独特型纳米抗体建立了一种灵敏、环保的免疫检测方法（Nb-ELISA），与用半抗原载体结合物包被的检测 FB_1 的商品化 ELISA 试剂盒相比，Nb-ELISA 的灵敏度提高了 20 倍，并且用抗独特型纳米抗体作为包被原简单、无毒和成本低。

3.2.4　根据抗原呈递细胞内抗原的来源分类

3.2.4.1　内源性抗原

　　内源性抗原（endogenous antigen）指在抗原呈递细胞（APC）内合成的，存在于细胞质内的蛋白质抗原，如病毒感染细胞合成的病毒蛋白、肿瘤细胞内合成的肿瘤抗原和自身隐蔽抗原等，在胞质内被加工处理为抗原肽，与 MHC I 类分子结合成复合物，呈递于 APC 表面，被 CD8[+] T 细胞的 TCR 所识别。

3.2.4.2　外源性抗原

　　外源性抗原（exogenous antigen）指存在于细胞间，通过胞吞、胞饮和受体介导内吞等作用进入 APC 的抗原，包括所有自体外进入的微生物、疫苗、异种蛋白等，以及自身合成而又释放于细胞外的非自身物质。外源性抗原呈递到 APC 后在内体溶酶体中被降解为抗原肽并与 MHC II类分子结合为复合物，呈递于 APC 表面，被 CD4[+] T 细胞的 TCR 所识别。

3.2.5　其他分类

3.2.5.1　根据化学性质分类

　　抗原根据化学性质可以分为蛋白抗原、多糖抗原和核酸抗原等类型。

　　天然蛋白质的分子组成比较复杂，且具有二级和三级结构，因此大多都是良好的抗原，如血清蛋白、核组蛋白、γ-球蛋白、细菌外毒素、病毒结构蛋白等。多糖类抗原大部分存在于细菌细胞壁上或细胞壁内，多为脂多糖。多糖类抗原免疫原性一般较弱，但如果和蛋白质结合就会具有较强的免疫原性，如人红细胞 ABO 血型抗原、链球菌和肺炎球菌的特异性糖类等。核酸和脂类多无免疫原性，为半抗原，但核酸和脂类与蛋白质结合形成核蛋白或脂蛋白后将具备免疫原性。

3.2.5.2 根据制备方法分类

按照应用抗原的制备方法，可将抗原分为天然抗原、人工抗原和合成抗原三种类型。

天然抗原是不加修饰的天然物质，如细菌抗原、病毒抗原、组织抗原、蛋白质大分子等。人工抗原是经过人工修饰过的天然抗原，如碘化蛋白、偶氮蛋白等。合成抗原是通过化学合成具有抗原性质的分子，主要为人工合成的具有支链或直链氨基酸多聚体，例如，聚-L-脯氨酸组成的同聚物（Pro66）、无规则共聚物（Glu34）、有序聚合体（Tyr-Ala-Glu）n。

3.2.5.3 根据生物来源和体内定位分类

按照抗原的生物来源和在生物体内存在的位置进行命名是一种自然的方法，可以将抗原分成无数不同的类型。这虽然不是一种规范的分类方法，却是一种十分实用的命名方式，如小鼠 MHC 抗原、病毒表面抗原和细菌鞭毛抗原等。

3.3 抗原的呈递

3.3.1 抗原的处理及呈递概述

3.3.1.1 抗原呈递细胞

抗原呈递细胞（antigen presenting cell，APC）又叫辅佐细胞，是指能摄取、加工、处理抗原并将抗原信息呈递给淋巴细胞的一类免疫细胞。APC 可将整个病原体或其组分蛋白通过自身的内吞系统降解为多肽。根据 APC 表面是否组成性表达 MHC II 类分子和其他参与 T 细胞活化的协同刺激分子，将 APC 分为专职 APC 和兼职 APC 两大类。专职 APC 是指能组成性或诱导性地表达高水平的 MHC II 类分子，并具有较强的抗原呈递作用的细胞，如 B 细胞、成熟的树突状细胞（dendritic cell，DC）、巨噬细胞（Mφ）等。兼职 APC 是指通常在炎症应答过程中受到刺激后瞬时表达低水平的 MHC II 类分子的细胞类型，包括内皮细胞、纤维母细胞、上皮及间皮细胞等。

1）巨噬细胞

巨噬细胞（macrophage，Mφ）属于单核吞噬细胞系统，是 APC 中具有强大吞噬功能的细胞，它能够吞噬大的颗粒性抗原，因而在加工、处理和呈递胞外病原体及颗粒性抗原中发挥着重要的作用。

（1）巨噬细胞的来源与分布

巨噬细胞起源于血液中的单核细胞。成熟机体主要由骨髓不断产生单核细胞并进入血液。单核细胞在血液中停留数小时或者数日后，移行至全身各种组织器官，如肾、肝、脾及淋巴组织，发育成熟为巨噬细胞。

在无炎性刺激时，每个组织器官中存在少量的巨噬细胞。不同部位的巨噬细胞有不同的名称，发挥不同的生物学功能。例如，肝脏中的巨噬细胞称为肝巨噬细胞（库普弗细胞），能在肝脏清除废物，并发挥免疫调节功能。机体出现炎症时，巨噬细胞通过循环系统进入炎症部位并活化，活化的巨噬细胞表现出各种生物学功能，如抗原呈递功能、分泌细胞因子等。

（2）巨噬细胞的表面标志

巨噬细胞通过在表面表达各种受体发挥其生物学功能。例如可表达甘露糖受体、LPS 受体、葡聚糖受体等，它们通过与病原体表面相应配体的结合促进巨噬细胞对病原体的摄取吞噬；巨噬细胞表达 Fc 受体和补体受体，发挥调理吞噬的作用；巨噬细胞还可以表达细胞因子受体等。静止的巨噬细胞只表达少量的 MHC II 类分子，不表达协同刺激分子；在吞噬病原体或被 IFN-γ 刺激后，巨噬细胞可表达丰富的 MHC II 类分子、协同刺激分子和黏附分子，这些分子共同参与巨噬细胞对抗原的处理和呈递。

（3）巨噬细胞的生物学功能

巨噬细胞是一种多功能的免疫辅助细胞，在机体的免疫防御中发挥着重要的作用。①直接杀伤病原微生物：巨噬细胞具有吞噬功能，能主动吞噬和清除外来抗原，直接杀伤病原微生物。②产生多种活性介质，发挥免疫调节功能。③抗原呈递功能：巨噬细胞主要通过胞吞作用摄取大分子和颗粒性、细胞性抗原物质。巨噬细胞膜接触大分子或颗粒性抗原物质后，将其包裹形成小泡并吞入细胞内，这个过程称为胞吞作用。根据吞入物的状态、大小和特异性不同，胞吞作用可分为三种方式：吞噬作用、胞饮作用和受体介导的胞吞作用。吞噬作用是指巨噬细胞吞入较大的抗原物质（如细菌、细胞碎片）的过程。胞饮作用是指巨噬细胞吞入液态物质或小颗粒的过程。而受体介导的胞吞作用是指大分子抗原物质首先与巨噬细胞细胞膜上的特异性受体结合，然后通过膜囊泡系统把抗原物质传送入细胞内的过程。

巨噬细胞擅长摄取整个细菌或寄生虫，或者其他大的天然蛋白质。抗原性物质通过不同方式经巨噬细胞内吞后，形成包被小体。包被小体进入细胞质后，即失去其包被而融合成体积较大的内体。内体与溶酶体融合，形成内体溶酶体，抗原物质在多种酶的作用下，降解为小片段的抗原性多肽，与 MHC II 类分子结合为复合物，表达于细胞膜上，呈递给 Th 淋巴细胞。与成熟 DC 不同，巨噬细胞仅表达中等水平的共刺激分子，因此其不能活化初始型 Th 细胞，但是巨噬细胞可活化记忆性 T 细胞或效应 T 细胞。Th 细胞分泌的 IFN-γ 与巨噬细胞相互作用，导致巨噬细胞超活化，促进其抗原呈递，进而清除病原体。活化的巨噬细胞也产生细胞因子，促进 Th 效应细胞的分化并上调附近其他 APC 细胞（包括 DC）MHC II类分子的表达。巨噬细胞是获得性免疫重要的放大器。

2）树突状细胞

树突状细胞（dendritic cell，DC）是机体内抗原呈递功能最强的细胞，能够刺激初始 T 细胞进行增殖，因而 DC 是免疫应答的始动者，在免疫应答中具有独特的地位。

（1）DC 的来源、分化和发育

DC 有两大来源：髓源性和血源性。髓源性 DC 是指由骨髓和脐血中 CD34$^+$ 造血祖细胞生成的 DC。在不同的微环境中，不同分化阶段的淋巴系干细胞、髓系干细胞、单核细胞前体和胸腺细胞前体等，都可分化发育成各种类型的 DC，并定居于机体的不同部位，发挥不同的生物学功能。血源性 DC 是指来源于外周血的单核细胞。

DC 在由各种前体细胞分化、发育的过程中，其表面标志和功能发生改变。细胞因子是调节 DC 成熟的重要因素，GM-CSF、TNF-α 能促进 DC 的分化，而 IL-1、IL-6 和 IL-12 能辅助 DC 的成熟。除此之外，DC 自身黏附分子的表达也影响 DC 的分化和成熟。

DC 在成熟过程中，不仅有表面标志的改变，同时还伴有功能的变化。随着 DC 的发育成熟，DC 捕获和处理抗原的能力降低而呈递抗原的能力增强。

（2）DC 的分布和分类

DC 广泛分布于机体所有的组织和器官中，根据不同的分布部位分为三类：淋巴样组织中的 DC（滤泡 DC、并指状 DC 和胸腺 DC）、非淋巴样组织中的 DC（朗格汉斯细胞和间质 DC）和循环中的 DC。

在静止状态下，DC 存在两种群体：浆细胞 DC 和传统 DC，前者数目相对较少，其命名来源于其中间前体细胞的形态，该细胞类似浆细胞并且表达 B 细胞的表面标志 B220，但是并不产生 Ig。一旦活化，浆细胞 DC 转变成传统 DC 树突状形态，并且对独特的抗原产生应答反应。不同于传统的 DC，浆细胞 DC 不表达大多数 TLR，但是高表达 TLR7 和 TLR9。这些胞内的 PRR 使浆细胞 DC 对 RNA 和 DNA 病毒非常敏感。TLR7 和 TLR9 在刺激下活化下游信号产生大量的 IFNα/β，从而介导天然抗病毒机制发生，同时还能活化其他 DC 亚群。浆细胞 DC 产生的细胞因子区别于其他 DC 亚群，因为大多数活化 DC 产生 IFN-γ，而不是 IFN-α/β。

传统的 DC 可以分为迁移 DC 或淋巴组织定居 DC。所有的 DC 亚群都来自于早期髓样和淋巴样前体细胞。淋巴组织定居 DC 同迁移 DC 相比，更有可能是来自于淋巴样前体细胞。淋巴组织定居 DC 包括存在于胸腺、脾脏和部分存在于淋巴结的 DC。淋巴组织定居 DC 并不通过淋巴系统在体内循环，它们仅定居在一个淋巴样组织中，收集和呈递进入该组织的自身及外来抗原。淋巴细胞定居 DC 根据其表面标志不同分为几个不同的亚群。例如，胸腺 DC 主要由胸腺外的造血前体细胞发展而来，并且在其短暂的生命周期中一直存在于胸腺。胸腺 DC 主要参与建立中枢耐受，将自身抗原来源的多肽呈递给胸腺中发育的 T 细胞。识别这些 MHC-自身抗原肽的未成熟 T 细胞（自身反应性 T 细胞）则被清除。脾脏 DC 则主要定居在脾脏并且监视血液来源的抗原。在小鼠脾脏中至少发现了三种不同亚群的脾脏 DC。

迁移 DC 就是经典的 DC，它们在外周组织摄取抗原，然后通过淋巴系统迁移到淋巴结。一旦到淋巴结，这些 DC 要么将抗原呈递给淋巴结定居 DC，要么直接将来源于抗原的 pMHC 呈递给淋巴结内的初始型 T 细胞。当病原体攻击或炎症发生时，迁移 DC 的迁移速度增加。迁移 DC 根据其表面标志表达的细微差异、组织分布、活化后细胞因子的分泌及活化 T 细胞的效应不同可分为几种不同的亚群。大多数迁移 DC 是由非炎症状态下单核细胞分化而来的。迁移 DC 包括：朗格汉斯细胞（LC），它们是存在于皮肤中相对寿命较长的 DC；存在皮肤真皮层的真皮样 DC；存在于胃肠道、呼吸和泌尿生殖道黏膜内的黏膜样 DC；存在于其他非淋巴组织的外周组织中的间隙 DC 等。

尽管传统 DC 主要与呈递抗原到参与获得性免疫应答的 T 细胞有关，但是它们仍具有其他功能，从而对天然免疫应答、B 细胞应答及 Th 细胞亚群分化和外周 T 细胞耐受有一定的影响。

未成熟的传统 DC 要么定居在淋巴器官中，要么通过淋巴系统迁移，并且其细胞膜表面低表达 MHC II 类分子，进而限制其抗原呈递及其与 T 细胞相互作用的能力。然而迁移 DC（及其前体细胞）表达大量的驱化因子和细胞因子受体及黏附分子，从而使其能有效地迁移到有炎症或感染的非淋巴器官部位。一旦到达感染部位，未成熟的迁移 DC 仍能利用细胞表面表达的众多 PRR 摄取整个病原体和大分子抗原（图 3-1）。淋巴组织定居 DC 同样能够处理从淋巴结或是迁移 DC 来源的病原体和抗原。未成熟 DC 表达最重要的 PRR 为 TLR、FcγR-II（一个低亲和力的 IgG 受体）及甘露糖受体（MR）。FcγR-II能有效结合通过调理作用与 IgG 形成复合物的任何抗原，而甘露糖受体能够结合各种糖蛋白和其他存在甘露糖残基的抗原。未成熟 DC 也表达清道夫受体（如 CD91 和 CD36）及补体受体（C3R），从而允许对整个病原体和坏死细胞释放的抗原物质进行吞噬。所有这些外源性抗原的来源为 DC 提供了大量与 MHC II 类分子结合的抗原多肽。

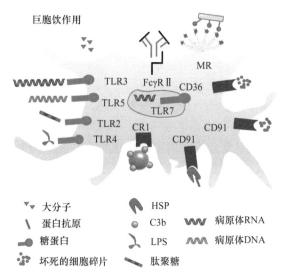

图 3-1　传统的 DC 摄取抗原的举例（塔克·马可和玛丽·桑德斯，2012）

　　细菌和病毒 PAMP、宿主压力分子及补体成分均是常见的危险信号。未成熟 DC 的 PRR 与危险信号系统将诱导 DC 开始成熟，从而促使 DC 将获取的抗原呈递给初始型 T 细胞（图 3-2）。未成熟 DC 在其他活化的天然免疫细胞释放的前炎症因子的作用下也开始成熟。当获得性免疫需要时，感染或损伤引起的炎症或危险信号通过控制 DC 的成熟，进而控制 T 淋巴细胞的活化阶段。重要的是，正常发育或更新中产生的凋亡细胞也能将抗原负载给未成熟的 DC，但是并不能促进 DC 的成熟，主要是由于此情况下缺乏危险信号和炎症因子。

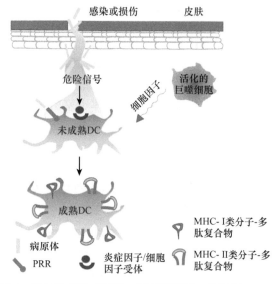

图 3-2　DC 的成熟（塔克·马可和玛丽·桑德斯，2012）

　　DC 成熟过程中精密的分子和细胞机制还需要进一步的研究。然而，对迁移 DC 的研究表明，一旦 DC 成熟开始，DC 细胞骨架肌动蛋白发生重组，用于内化抗原的受体表达下调，并且新的驱化因子受体开始表达（特别是 CCR1 和 CCR7）。负载抗原的 DC 迁移到血液或淋巴液，进而进入初始型 T 细胞存在的次级淋巴器官。一旦到达淋巴器官目的地，DC 就开始成熟，丧失了摄取抗原的能力，但是获得了活化初始型 T 细胞的能力（表 3-2）。同时，细胞膜表面上 MHC II类分子的表达上调 5～20 倍，从而允许成熟 DC 快速呈递多拷贝的不同抗原性 pMHC 给 Th 细胞。如果一个 Th 细胞表面的 TCR 识别成熟 DC 表面呈现的一个 pMHC，Th 细胞膜表面的共刺激分子（如 CD28 和 CD40L）表达上调。Th 细胞表面的 CD40L 与 DC 表面的 CD40 结合，将进一步上调 DC 表达 B7 共刺激分子与 CD28 结合。这些分子高表达，大大超过了其他类型的 APC，对补充 TCR 与 pMHC 结合所提供的信号是必需的。因此，DC 能活化初始型 T 细胞，而其他 APC 却不能。

表3-2　　比较未成熟和成熟的传统DC（塔克·马可和玛丽·桑德斯，2012）

	未成熟 DC	成熟 DC
定位	外周组织，次级淋巴组织	次级淋巴组织
表面 MHC II类分子表达	低	高
内化抗原能力	高	低
表面共刺激分子表达	低	高
呈递抗原给 T 细胞的能力	效率低	效率很高
趋化因子受体	高 CCR1、低 CCR7	低 CCR1、高 CCR7
肌动蛋白丝阵列	存在	不存在

　　DC 不但可以活化初始型 Th 细胞，也能呈递 MHC-I类分子-抗原肽复合物，进而活化初始型 Tc 细胞。当 DC 被胞内复制的病原体感染时，这种呈递就会发生。另外，当 DC 吞噬整个病原体或其组成成分时，摄取的抗原也能从外源性抗原处理途径进入内源性处理途径。结果即使该病原体不感染 DC，胞外病原体来源的抗原性多肽也能同 MHC-I类分子结合。这种现象称为交叉呈递，后面也会进一步介绍。

　　（3）DC 的共同特点和功能

　　DC 的共同特点有：形态上为树突状；高水平表达 MHC II类分子，表达 CD1a；吞噬能力较低；能有效摄取和处理抗原，然后迁移至 T 细胞区；可有效诱导初始型 T 细胞增生。

　　①抗原呈递功能：DC 可通过多种途径捕获可溶性抗原。受体介导：DC 借助膜表面不同受体，通过受体介导的内吞作用，高效、选择性地捕获抗原物质。吞饮作用：DC 具有强大的液相吞饮作用，未成熟的 DC 吞饮速度快、吞饮量大。吞

噬作用：某些部位或幼稚阶段的 DC 可通过吞噬作用摄取大颗粒抗原或微生物。

②参与 T 细胞的生育、分化和活化：DC 作为重要的胸腺间质细胞，对 T 细胞在胸腺内的选择过程起着重要的作用。

③参与 B 细胞的发育分化和活化：处于外周淋巴器官中的 B 细胞依赖区的滤泡树突状细胞可参与 B 细胞的发育、分化和活化，并对记忆 B 细胞的形成和维持起着重要作用。

3）B 细胞

B 细胞不仅在体液免疫中发挥重要的作用，而且是一种重要的抗原呈递胸腺细胞。B 细胞没有吞噬能力，但它通过非特异性的胞饮作用，或通过其表面的抗原受体（膜表面免疫球蛋白）特异性摄取可溶性抗原物质。B 细胞以其高亲和力受体使抗原浓集于 B 细胞表面，然后摄入胞内，因此在抗原浓度很低的情况下，也能有效地呈递抗原。

活化的 B 细胞组成性高表达 MHC II 类分子，但非组成性表达 B7 分子。B 细胞采用它们聚集的 BCR，通过受体介导的内吞作用来内化抗原。未知信号指导内化的抗原进入 B 细胞外源性处理途径，从而导致 MHC II 类分子-抗原多肽复合物出现在其表面。B 细胞作为抗原呈递细胞，是机体效率最高的抗原呈递者之一，因为 BCR 以高亲和力特异性结合抗原，因此能捕获较低浓度的抗原进行呈递。然而，B 细胞通常不作为 APC 参与对胸腺依赖性抗原（TD-Ag）的初次免疫应答，因为抗原特异性 B 细胞和抗原特异性 Th 细胞在未免疫的个体中数量非常少。因此，初始型 B 细胞识别抗原 X 并且作为 APC 细胞位于同样数目稀少的天然 Th 细胞附近的可能性非常小。另外，处于静止状态的 B 细胞表达非常低水平的共刺激分子，而这些分子是 Th 细胞充分活化所必需的。然而，一旦活化，B 细胞上调表达 B7 家族共刺激分子并且成为有效的 APC。同时，在再次免疫应答时，抗 X 记忆性 B 细胞和 Th 细胞存在数量较多。因此，记忆性 B 细胞通常在再次免疫应答中作为 APC，当再次遇到抗原 X 时，B 细胞在胸腺依赖抗原诱导的免疫应答中起着重要的抗原呈递作用。

三类专职 APC 在组织分布、摄入抗原的方式、协同刺激分子的表达以及呈递抗原的种类方面有一定的区别（表 3-3）。

表3-3 三类专职APC的特点（王延华等，2013）

特点	B 细胞	巨噬细胞	树突状细胞
抗原摄取方式	抗原特异性受体介导	吞噬、受体介导	吞噬、巨胞饮、受体介导
MHC II 类分子表达	组成性表达	诱导性表达	诱导性表达
协同刺激分子表达	诱导性表达	诱导性表达	诱导性表达
呈递抗原的种类	毒素、病毒、细菌	胞外菌和胞内感染菌	病毒、移植抗原
细胞分布	淋巴组织、外周血	淋巴组织、结缔组织	上皮、结缔组织

4）兼职 APC

有些细胞通常情况下并不表达 MHC II 类分子，也无抗原呈递能力，但在炎症过程中，在细胞因子如 IFN-α 等的作用下，可诱导性表达 MHC II 类分子、协同刺激分子和各种黏附分子而成为 APC。这些细胞称为兼职 APC 或者非专职 APC，包括内皮细胞、上皮细胞和激活的 T 细胞。

3.3.1.2 主要组织相容性复合物

T 细胞结合的是主要组织相容性复合物（main histocompatibility，MHC）相关分子参与的抗原加工产物。多数情况下，参与 T 细胞识别抗原过程的 MHC 编码蛋白是 MHC I 类分子（图 3-3）和 MHC II 类分子（图 3-4）。MHC I 类分子可与 CD8$^+$ T 细胞的 CD8 共受体结合，而 MHC II 类分子可与 CD4$^+$ T 细胞的 CD4 共受体结合。MHC I 类分子为异源二聚体，由一个大的 MHC 基因编码的跨膜 α 链和一个小的非 MHC 基因编码的非跨膜 β 链通过非共价键连接而成，这里的非跨膜 β 链是 β$_2$ 微球蛋白。MHC II 类分子由一个 α 链和稍小的 β 链组成，两条链均为 MHC 基因编码的跨膜蛋白。这两类分子的三级结构是高度相似的，几乎所有的有核细胞均表达 MHC I 类分子，而只有少数的具有 APC 功能的细胞表达 MHC II 类分子。在人类基因组中，MHC 称为 HLA（人白细胞抗原）复合物。

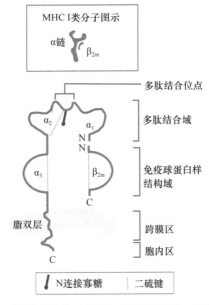

图 3-3　MHC I 类蛋白结构（塔克·马可和玛丽·桑德斯，2012）

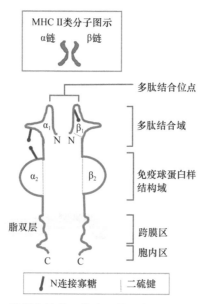

图 3-4 MHC II 类蛋白结构（塔克·马可和玛丽·桑德斯，2012）

T 细胞的识别不像抗体识别大的抗原决定簇那么简单，通常不能识别可溶性游离抗原，T 细胞识别的是抗原蛋白结构中一段短小的多肽。所以，无论是内源性抗原还是外源性抗原都需经过加工，处理成抗原性多肽。抗原的呈递则是将这些抗原性多肽与 MHC 分子结合后产生 pMHC，并且将 pMHC 定位到宿主细胞膜的表面，最终才能被 T 细胞的 TCR 识别。

CD1 分子由非 MHC 基因表达，但与 MHC 经典分子在结构和功能上具有一定的相似性，MHC 样 CD1 分子与 β_2 微球蛋白结合，但形成的结合槽倾向与脂类或糖脂类抗原结合，特定的 T 细胞系细胞可以被这种非肽形式的抗原呈递激活。

1）MHC 基因的多态性与表达

绝大多数脊椎动物的基因是单态的，也就是说，特定物种的几乎所有个体在特定基因组下共享同一个核苷酸序列。与之相反，MHC 基因组具有高度的多态性。多态性（polymorphism）是指一个物种内某个基因存在多种不同等位基因。等位基因是同一基因具有轻微差异的不同核苷酸序列，等位基因编码的蛋白质产物具有相同的功能。一个具有功能的 MHC I 类分子可以由 HLA-A、HLA-B、HLA-C 中任意一个等位基因编码的蛋白质与保守的 β_2 微球蛋白链组成。MHC II 类基因同样存在多种等位基因，所以任意的 DPA 等位基因编码产物可与任意 DPB 等位基因编码产物（DQA 对 DQB，DRA 对 DRB）构成一个具有功能的 MHC II 类分子。MHC 基因的表达被严格而有差异地进行调节，例如，MHC I 类分子几乎表达于所有健康的宿主细胞，而 MHC II 类分子的表达局限于 APC，同时 MHC 蛋白的表达可能受细胞因子和宿主细胞附近细胞或组织分泌的刺激素上调或诱导。根据其定位的宿主细胞和组织类型，这些刺激素可以是组成性表达的，也可以是在机体对损伤、病原体或肿瘤的免疫应答期间诱导表达的。例如，入侵细菌细胞壁上的分子可以刺激巨噬细胞产生 TNF 和 LT，病毒的感染诱导感染细胞分泌 IFN，这些细胞因子与宿主细胞上特异性受体间的相互作用启动细胞内的信号通路，从而激活转录因子，这些激活的转录因子进入宿主细胞核，与 MHC 基因上游 DNA 5′端的调节模体结合，改变它们的表达水平。MHC 分子表达上调有助于通过增加抗原呈递而增强适应性免疫应答。

2）MHC 的生理学功能

MHC 基因的多态性确保了每个远缘杂交物种的成员即使多数甚至全部 MHC 基因为杂合型，也能在至少有一个 MHC 等位基因的情况下就有机会与任何给定的抗原结合。对于物种整体来讲，MHC 多态性意味着整个群体有更多的 MHC 等位基因类型，当遇到毁灭性的病原体攻击时，群体中重要的一部分（并非所有个体）能够对此病原体应答，从而存活下来以确保物种的延续。

免疫学专家发现一些外来蛋白在一些个体中可以引起强的免疫应答，在另外一些个体中却不能引起免疫应答，这些不能引起免疫应答的个体最初被称为非应答者，而可以对其反应的个体称为应答者。在应答者当中，反应的水平有细微的差别，因此将应答者区分为低应答者或者高应答者。免疫学家很快研究了针对 MHC 的免疫应答背后的基因，结果显示不同 MHC 单元型的小鼠对给定多肽的免疫应答往往是不同的，对特定抗原应答水平的差异可以由特定 MHC 等位基因有效呈递抗原的能力的差别来解答。在近交品系群体中，在特定抗原刺激期间，个体缺少能引起特异性 T 细胞应答的 MHC 等位基因，此个体成为非应答者的可能性更大。两个相互包容的假说可以用来解释不应答现象，这两个模型分别为决定子选择模型和 T 细胞组分漏洞模型。

对于可以抵抗外来蛋白质的 T 细胞应答，宿主必须拥有至少一个 MHC 等位基因，其结合槽可以与来自此蛋白质的多肽结合，应答能力取决于给定 MHC 等位基因与给定决定子（多肽）之间的结合强度，而结合强度取决于结构的相容性，也就是说，哪个决定子在体内具有免疫原性及其应答程度都是由个体中的 MHC 蛋白选择决定的。

在人类中，许多与特定 MHC 等位基因相关的疾病显示为自身免疫性疾病，正常情况下耐受机制会阻止这些细胞进入或在外周活动。这时个体拥有可识别自身组分的 T 细胞，攻击表达这些组分的组织。例如，Ⅰ型（胰岛素依赖性）糖尿病被认为是对表达在胰岛中分泌胰岛素的 β 细胞上的抗原的自身免疫攻击造成的。β 胰岛细胞的免疫破坏导致了胰岛素的缺乏，因此引起糖尿病。Ⅰ型糖尿病患病人群中 HLA-DQ8 等位基因出现的频率是健康人群的 8 倍以上。类似的，患脊柱退行疾病即强直性脊柱炎的高加索患者中 90% 具有 HLA-B27 等位基因，而健康的高加索人只有 9% 具有此等位基因。

一些自身免疫性疾病及其相关联的特定 HLA 等位基因在表 3-4 中列出。然而，应该注意的是，仅仅拥有易感性 HLA 等位基因通常并不足以患病，一些其他的基因和环境因素也包括在内。

表3-4　人类HLA相关疾病（塔克·马可和玛丽·桑德斯，2012）

疾病	相关 HLA 等位基因示例
强直性脊柱炎	B27
鸟枪弹视网膜病变	A29
乳糜泻	DR3、DR5、DR7
毒性弥漫性甲状腺肿	DR3
发作性睡病	DR2
多发作性硬化	DR2
风湿性关节炎	DR4
I 型糖尿病	DQ8、DQ2、DR3、DR4

3.3.2　抗原呈递的方式

由于抗原的性质不同，抗原呈递的方式也不同。一般而言，抗原呈递的方式有以下三种：溶酶体呈递途径（MHC II类分子途径）、胞质溶胶途径（MHC I类分子途径）和 CD1 分子途径（非 MHC 依赖途径）。前两种方式主要是呈递蛋白质抗原，后一种途径主要是对脂类抗原的呈递。除此之外，还有内源性抗原被 MHC II类分子呈递给 CD4$^+$ T 细胞识别、外源性抗原被 MHC I类分子呈递 CD8$^+$ T 细胞识别的交叉呈递现象。

3.3.2.1　外源性抗原的处理过程

外源性抗原主要来自于宿主细胞外合成或摄取的蛋白质，如来源于胞外细菌、毒素或寄生虫。溶酶体呈递途径又称 MHC II类分子途径，是外源性抗原的呈递方式。MHC II类分子呈递酸性内吞小体中产生的多肽，该途径主要包括外源性抗原的摄取与加工、MHC II类分子的合成与转运、MHC II类分子的荷肽与呈递这几个过程。

1）外源性抗原的摄取

外源性抗原进入机体后，数分钟后被 APC 以不同的方式所捕获。APC 通过吞噬、受体介导的内吞或胞饮作用将抗原摄入胞内，质膜将抗原包围，在胞质内形成空泡，称为内吞小体（endosome）或内体。例如，巨噬细胞主要通过吞噬和受体介导的特异性胞吞作用捕获抗原，树突状细胞吸附抗原后再将抗原呈递给淋巴细胞，B 细胞通过非特异性的胞饮作用摄取未经处理的抗原，也可通过 BCR 特异地结合天然抗原。

2）外源性抗原的加工处理

整个过程为外源性抗原被 APC 摄取后，在胞内被质膜包裹，然后内化形成内吞小体，内吞小体向深部移动经过三种酸性环境逐渐成熟，最终与溶酶体融合为内吞溶酶体。抗原在内吞溶酶体内被降解为合适的抗原性多肽片段，与 MHC II类分子结合后，转运囊泡将其转运到 APC 表面，供 T 细胞的 TCR 识别。

抗原在 APC 内的降解（即抗原肽的产生）是在机体感染后，抗原被摄入 APC 细胞，以抗原肽-MHC II类分子的形式表达于 APC 细胞表面，需要 1～3h。抗原被摄入并形成内吞小体后，经过早期内体（pH6.0～6.5）、晚期内体（pH5.0～6.0）和溶酶体（pH4.5～5.0）三个酸度逐渐增加的酸性阶段后，逐步裂解，内吞小体逐步成熟。不同成熟期的内吞小体的细微结构和所含的酶类、pH、MHC II类分子和 HAL-DM 分子的数量是不同的。在 APC 的内吞小体或者溶酶体中含有近 40 种酸依赖性水解酶，如蛋白水解酶、核酸酶、糖苷酶、脂肪酶、磷脂酶、磷酸酶等。这些酶在低 pH 条件下活化，降解抗原蛋白内吞小体或者溶酶体中的物质。但是溶酶体中的蛋白酶特异性不是很强，具有广泛的蛋白水解活性。各种蛋白酶可组成一个多重催化单位，催化降解产生 10～30 个氨基酸残基的多肽。换句话说，只要有足够的时间，大多数蛋白质和肽都将在内吞小体中被彻底降解，这一点对于 MHC II类分子荷肽的过程是十分重要的。MHC II类分子须在蛋白质已经部分降解而未被彻底降解之前（即表位产生时）出现在合适的部位，在同时含有 HAL-DM 分子和外源性抗原的内吞小体或者溶酶体中，MHC II类分子才能呈递外源性抗原肽。多肽大多是在特殊的晚期内吞体（MHC II类区室，MIIC）中与新生成的 MHC II类分子结合。若多肽没有和 MHC II类分子同步到达 MIIC 内相结合，很快这些多肽就会被继续甚至彻底降解。因为整个降解抗原的过程都需要在酸性环境下，所以提高 pH 或者用蛋白水解酶抑制剂可以阻断该过程。

3）MHC II类分子的装配和转运

在内质网中，新合成的 MHC II类分子的 α 链和 β 链进行配对、折叠，形成异二聚体，通过 α 链和 β 链中疏水的跨膜结构插入内质网上的核糖体膜。α 链和

β 链装配成 MHC II类分子的同时，需要两种非多态性蛋白的参与，即钙联蛋白和恒定链（Ii 链，CD47）。其中，钙联蛋白保证 MHC II类分子在装配的过程中能适当折叠。Ii 链是II型膜蛋白，Ii 链上的第三个蛋白质与 MHC II类分子编码链同步进行蛋白质翻译，同步表达于内质网膜上，其 N 端位于胞质内，C 端位于内质网腔中。Ii 链在 ER 上以三聚体的形式存在，三个 α 链和 β 链与 Ii 非共价结合，组成（α-β-Ii）九聚体（图 3-5 B）。Ii 链的作用，一是结合在新生成的 MHC II类分子异二聚体上，阻止内质网中内源性多肽与 MHC II类分子结合；二是 Ii 链帮助II类分子正确折叠和装配；三是 Ii 链的胞质 N 端含有的双亮氨酸的信号基序，能够引导九聚体离开 ER，通过高尔基体反面网状结构进入酸性内吞小体。

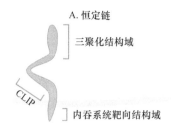

A. 恒定链

三聚化结构域

CLIP

内吞系统靶向结构域

B. Ii-MHC II类分子复合物的形成

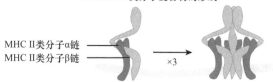

MHC II类分子α链
MHC II类分子β链

×3

图 3-5 MHC II类分子与恒定链的相互作用（改自 Pieters，1997）

接下来是 MHC II类分子荷肽（α-β-Ii），聚合体转运到内体中，在酸性环境和蛋白水解酶作用下，Ii 链发生解离，降解为一小段 80～104 个氨基酸残基的 II类分子相关的恒定链短肽（CLIP）（图 3-5A）。但 CLIP 仍占据着 MHC II类分子的肽结合槽，以阻止环境中其他未成熟的抗原肽与其结合。只有 CLIP 与 MHC II类分子解离后，II类分子才能荷肽。II类分子荷肽可在不同的抗原加工区室中进行，主要是在富含 MHC II类分子、HAL-DM 和外源性抗原肽的内吞小体中发生。例如，在 Mφ 中，有一种介于内吞小体和溶酶体之间的晚期内体（MIIC），或者在 B 细胞中存在另一种称为 MHC II类囊泡（CIIV），这里的 CIIV 也可能由早期和晚期内体产生。其中 CLIP 的解离和降解需要内体中的 HLA-DM 分子执行。

HLA-DM 是一类非经典 MHC 分子，广泛存在于各种哺乳动物的内体/溶酶体中。与 MHC II类分子相似，HLA-DM 是由 α 链和 β 链组成的异二聚体，但与II类分子不同的是，HLA-DM 是非多态性分子，不在细胞膜上表达。

当内体中的 HLA-DM 分子与 MHC II类分子-CLIP 复合物发生物理性结合时，会引起该复合物构象发生变化，使它的抗原结合槽中两个 α 螺旋略微分离，以此来破坏 CLIP 与抗原结合槽形成的氢键，使 CLIP 与 MHC II类分子解离释放，暴露出抗原肽结合槽。此时 DM 分子仍继续与II类分子结合，维持II类分子抗原结合槽处于开放状态，直到有合适的外源性抗原肽结合。已暴露出抗原肽结合槽的 MHC II类分子与同一内体中已被处理的外源性抗原肽结合，如果II类分子结合的是亲和力较低的抗原肽，DM 分子可将其驱逐，直到高亲和力的抗原肽与之结合，此时构象又发生变化，导致 HLA-DM 的脱离释放。此时II类分子的抗原结合槽处于闭合状态，从而形成稳定抗原肽-MHC II类分子复合物。在这个过程中，HAL-DM 分子除了帮助 MHC 分子荷肽外，还能与 MHC II类分子/抗原肽结合，促使对 MHC II类分子亲和力低的肽从 MHC II类分子解离，保证呈递的是亲和力较高的抗原性多肽，这种 HAL-DM 对肽的选择作用就是 HLA-DM 的编选作用，而以上过程称为 Ii 依赖性途径。

II类分子荷肽的另一种方式是部分外源性抗原也可不通过上述 Ii 依赖性途径与 MHC II类分子结合，而是长的多肽或者抗原蛋白质直接与 APC 表面的成熟 MHC II类分子（未与抗原肽结合的空载分子）结合后，被吞噬进入胞内，在早期内体中酶的作用下被降解为多肽，这样可以使一些对酶比较敏感的表位不被破坏，最终同样形成新的抗原肽-MHC II类分子复合物呈递给 T 细胞。这种方式也扩大了被呈递表位的范围。

4）外源性抗原呈递

抗原肽-MHC 分子形成 pMHC 后，以囊泡的形式从 M II C 转运到质膜，并以反向囊泡融合的方式插入到 APC 细胞膜的表面，呈递给 CD4$^+$ Th 细胞。在细胞膜表面的中性环境下，II类分子-抗原肽复合物形成一种更紧密稳定的状态，使细胞外液中的肽很难置换II类分子复合物中的肽。整个途径如图 3-6 所示。

3.3.2.2　内源性抗原的处理过程

胞质溶胶呈递途径又称 MHC I类分子途径或者内源性抗原加工呈递途径，是内源性抗原的主要呈递方式。该途径主要包括内源性性抗原前体肽的产生、内源性抗原前体肽的转运、MHC I类分子荷肽，以及内源性抗原肽的呈递这几个过程。其中涉及蛋白酶体、肽转运蛋白（TAP）、低分子质量多肽复合物（LMP）等。

内源性抗原处理过程和外源性抗原处理过程的不同有以下几点。一是由于 MHC II类分子仅在有限的细胞类型上表达，因此只有 APC 细胞才能处理外源性

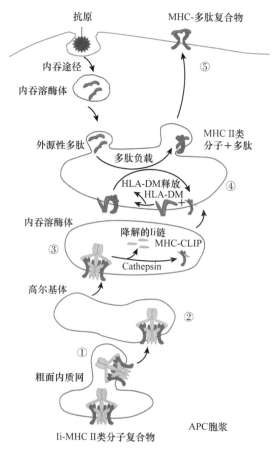

图 3-6 MHC II类分子抗原呈递途径（塔克·马可和玛丽·桑德斯，2012）

抗原，而所有的有核细胞均可表达 MHC I类分子，因此几乎所有的细胞都能将胞内抗原多肽呈递给 CD8$^+$效应 T 细胞。进而，几乎所有异常细胞（肿瘤细胞或者胞内感染的细胞）都可以成为 CTL 介导杀伤的靶细胞。二是内源性蛋白质抗原处理的过程在胞浆，而外源性抗原的处理过程在内吞系统中。三是胞浆内产生的多肽与新合成的 MHC I类分子在粗面内质网中结合而不是在 M II C 中结合。

1）内源性抗原前体肽的产生

内源性抗原是宿主细胞内合成的抗原物质。无数自身合成的蛋白质，如病毒感染细胞合成的病毒蛋白、在宿主细胞内复制的病原体成分和肿瘤细胞合成的蛋白等都属于内源性抗原。因此，内源性抗原蛋白大多数是由病毒或细菌 mRNA 在宿主细胞内核糖体翻译出来的。同样地，肿瘤细胞在胞浆内合成的非正常蛋白也可以产生多肽，该多肽对宿主免疫系统而言是异己蛋白，可以诱导产生免疫应答反应。这种处理外来抗原产生多肽的方式和细胞处理因错误折叠而产生损伤的宿主细胞的方式基本相同。内源性抗原的降解过程可分为内源性抗原泛素化和泛素化内源性抗原在蛋白酶体中降解这两个步骤，两者的不同在于蛋白酶体的组成不同。一般而言，这些靶蛋白首先与泛素结合。泛素是一种小分子多肽。蛋白质在多种酶和 ATP 作用下与泛素共价结合，泛素的作用是引导结合后的蛋白质进入蛋白酶体。泛素化的蛋白质发生解折叠，然后其与泛素解离呈线性进入蛋白酶体。但并非所有的内源性抗原必须与泛素结合后才能进入内源性抗原加工途径，有些蛋白质可在粗面内质网（rER）而不是在蛋白酶中降解。

　　首先是泛素-蛋白结合物进入蛋白酶体降解。蛋白酶体是在各种宿主细胞中存在的大量由多个亚单位组成的一种大分子蛋白质水解酶复合体，具有比较广泛的蛋白水解活性。蛋白酶体的主要功能是将蛋白质降解为多肽。细胞内存在两种蛋白酶体（图 3-7）：标准蛋白酶体和免疫蛋白酶体。这两种类型的蛋白酶体都具有一个核心结构，称为 20S 核心蛋白酶体，它是一个由 4 个堆积多肽环形成的圆柱形组成的 α 和 β 亚单位。α 亚单位维持蛋白酶体核心的构象，而 β 亚单位是蛋白酶体的催化活性成分。标准蛋白酶体包括 1 个 20S 核心和 2 个 19S 调节复合物，免疫蛋白酶体包含 1 个稍微修饰的 20S 核心和 2 个 11S 调节复合物。标准蛋白酶体存在于所有的宿主细胞内，处理日常降解和不需要的自身蛋白。如果多肽起始长度过长，在胞浆内氨基肽酶将对其进行修剪。宿主细胞就是采用这种方式进行降解，进一步将这些多肽负载到 MHC I 类分子上，达到经常检测自身成分并监测细胞内健康状态的作用。和标准蛋白酶体不同的是，免疫蛋白酶体并不是在所有的细胞中存在，仅在病原体攻击后，产生高浓度的前炎症因子（如 IFN-γ 和 TFN），才能诱导其产生。因此，免疫蛋白酶体产生的多肽大多数来自外来物质，而不是自身蛋白，因此主要负责与抗原共同作用从而引起相关免疫应答的产生。

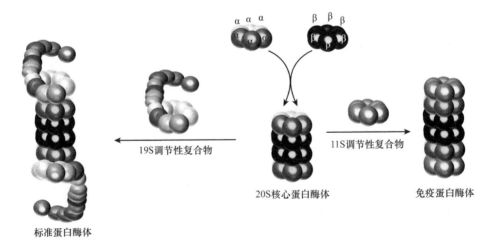

图 3-7　蛋白酶体的结构（改自 Rivett，1998）

经过蛋白水解后形成的内源性肽片段直接被转运到内质网膜表面,ER 的膜上定位有多肽转运结构,称为抗原处理相关转运体或肽转运蛋白（TAP）,然后再通过 TAP 转运至内质网腔内。

2）内源性抗原前体肽转运

MHC I类分子是在 ER 中合成并荷肽的,所以胞质中的抗原肽必须被转运至 ER 才能与 MHC I类分子结合,突变细胞系 RMA-S 是 MHC I类分子抗原呈递缺陷型细胞,该细胞能够正常合成 MHC I类分子,但是细胞表面只有低水平的 MHC I类分子,当向细胞培养基中加入合成肽时,MHC I类分子在细胞表面的表达恢复正常,表明 RMA-S 细胞系可能在肽转运上存在缺陷。后续细胞系的 DNA 分析结果证实,这些细胞编码 ABC 蛋白家族成员的两个基因发生了突变和缺失。当突变细胞转染这两个基因后,MHC I类分子呈递抗原的功能得到恢复。这两个基因表达的蛋白质就是负责内源性抗原肽转运的 TAP 分子。

TAP（图 3-8）是一个异二聚体,由两个亚单位 TAP1 和 TAP2 组成,均是由 MHC 基因编码的内质网膜上的跨膜蛋白,属 ABC 转运蛋白家族。结构上,TAP1 和 TAP2 都有指向 ER 内的结构域和指向胞浆的结构域,指向胞浆的结构域组合在一起形成一个多肽结合位点。蛋白酶体降解抗原产生的多肽通常比较容易降解,但是当其与 TAP 结合后就可以避免被降解。也就是每个亚单位反复穿膜 6 次,其中 TAP1 的两个穿膜段与 TAP2 的穿膜段在内质网（ER）膜上形成一个孔道,胞质内的内源性抗原肽就是从这一孔道通过并进入 ER 腔内。TAP1 与 TAP2 近 C 端各有一个 ATP 结合部位,能够催化 ATP 降解,为 TAP 转运内源性抗原肽提供能量。TAP 是以 ATP 依赖方式选择性地转运抗原多肽。在内源性抗原肽进入 ER 前,先与 TAP 在 ER 膜上孔道的胞外侧段集合,TAP C 端的 ATP 结合结构域开始降解 ATP,孔道的胞质侧开放,内源性抗原肽得以进入 ER。另外,多肽独自或者由伴侣蛋白 HPS 转运到胞浆 TAP 结合位点后,TAP 通过 rER 膜转运到 ER 内。TAP 优先转运 8～12 个氨基酸残基长度且 C 端为碱性、极性或疏水性氨基酸的多肽,尽管长的多肽也能被转运,但转运效率很低。这样的多肽一部分直接与 MHC I类分子结合;而其他则与 ER 中定居的伴侣蛋白（如 Grp94、葡萄糖调节蛋白94）临时结合,从而保护其在与 MHC I类分子结合之前不被降解;也有一部分多肽被 ER 中定居的氨基肽酶进行剪切从而产生合适的长度和正确的 C 端,进而有利于其与 MHC I类分子结合槽结合;还有一部分多肽被快速地重新转运到胞浆,这些多肽将在胞浆中被降解或重新被 TAP 转运到 rER,再进行进一步修剪。

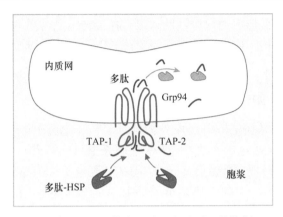

图 3-8　TAP 转运蛋白（塔克·马可和玛丽·桑德斯，2012）

3）MHC I类分子的装配与荷肽

　　MHC I类分子的装配与其他蛋白质相同，MHC I类分子的 α 链和 β₂ 微球蛋白在粗面内质网的核糖体上翻译合成后插在 rER 的膜上。另外，在这两个链装配为稳定的 MHC I类分子的过程中，需要分子伴侣的参与。参与I类分子装配的第一个分子伴侣是钙联蛋白，它是内质网的膜蛋白。钙联蛋白与游离的I类分子的 α 链结合在内质网中处于半折叠状态，在促进 α 链进行有效折叠的同时还可以协助表达的 β₂ 微球蛋白与之结合。当 β₂ 微球蛋白与 α 链结合后，钙联蛋白解离，促进 TAP 和I类分子结合，使I类分子直接结合肽转运孔道的内源性肽片段。在人体中，钙联蛋白被一种可溶的伴侣蛋白——钙网蛋白所替换。钙网蛋白（calreticulin）与 Erp57 和 TAP 相关蛋白（tapasin）结合，ERp 是一个二硫键异构酶，可以在 MHC I类分子荷肽过程中破坏或重新合成 α₂ 结构域的二硫键。TAP 相关蛋白（tapasin）与 TAP 孔道的胞质侧结合，当内源性抗原前体肽进入 ER，被 ER 相关氨基肽酶（ERAAP）修剪之后，与 MHC I类分子结合，一旦 MHC I类分子荷肽，Erp57 从伴侣蛋白复合物中释放出来，完全折叠的 MHC I类分子与其结合的肽离开 ER 被转运至细胞表面。

　　转运至 ER 的内源性抗原前体肽通过鼠 ERAAP 或人 ERAPI 的编选作用，对进入 ER 的前体肽末端氨基酸进行修剪，使其长度和氨基酸更有利于与特定 MHC I类分子结合。研究表明，ERAAP 缺陷小鼠细胞表面 MHC I类分子低水平表达，并且荷肽 MHC I类分子在细胞表面不稳定，ERAAP 野生型小鼠和 ERAAP 缺失型小鼠细胞上表达了不完全一致的肽-MHC I类分子复合物，严格依赖于 ERAAP 修剪的抗原肽在 ERAAP 缺失型小鼠的细胞中是不存在的。相反的，在 ERAAP 缺失的细胞中也表达了一些独特的蛋白质，这些蛋白质的 N 端比较长，而这些延长的片段可能就是 ERAAP 要修剪的对象。

4）内源性抗原肽的呈递

与内源性抗原肽结合的 MHC I 类分子结构更加稳定，从粗面内质网释放，穿过高尔基体，然后通过外分泌的方式表达于细胞膜表面，供 CD8[+] T 细胞 TCR 识别。整个经典内源性抗原呈递过程如图 3-9 所示。

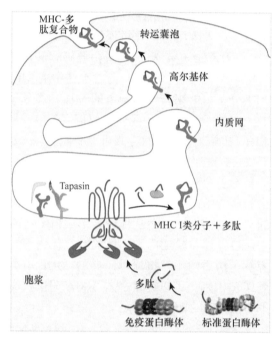

图 3-9 MHC I 类分子抗原呈递途径（塔克·马可和玛丽·桑德斯，2012）

3.3.2.3 MHC 分子交叉呈递

虽然，外源性抗原主要由 MHC II 类分子呈递，内源性抗原肽主要由 MHC I 类分子呈递，但是 MHC 分子对抗原的呈递存在交叉的现象。交叉呈递，又称交叉致敏，是蛋白质抗原的非经典呈递途径，是指外源性抗原进行 MHC I 类分子限制性呈递，而内源性抗原进行 MHC II 类分子呈递的方式。该途径是 DC 活化初始型 Tc 细胞的主要方式。参与交叉呈递的细胞还有 MΦ，但 B 细胞在体内不能进行交叉呈递。

交叉呈递的发现是由于研究者发现某些已知的胞外抗原能激发 CD8[+] CTL 应答，或者是当内源性呈递途径被阻断后，病毒抗原多肽能进行 MHC I 类分子限制性方式呈递，就好像抗原是来源于 APC 细胞内部一样。目前认为至少有两种途径，一是抗原从内吞小体中"逃逸"出来进入胞质，二是该途径发生在内吞小体/溶酶体。

　　内吞小体至胞质途径被认为是与交叉呈递最有关联的途径，当颗粒抗原通过吞噬、吞饮或受体介导的内吞作用进入细胞内，从内吞小体或溶酶体直接转位至胞质中，经过蛋白酶体修剪为不同长度的短肽，胞质中的这些短肽可以经 ER 的 TAP 转运至 ER，遵循经典的 MHC I 类分子抗原呈递途径，也可以被内吞小体的 TAP 再次转运回内吞小体，在内吞小体中与 MHC I 类分子结合，从而形成 MHC I 类分子-抗原肽复合物表达在细胞膜表面被 CD8$^+$ T 细胞识别，刺激 CTL 应答。

　　囊泡途径是指抗原不进入胞质，内化抗原被靶向早期内吞小体。早期内吞小体中被招募的 NADPH 氧化酶 2（NOX2）使蛋白质降解酸化受到限制，内吞小体中的抗原被组织蛋白酶降解为短肽，从而与内吞小体中的 MHC I 类分子结合。而内吞小体中的 MHC I 类分子可能来自细胞膜上的 MHC I 类分子的内化再循环，也可能来自内置网-吞噬体的融合。另外，受体也可能会影响荷肽场所。

　　内源性抗原被 MHC II 类分子呈递的方式可能有两种。一是自噬体的形成。自噬是一种细胞死亡形式，相对于主要降解短寿蛋白的泛素-蛋白酶体途径，自噬主要参与的是大多数的长寿蛋白和一些细胞器的降解。除此之外，自噬还可以在胞内寄生细菌、寄生虫和病毒中出现。在自噬过程中，待降解的胞质成分及细胞器被包裹在自噬小体的双层结构中，与溶酶体融合形成自噬溶酶体，或与晚期内体融合。在哺乳动物中，自噬体与晚期内吞小体的融合优先于与溶酶体融合。在融合体中细胞组分被降解，然后内源性抗原以经典的 MHC II 类分子的形式呈递给 CD4$^+$ T 细胞，刺激 TCR 识别。可以通过加入 3-MA 阻断自噬来抑制 CD4$^+$ T 细胞的特异性识别而不影响 CD8$^+$ 细胞的识别。

　　二是 II 类分子在 ER 中与内源性抗原肽结合，Ii 链作为 MHC II 类分子最重要的分子伴侣，在抗原呈递过程中有着关键作用。MHC II 类分子的 α 和 β 链在 ER 中合成后，其结合槽被 Ii 链结合封闭，形成九聚体后再经 Ii 链引导进入酸性内吞小体。

　　尽管交叉呈递在体外进行了详尽的研究，但是免疫学家们仍在讨论其生理功能的重要性。虽然交叉呈递途径不是抗原呈递的主要方式，但交叉途径仍然和经典呈递途径并存，使一种抗原可以通过不同的途径被加工呈递，扩大了免疫应答的范围。值得注意的是，细胞内大部分肽片段并不经这种方式呈递给 T 细胞，而是完全降解为氨基酸。

3.3.2.4　CD1 分子呈递途径

1）CD1 分子的生物学特征

　　CD1 分子家族与 β 链结合，结构类似于 MHC I 类分子的折叠结构。CD1 分子亚型不同，其分布也不同，CD1d 主要表达于非 APC 细胞和某些 B 细胞亚型；CD1a、CD1b、CD1c 常表达于未成熟的胸腺细胞和专职 APC，尤其是树突状细胞。人的

APC 细胞能表达 CD1 分子的 5 种亚型，但是小鼠的 APC 仅能表达 CD1d 亚型。

2）CD1 分子对抗原的呈递

　　CD1 分子主要呈递脂类或糖脂成分给特定的 T 细胞亚群。CD1 对抗原的呈递无需 TAP 的参与。CD1 分子的抗原结合槽比经典的 MHC 分子结合槽疏水性强，因此有利于与脂蛋白的结合。研究认为 T 细胞能够监测到 CD1 分子结合脂蛋白的羧基端头部区域形成的联合表位。T 细胞能够精准区分其识别的 CD1 呈递的抗原，即使抗原起始的一个羟基发生改变，应答也不会发生。在人类中，CD1a、CD1b、CD1c 和 CD1e 分子能呈递从糖脂到鞘糖脂等不同的脂分子给不同亚群的 αβTh 细胞和 Tc 细胞。CD1 也能呈递未知的配体给特定的 γδ T 细胞亚群。在小鼠和人中，CD1d 分子能呈递非常局限的神经酰胺抗原给 NK T 细胞和一些 T 细胞亚群。事实上，CD1 介导的抗原呈递与多肽的抗原呈递结果一样重要，该呈递也能活化 NK T 细胞和 Th 效应细胞产生细胞因子，而 Tc 细胞则产生 CTL 杀伤靶细胞。

　　（1）脂类抗原加工处理和呈递

　　首先是脂类抗原的摄入。因为脂类是非水溶性分子，以脂质双层或与蛋白质结合成脂蛋白的形式存在于细胞外液中。其吸收入胞需要一系列复杂机制，现已证明被 CD1b、CD1c 和 CD1d 呈递的脂类，与 VLDL 结合通过 LDL 受体载脂蛋白 E（ApoE）进行识别，并将它们运输到内吞小体或者溶酶体中与 CD1 分子结合。进入细胞的脂类分子根据其生物物理特性，通过不同的机制在胞内运输。具有短的未饱和烷基链尾的脂类运输到循环的内吞小体，而长的饱和烷基链尾的脂类运输到酸性内吞小体，在那里与定位于此的不同 CD1 分子结合。此外，CD1 分子也能在细胞表面与特定的脂类直接结合。

　　（2）CD1 分子的装配、运输

　　核糖体合成的新生的 CD1 分子与分子伴侣钙联蛋白结合后，转入 ER 的内腔，再与 β_2 微球蛋白结合，形成不稳定的 CD1d 分子。对鼠 CD1d 蛋白的研究表明，CD1 蛋白在内质网组装形成复合物的过程中，可以和内质网上内源性的脂质分子，如糖基磷脂酰肌醇结合，这个过程可能与稳定复合物的构象有关。

　　CD1 分子合成后首先经高尔基体的分泌作用，出现在细胞表面，然后内化进入胞内，其中内化入胞的位点取决于不同 CD1 分子胞浆区位的特性。

　　CD1a 分子缺乏基于酪氨酸的活化基序，只能通过非依赖性的网格蛋白/动力蛋白机制内化到早期内吞小体，然后通过 Rab22 和 ARF-6 依赖途径再循环到细胞表面。相反，CD1b、CD1c 和 CD1d 的细胞质尾部有酪氨酸活化基序，能够通过网格蛋白及其连接蛋白 AP-2 内化入胞，然后与连接蛋白 AP-3 结合进入酸性内吞小体。

　　（3）CD1 分子的荷肽

　　CD1 分子的结构虽然与 MHC I 类分子的结构相似，但是 CD1 分子的处理方式类似于 MHC II 类分子途径。外源性脂类抗原被 APC 摄取后，内吞小体中的酶可以降解脂质抗原的其他成分，如糖基等。然后脂类的疏水尾部插入 CD1 分子的抗原结合槽，亲水头部暴露给 TCR 识别。因为 CD1 分子的抗原结合槽很深并且很窄。CD1d 分子有效荷载脂类分子需要脂类转运蛋白的协助。此外，还需要溶酶体的加工和不同的 pH。CD1b 分子与脂类的结合因晚期内吞小体和溶酶体 pH（4.5～5.5）而增强，特别是具有长烷基链的脂类，它们不能在呈递细胞表面结合，酸性环境下能够通过松解 CD1b 分子的构型来促进脂类和 CD1 分子的结合。由于存在或缺少某些特定的氨基酸结构域，CD1a 分子主要聚集在早期内吞体，而 CD1b 分子主要靶向到晚期内吞体。例如，结核分枝杆菌的细胞壁成分结核菌脂酸和糖脂，其在分枝杆菌的免疫应答中具有重要的抗原呈递作用，是机体抗感染免疫的重要环节。

3.4　人工抗原的制备

抗原在实际应用中一般分为完全抗原和不完全抗原。完全抗原是指同时具有免疫原性和反应原性的物质；而不完全抗原一般是指只具有反应原性而不具有免疫原性的物质，也称半抗原，不完全抗原一般多为简单的小分子物质。完全抗原和不完全抗原一般都要经过人工提纯或制备等手段才能成为人工抗原获得实际应用。完全抗原的人工制备相对比较简单，只需经过各种提纯手段获得足够纯度和浓度即可，但有些病毒类或微生物类等具有一定危险性的抗原还需经过灭活处理。小分子的不完全抗原的人工制备则相对复杂得多和困难得多，其必须首先设计合成并提纯获得半抗原，然后再与载体结合，才能制备获得同时具有反应原性和免疫原性的人工抗原。

3.4.1　完全抗原的制备

3.4.1.1　颗粒性抗原的制备

颗粒性抗原主要是一些细胞抗原和细菌抗原。细胞抗原最常见的是绵羊红细胞。细胞抗原的制备一般需经过细胞的收集和反复离心洗涤，最后配制成足够浓度的细胞溶液即可使用，一般细胞浓度需达到 10^6 个/mL。细菌抗原在食品安全或医疗领域中比较常见，其一般需经过液体或固体培养基培养处理，确保无杂菌的伴生，同时还必须经过灭活处理才能作为人工抗原进行实际使用。

3.4.1.2　细胞内可溶性抗原的制备

细胞除了可以整体作为细胞抗原之外，其细胞里的可溶性大分子物质如糖蛋白、脂蛋白、脂多糖等也具有免疫原性和反应原性。细胞内可溶性蛋白抗原一般需要经过组织匀浆制备、细胞破碎、提取、分离和纯化等制备手段才能使用。细胞破碎一般常用的方法有酶处理法、冻融法、超声波破碎法和表面活性剂法等，针对不同的可溶性蛋白抗原需按照不同的条件选择细胞破碎方法进行处理，目的是减少杂蛋白的干扰。

细胞内的核酸分子也具有免疫原性，制备核酸抗原的方法是先破碎细胞，游离出核酸，再用酚和氯仿抽提去除蛋白质，最后用乙醇沉淀核酸。目前一般有商业化的核酸提取和纯化试剂应用，可提高核酸提取的效率及减少核酸污染的可能性。现在基因工程技术高度发达，如果已知核酸分子的序列信息，可以借助商业化的基因工程公司直接通过基因合成的方法合成该核酸分子，这样可省去细胞破碎、提取核酸等繁琐步骤。

细菌的脂多糖（lipopolysaccharide，LPS）作为抗原在实际应用中也比较常见，其是革兰氏阴性细菌的细胞壁最外层的一层较厚的类脂多糖物质，有多种生物学效应，一般用苯酚法来提取细菌脂多糖。

3.4.2 小分子半抗原的人工抗原制备

在食品安全领域中常会涉及一些有害的化学污染物，如农药、兽药、抗生素、重金属等小分子化合物。这些小分子化合物仅具有反应原性，仅能与相应的抗体或免疫效应细胞进行特异性反应，它们本身不是免疫原，无法诱导机体产生抗体。只有将这些小分子化合物与蛋白质或其他高聚物等合适载体结合，才能成为同时具有免疫原性和反应原性的人工抗原。同时有些小分子化合物还需进行设计改造和合成，成为保留原有抗原表位的半抗原，才能更容易与载体结合并获得特异性抗体。载体结合的方法有物理法和化学法，其中化学法是利用一些偶联试剂将半抗原交联到载体上，该方法比较常用；而物理法一般是用一些高聚物载体如羧甲基纤维素、聚乙烯吡咯烷酮等借助电荷和微孔来吸附半抗原进行结合，其一般针对的是重金属离子或者分子结构极度简单而用化学法偶联时却无法保留暴露出原有抗原表位的小分子物质。

3.4.2.1 载体的选择

载体可以赋予小分子半抗原较强的免疫原性，同时不同的载体产生的免疫原性有强弱之分，可影响后续的免疫强度和产生的抗体质量。在载体的选择中，载体需具备足够大的半抗原结合容量，同时还应该是惰性性质的，不应该干扰偶联分子的功能，并且载体还需具有足够的稳定性和廉价易获得性。常见的载体有蛋白质、多肽类聚合物、羧甲基纤维素、聚乙烯吡咯烷酮、活性炭等。

蛋白质是最常用的载体，其空间结构复杂，分子质量大，具有相对比较大的载体容量，能偶联足够多的半抗原小分子，是一种良好的载体。常见的载体蛋白包括牛血清白蛋白（BSA）、鸡卵清白蛋白（OVA）、钥孔血蓝蛋白（KLH）、人血清白蛋白（HSA），以及人工合成的多聚赖氨酸（PLL）等。这些蛋白质含有大量游离的氨基和羧基基团，有的还含有一些苯酚基、咪唑基和巯基等，可在不同的pH 和离子强度下保持较大的溶解度，甚至是在一些有机溶剂（如吡啶、N,N-二甲基甲酰胺 DMF）溶液环境中，其活性基团仍可保持可溶状态，非常有利于各种不同溶解性的半抗原分子与这些载体蛋白进行偶联结合。其中，分子质量为66.446kDa 的牛血清白蛋白最为优越常用；分子质量同为 66kDa 左右的人血清白蛋白虽具有同样优越的性能但性价比不如牛血清白蛋白；钥孔血蓝蛋白则是一类分子质量范围 3000～7500kDa 的载体蛋白，其分子质量巨大，结构复杂，可结合超多的小分子半抗原，可引起比牛血清白蛋白、人血清白蛋白和鸡卵清白蛋白强得多的免疫应答反应，从而有利于获得更高特异性和灵敏度的抗体，但与此同时需要注意降低钥孔血蓝蛋白的使用量，否则容易引起免疫耐受。钥孔血蓝蛋白的劣势是价格昂贵，同时溶解性相对较差。

人工合成的多肽类聚合物如多聚赖氨酸，其分子质量可达到十几万到几十万，与半抗原结合后也可以诱导机体产生高滴度、高亲和力的特异性抗体，故也是一类良好的载体。

除了载体的选择外，载体与小分子半抗原的结合比或者偶联比，对免疫应答产生的抗体质量也具有较大的影响，一般认为半抗原与载体的结合比为10～20：1 较好，但使用钥孔血蓝蛋白作为载体蛋白时结合比一般相对较高。针对不同的小分子半抗原和不同的载体蛋白，结合比可以进行优化选择。

3.4.2.2　含羧基和氨基的半抗原的偶联方法

因为载体蛋白中一般都含有羧基和氨基，若半抗原含有羧基或氨基，可方便半抗原与载体蛋白通过碳二亚胺法、混合酸酐法或戊二醛法进行偶联。

碳二亚胺是一类具有非常活泼化学反应性质的偶联试剂，其作为失水剂主要用于活化羧基，促使酰胺和酯的生成。常见的碳二亚胺有 DCC（二环己基碳二亚胺）、DIC（N,N'-二异丙基碳二亚胺）、EDC[1-(3-二甲氨基丙基)-3-乙基碳二亚胺盐酸盐]，它们均可以用于碳二亚胺法进行偶联反应，但其中最常用的是可溶于水的 EDC，并常将 EDC 与 N-羟基琥珀酰亚胺（NHS）或 N-羟基硫代琥珀酰亚胺（Sulfo-NHS）联用以减少反应副产物的产生，从而提高偶联效率，这是最常用的碳二亚胺法，也称活性酯法。活性酯法反应简单，可在半抗原溶液中滴加水溶性的 EDC 以及 NHS 或 Sulfo-NHS 并搅拌 2h，然后再将其滴加到载体蛋白溶液中并室温反应 24h，经过透析即可获得人工完全抗原。

混合酸酐法是用三正丁胺与氯甲酸异丁酯形成的混合酸酐，使半抗原与载体蛋白形成酰胺键相连接。混合酸酐法具有偶联反应快、产率高和操作简便等优点，但同时也会容易产生不少副反应，影响因素比较多，控制反应相对较难，产生的反应副产物也比活性酯法的多。

戊二醛法是使用戊二醛这种双功能偶联试剂，借助其两端的醛基分别与半抗原及载体上的各自氨基形成 Schiff 碱，以共价键形式实现连接。戊二醛法反应温和，但是也容易形成较多的沉淀。

3.4.2.3 无羧基和氨基的半抗原的偶联方法

如果半抗原小分子没有羧基或氨基，则需要对其进行一定的化学改造，使其转变为带有羧基或氨基的衍生物，再按前述的含羧基和氨基的半抗原的偶联方法进行载体偶联。

对于含有羟基的半抗原小分子，可以用琥珀酸酐法使其羟基与琥珀酸酐在无水吡啶中进行反应，从而改造得到羟基变羧基的半抗原衍生物，再通过碳二亚胺法或混合酸酐法与载体相连。

对于含有酮基的半抗原小分子，可通过 O-（羧甲基）羟胺法转变得到带羧基的半抗原衍生物，然后再通过碳二亚胺法或混合酸酐法与载体相连。

对于含有酚基的半抗原小分子，可用对氨基苯甲酸法对其进行改造。首先将对氨基苯甲酸与亚硝酸钠反应，然后再将反应产物作用于带有酚基的半抗原，从而制得带有羧基的半抗原衍生物。也可以用一氯乙酸钠法半抗原小分子的酚基进行反应改造，同样可生成带羧基的半抗原衍生物。

3.4.3 人工抗原的鉴定

对提取纯化的完全抗原或者制备出的小分子半抗原偶联物，可以用 SDS-聚丙烯酰胺凝胶电泳、琼脂糖凝胶电泳、紫外扫描、红外扫描、酶联免疫吸附测定法进行鉴定。

3.5 本 章 小 结

抗原（antigen，Ag）是指能刺激抗体产生或被抗体识别的物质，通常指能被 T 淋巴细胞、B 淋巴细胞表面特异性抗原受体（TCR 或 BCR）识别及结合，激活 T 细胞、B 细胞增殖、分化、产生抗体或致敏 T 淋巴细胞，并与效应产物结合，进而发挥适应性免疫应答效应的物质。抗原具备两个重要特性：免疫原性（immunogenicity）和免疫反应性（immunoreactivity）。免疫原性指抗原能被 T 淋巴细胞、B 淋巴细胞表面特异性抗原受体（TCR 或 BCR）识别及结合，诱导产生适应性免疫应答；免疫反应性是指抗原与其所诱导产生的免疫应答效应物质（活化的 T/B 细胞或抗体）特异性结合的能力。抗原诱导宿主产生免疫应答取决于抗原的自身性质、宿主的反应性和免疫方式。抗原诱导的免疫应答具有抗原特异性。抗原分子中决定抗原特异性的特殊化学基团是抗原决定簇（antigenic determinant），又称表位（epitope）。带有共同表位的抗原互称共同抗原（common antigen）或交叉反应抗原（cross reacting antigen），可发生交叉反应。交叉反应不仅在两种抗原表位构型完全相同时发生，也可在两种抗原表位构型相似的情况下发生。抗原可根据抗原免疫原性分类为完全抗原和半抗原；根据诱导产生免疫应答是否需要 T 细胞辅助分类为胸腺依赖性抗原（thymus dependent antigen，TD-Ag）和非胸腺依赖性抗原（thymus independent antigen，TI-Ag）；根据抗原与机体的亲缘关系分类为异种抗原、同种异型抗原、异嗜性抗原、自身抗原和独特型抗原；根据抗原呈递细胞内抗原的来源分类为内源性抗原和外源性抗原，此外还有其他的分类方法。抗原的处理及呈递需要抗原呈递细胞。抗原呈递细胞（antigen presenting cell，APC）又叫辅佐细胞，是指能摄取、加工、处理抗原并将抗原信息呈递给淋巴细胞的一类免疫细胞。抗原呈递细胞可分为专职 APC 和兼职 APC 两大类，专职 APC 包括 B 细胞、成熟的树突状细胞（dendritic cell，DC）、巨噬细胞（MΦ）等，兼职 APC 包括内皮细胞、纤维母细胞、上皮及间皮细胞等。抗原呈递的方式有以下三种：溶酶体呈递途径（MHCII类分子途径）、胞质溶胶途径（MHC I类分子途径）和 CD1 分子途径（非 MHC 依赖途径）。内源性抗原可被 MHC II类分子呈递给 CD4+ T 细胞识别，外源性抗原则被 MHC I类分子呈递给 CD8+ T 细胞识别。

思 考 题

1. 抗原的特性有哪些？
2. 影响抗原特性的因素有哪些？
3. T 细胞表位与 B 细胞表位特性的异同有哪些？

参 考 文 献

曹雪涛. 2018. 医学免疫学[M]. 第 7 版. 北京：人民卫生出版社.
范远景. 2007. 食品免疫学[M]. 合肥：合肥工业大学出版社.
郭焱，李妍，许礼发. 2015. 免疫学教程[M]. 北京：清华大学出版社.
韩文瑜，雷连成. 2016. 高级动物免疫学[M]. 北京：科学出版社.
贺稚非，车会莲，霍乃蕊. 2018. 食品免疫学[M]. 第 2 版. 北京：中国农业大学出版社.
江汉湖. 2006. 食品免疫学导论[M]. 北京：化学工业出版社.
李容庆，权春善，张丽影，等. 2018. 人工抗原合成研究进展[J]. 中国生物工程杂志，38（12）：65-75.
钱国英，陈永富. 2010. 免疫学[M]. 杭州：浙江大学出版社.
宋宏新. 2009. 食品免疫学[M]. 北京：中国轻工业出版社.
塔克·马可，玛丽·桑德斯. 2012. 免疫应答导论[M]. 吴玉章译. 北京：科学出版社.
汪世华. 2018. 抗体技术[M]. 第 3 版. 北京：科学出版社.
王东方，刘爽，付骋宇，等. 2015. 拟除虫菊酯类农药通用人工抗原合成及免疫原性鉴定[J]. 农药，54（07）：480-484.
王晓宁，李树中，李中华，等. 2020. Knops 血型系统抗原研究进展[J]. 临床血液学杂志（输血与检验），33（04）：582-588.

王延华，李官成，Zhou XF. 2013. 抗体理论与技术[M]. 第 3 版. 北京：科学出版社.

吴石金，孙培龙. 2008. 简明免疫学原理[M]. 北京：化学工业出版社.

胥传来. 2007. 食品免疫学[M]. 北京：化学工业出版社.

徐重新，张霄，刘媛，等. 2019. 抗独特型抗体在食用农产品危害物监控中的应用研究[J].食品科学技术学报，37（04）：103-110.

杨汉春. 2003. 动物免疫学[M]. 第 2 版. 北京：中国农业大学出版社.

Adams EJ. 2014. Lipid presentation by human CD1 molecules and the diverse T cell populations that respond to them[J]. Current Opinion in Immunology，26：1-6.

Aguzzil A，Kranich J，Krauler NJ. 2014. Follicular dendritic cells: origin，phenotype，and function in health and disease[J]. Trends in Immunology，35（3）：105-113.

Amigorena S，Savina A. 2010. Intracellular mechanisms of antigen cross presentation in dendritic cells[J]. Current Opinion in Immunology，22：109-117.

Corine ANB，Leonie de Boer，Kim S，et al. 2009. The influence of antibodies on *Staphylococcus epidermidis* adherence to polyvinylpyrrolidone-coated silicone elastomer in experimental biomaterial-associated infection in mice [J]. Biomaterials，30（32）：6444-6450.

Guo L，Wu X，Liu L，et al. 2018. Gold nanoparticle-based paper sensor for simultaneous detection of 11 benzimidazoles by one monoclonal antibody[J]. Small，14（6）：1701782.

Jensen PE. 2007. Recent advances in antigen processing and presentation[J]. Nature Immunology，8：1041-1048.

Neefjes J，Jongsam MLM，Petra P，et al. 2011. Towards a systems understanding of MHC class I ang MHC class II antigen presentation[J]. Immunology，11：823-836.

Papageorgiou AC，Acharya KR. 2000. Microbial superantigens: from structure to function[J]. Trends in Microbiology，8：369-375.

Pieters J. 1997. MHC class II restricted antigen presentation[J]. Current Opinion in Immunology，9（1）：89-96.

Platzer B，Stout M，Fiebiger E. 2014. Antigen cross-presentation of immune complexes[J]. Frontiers in Immunology，4（5）：1-10.

Rezk S，Nathwani BN，Zhao XH，et al. 2013. Weiss Follicular dendritic cells: origin，function，and different disease-associated patterns[J]. Human Pathology，44：937-950.

Rivett AJ. 1998. Intracellular distribution of proteasomes[J]. Current Opinion in Immunology，10（1）：110-114.

Salio M，Silk JD，Cerundolo V. 2010. Recent advances in processing and presentation of CD1 bound lipid antigens[J]. Current Opinion in Immunology，22（1）：81-88.

Schuette V，Burgdorf S. 2014. The ins-and-outs of endosomal antigens for cross-presentation[J]. Current Opinion in Immunology，26：63-68.

Segura E，Amigorena S. 2014. Cross-presentation by human dendritic cell subsets[J]. Immunology Letters，58：73-78.

Shastri N，Nagarajan N，Lind KC，et al. 2014. Monitoring peptide processing for MHC class I molecules in the endoplasmic reticulum[J]. Current Opinion in Immunology，26：123-127.

Shu M，Xu Y，Wang D，et al. 2015. Anti-idiotypic nanobody: A strategy for development of sensitive and green immunoassay for Fumonisin B-1 [J]. Talanta，143：388-393.

Spaulding AR，Salgado-Pabon W，Kohler PL，et al. 2013. Staphylococcal and Streptococcal Superantigen Exotoxins[J]. Clinical Microbiology Reviews，26（3）：422-447.

第4章 抗　体

1890 年，德国学者 Von Behring 和日本学者 Kitassato 给动物注射白喉外毒素后，发现动物产生了对白喉毒素的抵抗力，在这些动物的血清中发现了一种能中和白喉外毒素的物质，称为抗毒素。给正常动物注射该血清后，发现该动物也能抵抗白喉毒素的侵害。随后在血清中发现了其他抗菌或与疾病相关的因子，如杀菌素、溶菌素、凝集素、溶血素、沉淀素及类风湿因子等，统称为抗体。

抗体（antibody，Ab）是免疫系统在抗原刺激下，由 B 细胞或记忆 B 细胞增殖分化成的浆细胞所产生的、可与相应抗原发生特异性结合的免疫球蛋白（immunoglobulin，Ig），主要分布在血清中，也分布于组织液、外分泌液及某些细胞膜表面。

经抗原免疫后的动物血清中含有大量能与相应抗原结合的抗体分子，称为抗血清（antiserum）。用电泳方法将抗血清分为白蛋白、α-球蛋白、β-球蛋白和 γ-球蛋白等组分。1939 年，Tisrlius 证明抗体的活性部分主要为 γ-球蛋白，后来研究发现 α-球蛋白、β-球蛋白都具有抗体活性。1968 年和 1972 年，世界卫生组织和国际免疫学会联合会的专业委员会先后决定，将具有抗体活性或者化学结构与抗体相似的球蛋白统一命名为免疫球蛋白。故抗体都是免疫球蛋白，但是免疫球蛋白不一定都是抗体。例如，医学上的骨髓瘤蛋白、巨球蛋白血症和冷球蛋白血症等患者血清中存在无抗体活性的异常免疫球蛋白、正常人天然存在的免疫球蛋白亚单位等，其化学结构与抗体相似，也能与相应抗原特异性结合，但它不是由抗原刺激 B 细胞所产生的，因此不能称之为抗体。

4.1　抗体的结构与性质

4.1.1　抗体的基本结构

尽管在 19 世纪末，抗体与抗原的特异性结合导致聚集、沉淀或中和反应已被研究透彻，但是直到 20 世纪 50 年代末，抗体的结构特征才被阐述清楚。抗体的基本结构是由两条完全相同的重链（heavy chain，H 链）和两条完全相同的轻链（light chain，L 链）通过二硫键连接的 "Y" 形单体，重链和轻链从 N 端对齐，形成对称结构（图 4-1）。

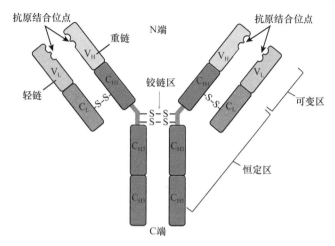

图 4-1 Ig 的结构示意图

4.1.1.1 重链和轻链

重链由 450～550 个氨基酸残基组成，分子质量为 50～75kDa。根据 H 链恒定区抗原性的差异可将其分为五类：μ 链、γ 链、α 链、δ 链和 ε 链，不同的 H 链与 L 链组成完整的抗体分子，分别被称为 IgM、IgG、IgA、IgD 和 IgE。不同类型的抗体分子具有不同的特征，例如，链内二硫键的数目和位置、连接寡糖的数量、结构域的数目以及铰链区的长度等均不完全相同。即使是同一类抗体，铰链区氨基酸组成和 H 链二硫键的数目、位置也不同，据此可以将其分为不同的亚类，例如，人 IgG 可分为 IgG1、IgG2、IgG3 和 IgG4，IgA 可分为 IgA1 和 IgA2，IgM、IgD 和 IgE 尚未发现有亚类。

轻链由 214 个氨基酸残基组成，分子质量约为 25kDa。L 链分为 κ 链和 λ 链，据此可将 Ig 分为 κ 型和 λ 型。同一个 Ig 单体上两条 L 链总是相同的类型，但在同一个机体内可存在分别带有 κ 链或者 λ 链的 Ig。五类 Ig 的 L 链都可以有 κ 链或 λ 链，这两种 L 链的功能无差异。正常人血清 Ig κ 链与 λ 链的比例约为 2:1，而小鼠血清 Ig 中二者的比例约为 20:1。κ 链与 λ 链比例的异常可能反映免疫系统的异常，例如，人类免疫球蛋白 λ 链过多，提示可能有产生 λ 链的 B 细胞肿瘤。根据 λ 链恒定区个别氨基酸的差异，可以分为 λ1、λ2、λ3 和 λ4 四个亚型。

4.1.1.2 可变区与恒定区

通过分析不同免疫球蛋白 H 链和 L 链的氨基酸序列，发现 H 链和 L 链靠近 N 端的约 110 个氨基酸的序列变化很大，故称为可变区（variable region，V 区），分别占 H 链和 L 链的 1/4 和 1/2；其他部分氨基酸序列则相对稳定，故称为恒定区（constant region，C 区）。每条肽链按照其结构特点均可分为 V 区和 C 区。H

链和 L 链的 V 区形成抗原结合部位，其多样性是抗体与抗原特异性结合的分子基础。C 区是决定抗体如何发挥作用的主要区域，其提供了结合位点，如补体结合位点、Fc 受体结合位点。

H 链和 L 链的 V 区分别称为 V_H 和 V_L，V_H 和 V_L 均有 3 个区域的氨基酸组成和排列顺序高度可变，称为高变区（hypervariable，HVR），分别是 HVR1、HVR2 和 HVR3。该区域形成与抗原表位互补的空间构象，故又被称为互补决定区（complementarity determining region，CDR），分别用 CDR1（HVR1）、CDR2（HVR2）和 CDR3（HVR3）表示（图 4-2）。V_H 和 V_L 共 6 个 CDR 共同组成抗体的抗原结合部位，决定着抗体的特异性，从而发挥免疫效应。CDR 区氨基酸的多样性是抗体与数量庞大的不同抗原特异性结合的分子基础。V 区中 CDR 之外区域的氨基酸组成和排列顺序相对变化不大，称为骨架区（framework region，FR）。FR 区的主要作用是稳定 CDR 区的空间构型，以利于抗体 CDR 与抗原决定簇的特异性结合。V_H 和 V_L 各有 4 个骨架区，分别用 FR1、FR2、FR3 和 FR4 表示。

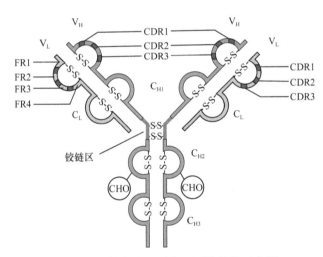

图 4-2　抗体分子 V 区和 C 区的结构示意图

H 链和 L 链的 C 区分别称为 C_H 和 C_L。不同型抗体的 C_L 长度基本一致，但是 C_H 的长度不一，其中 IgG、IgA 和 IgD 重链 C 区有 C_{H1}、C_{H2} 和 C_{H3} 三个结构域，IgM 和 IgE 重链 C 区有 C_{H1}、C_{H2}、C_{H3} 和 C_{H4} 四个结构域（图 4-2）。同一种属的个体，所产生针对不同抗原的同一类别抗体，尽管其 V 区各异，但其 C 区氨基酸组成和排列顺序比较恒定，其免疫原性相同。从免疫化学技术来看，C 区提供了与二级试剂反应的重要部位。因为这些区域远离抗原结合部位，提供了能与抗体结合而不影响抗原抗体反应的区域。例如，针对不同抗原的鼠 IgG，它们的 V 区不同，所以只能与相应的抗原发生特异性结合，但是 C 区是相同的，均含有

γ 链，因此其均能与抗鼠 IgG 结合。

4.1.1.3　铰链区

铰链区（hinge region）位于 C_{H1} 和 C_{H2} 之间，约含有 30 个氨基酸残基，因含有丰富的脯氨酸而易伸展弯曲（图 4-1）。铰链区易被木瓜蛋白酶、胃蛋白酶等水解，产生不同的水解产物。铰链区的作用是：①通过其弯曲伸缩可促进 V 区与不同距离的抗原表位结合；②当抗原抗体结合时，其可使 IgG 分子发生构型改变，从而使 C_{H2} 功能区的补体结合点得以暴露，为补体激活途径提供条件。不同类或亚类抗体的铰链区不同，例如，IgG1、IgG2、IgG4 和 IgA 的铰链区较短，而 IgG3 和 IgD 的铰链区较长，IgM 和 IgE 无铰链区。

4.1.2　抗体的辅助成分

4.1.2.1　J 链

J 链（joining chain）由 124 个氨基酸组成，含有 8 个半胱氨酸的酸性糖蛋白，分子质量约为 15kDa，主要功能是将 Ig 单体连接为二聚体或多聚体。2 个 IgA 单体由 J 链连接形成二聚体；5 个 IgM 单体由二硫键相互连接，并通过二硫键与 J 链连接形成五聚体（图 4-3）。IgG、IgD 和 IgE 常为单体，无 J 链。

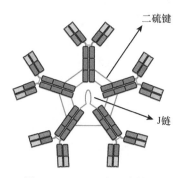

图 4-3　IgM 五聚体结构图

4.1.2.2　分泌片

分泌片（secretory piece，SP）又称分泌成分（secretory component，SC），是分泌型 IgA（sIgA）分子上的辅助成分，是由黏膜上皮细胞合成和分泌的含糖的肽链，分子质量约为 75kDa，并结合合于 IgA 二聚体上（图 4-4）。分泌片能使 sIgA 的铰链区免受蛋白水解酶的降解，并介导 sIgA 二聚体从黏膜下通过黏膜上皮细胞转运到黏膜表面。

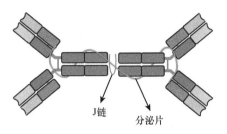

图 4-4　分泌型 IgA 结构图

4.1.2.3　抗体分子的水解片段

在特定条件下，抗体分子肽链的某些部分易被木瓜蛋白酶、胃蛋白酶等蛋白酶水解为各种片段，这些水解片段的功能各异，用酶将 Ig 水解为小片段是研究 Ig 结构与功能的重要方法之一。

1）木瓜蛋白酶水解片段

木瓜蛋白酶从 Ig 铰链区的近 N 端，将抗体分子水解为 3 个片段：2 个完全相同的抗原结合片段（fragment of antigen binding，Fab）和 1 个可结晶片段（fragment crystallizable，Fc）（图 4-5）。Fab 由一条 L 链和近 N 端的 1/2H 链组成，包括 V_L、C_L 和 V_H、C_{H1} 结构域，只与单个抗原表位结合，不能形成网状结构。因此，体外检测不能形成可见的凝集反应或者沉淀反应。Fc 由近 C 端的两条 H 链的 1/2 构成，包含 C_{H2} 和 C_{H3} 结构域，保留有 H 链的抗原性和相应功能区的生物活性，可用于制备二抗，是抗体与效应分子或细胞表面 Fc 受体相互作用的部位。

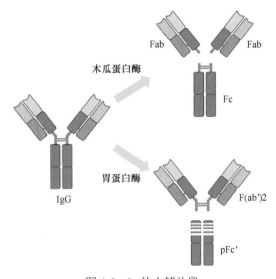

图 4-5　Ig 的水解片段

2）胃蛋白酶水解片段

胃蛋白酶在铰链区的近 C 端将抗体分子水解为 1 个 F(ab′)$_2$ 片段和一些小片段 pFc′（图 4-5）。F(ab′)$_2$ 由 2 个 Fab 及铰链区组成，为双价，可以同时结合两个抗原表位。由于 F(ab′)$_2$ 片段保留了结合相应抗原的生物学活性，又避免了 Fc 段抗原性可能引起的副作用和超敏反应，因而被广泛用作生物制品，如白喉抗毒素、破伤风抗毒素经胃蛋白酶水解后精制提纯的制品。pFc′最终被降解，不发挥生物学作用。

4.1.3 抗体的多样性和功能

在 Ig 分子中，除了 CDR 区的氨基酸高度变化以外，其余结构域的氨基酸序列相对稳定，这些序列折叠成特定的球形结构，称为免疫球蛋白折叠。具有这种折叠模式的分子可能是由于共同的祖先基因进化而来，称之为免疫球蛋白超家族。免疫球蛋白超家族分子至少包含一个 70～110 个氨基酸组成的 Ig 结构域，折叠成反平行的 β 片层结构，片层间通过二硫键相连，具有疏水性，形成免疫球蛋白折叠。免疫球蛋白超家族分子分布广泛，大部分与免疫系统相关，如 T 细胞的抗原受体、T 细胞的辅助受体 CD4 和 CD8、B 细胞的辅助受体 CD19、大部分 Ig Fc 受体等。

尽管所有的抗体均由 V 区和 C 区组成，但不同抗原刺激 B 细胞所产生的抗体在特异性以及类型等方面均不尽相同，呈现出明显的多样性。自然界中抗原种类繁多，且每种抗原分子结构复杂，常含有多种不同的抗原表位。这些抗原刺激机体产生的抗体总数巨大，包括针对各抗原表位的特异性抗体，以及针对同一抗原表位的不同类型抗体。抗体的多样性是由免疫球蛋白基因重排决定并经抗原选择表现出来的，反映了机体对抗原精细结构的识别和应答。

抗体既可与相应的抗原发生特异性结合，同时也具有免疫原性，可激发机体产生特异性免疫应答。抗体结构和功能的基础在于抗体分子中包含的抗原表位，根据抗原表位存在的部位及其诱导产生的免疫应答反应的差异，可将 Ig 分子的抗原表位分为 3 种类型：同种型、同种异型和独特型（图 4-6）。

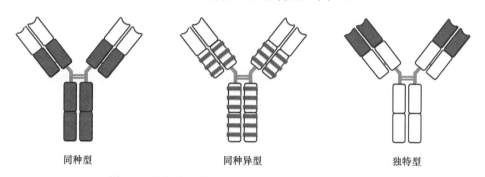

同种型   同种异型   独特型

图 4-6　抗体分子的抗原性示意图（周光炎，2007）

4.1.3.1 同种型

同种型（isotype）指的是同一物种内所有个体共同具有的 Ig 的抗原特异性结构。同种型 Ig 的抗原性因种而异。同种型抗原表位存在于 Ig 的 C 区内。根据 C 区抗原性的不同，可将人类 Ig 分为类、亚类和亚型。按照 C_H 抗原性的差异，人类 Ig 分为 5 类：IgG、IgA、IgM、IgD 和 IgE。同一类型的 Ig C_H 抗原性仍有一定的差异，如铰链区氨基酸的组成、二硫键的数目等，据此可以分为若干亚类，例如，IgG 可分为 IgG1～IgG4 四个亚类。每个亚类因抗原性差异很小，所以亚类之间有很强的交叉反应。

由于同种型的差异，人、小鼠、兔、山羊等动物的 Ig 为异种 Ig，可以互作免疫原。以纯化的抗体（如属鼠抗体，称为一抗）作为免疫原，免疫其他动物（如兔、羊）产生的抗体称为抗抗体（如羊抗鼠抗体，或羊抗兔抗体），由于同种动物之间的 C 区是恒定的，因此，抗抗体可以与所有同种动物的相应 Ig 特异结合，而不与其他动物的 Ig 结合。抗抗体被广泛应用于免疫检测技术中。

4.1.3.2 同种异型

同种异型（allotype）指同一种属内不同个体间的 Ig 也具有免疫原性，可以刺激不同个体产生特异性免疫应答。这种存在于同种属不同个体抗体中的抗原表位，称为同种异型，是同一种属不同个体间抗体分子所具有的不同抗原特异性标志，为个体型标志，主要反映在抗体分子 C 区特定部位的某个或数个氨基酸不同。

4.1.3.3 独特型

即便是同一种属、同一个体来源的抗体分子，其免疫原性也不尽相同，称为独特型（idiotype）。独特型是每个抗体分子所特有的抗原特异性标志，其表位被称为独特位。抗体分子每一 Fab 段有 5～6 个独特位，它们存在于 V 区。独特型在异种、同种异体甚至同一个体内均可刺激产生相应抗体，即抗独特型抗体。Ig 的独特型与抗独特型抗体构成机体的重要免疫调节网络。

4.1.3.4 抗体的功能

抗体的结构决定了其功能。抗体分子的 V 区和 C 区的氨基酸组成及顺序的不同，决定了它们功能上的差异，许多不同的抗体分子在 V 区和 C 区结构变化的规律性，又使得抗体分子的 V 区和 C 区在功能上有各自的共性。V 区和 C 区的作用，构成了抗体的生物学功能。

1）V 区的功能

抗体分子的主要功能是识别并特异性结合抗原，实现该功能的结构是 V 区，其中 CDR 在识别和结合特异性抗原中起决定性作用。V_H 和 V_L 的 3 个 CDR 区经链内二硫键连接及 β 折叠后,使其推向 Ig 分子的 N 端,共同构成凹槽空间结构,与抗原决定簇特异性结合。CDR 区的结构差异,决定了 Ig 分子与抗原结合的特异性。抗体分子有单体、二聚体和五聚体,因此结合抗原表位的数目也不相同。抗体分子结合抗原表位的个数称为抗原结合价:单体抗体可以结合 2 个抗原表位,为双价;分泌型 IgA 为 4 价;五聚体 IgM 理论上为 10 价,但由于立体构型的空间位阻,一般只能结合 5 个抗原表位,故为 5 价。

抗体的 V 区在体内可结合病原微生物及其产物,具有中和毒素、阻断病原入侵等免疫防御功能。B 细胞膜表面的 IgM 和 IgD 等 Ig 构成 B 细胞的抗原识别受体,能特异性识别抗原分子。在体外可发生各种抗原抗体结合反应,有利于抗原或抗体的检测和功能的判断。

2)C 区的功能

（1）激活补体

抗体与对应抗原结合后,其铰链区构型发生变化,使其 C_{H2} 和 C_{H3} 结构域内的补体结合位点暴露,从而通过经典途径激活补体系统,产生多种补体的效应功能。其中 IgM 激活补体的能力较强,单个 IgM 分子结合抗原后就可以激活补体,而 IgG 至少需要两个以上的分子与抗原结合,才能激活补体。IgA、IgE 和 IgG4 本身难以激活补体,但形成聚合物后可通过旁路途径激活补体系统。

（2）结合 Fc 受体

IgG、IgA 和 IgE 抗体可通过其 Fc 段与表面具有相应 Fc 受体的细胞结合,产生不同的生物学作用。IgG、IgA 与 Fc 受体结合的部位是 C_{H3},而 IgE 与 Fc 受体结合的部位是 C_{H4}。IgG、IgA 和 IgE 的 Fc 受体分别称为 FcγR、FcαR 和 FcεR。Ig 与细胞受体结合后可能产生以下作用。

a. 调理吞噬作用　　细菌特异性的 IgG（特别是 IgG1 和 IgG3）,其 Fab 段与相应细菌的抗原表位结合,其 Fc 段与巨噬细胞或中性粒细胞表面的 FcγR 结合,通过 IgG 的"桥联"作用,促进吞噬细胞对细菌的吞噬。

b. 抗体依赖的细胞介导的细胞毒作用　　当 IgG 与带有相应抗原的靶细胞结合后,其 Fab 段结合病毒感染的细胞或肿瘤细胞表面的抗原表位,其 Fc 段与杀伤细胞（如巨噬细胞）表面的 FcR 结合,介导杀伤细胞直接杀伤靶细胞,发挥抗体依赖的细胞介导的细胞毒作用（antibody-dependent cell-mediated cytotoxicity,ADCC）。抗体与靶细胞上的抗原结合是特异性的,而表达 FcR 细胞的杀伤作用是非特异性的。

c. 介导 I 型超敏反应　　IgE 为亲细胞抗体,其 Fc 段与肥大细胞和嗜碱性粒细胞表面的高亲和力 IgE Fc 受体结合,使其致敏。若相同免疫原再次进入机体内与致敏靶细胞表面特异性 IgE 结合，会导致这些细胞合成和释放生物活性物质，引起 I 型超敏反应。

　　d. 结合细菌蛋白　　人类的 IgG Fc 段能非特异性地与葡萄球菌 A 蛋白、链球菌 G 蛋白结合，而 IgG 的 Fab 段结构不受影响。链球菌 G 蛋白与 IgG 的结合力远比 SPA 强。SPA 与 IgG Fc 段结合后，可阻断 IgG 对吞噬细胞的调理作用。这种非特异性结合可以用于免疫学技术中。

4.1.4　抗体的分类、功能与特性

4.1.4.1　IgG

　　IgG 是存在于血液、淋巴、腹腔液及脑脊液中的主要 Ig，占血清 Ig 总量的 75%～80%，正常人血清中 IgG 含量可达 6～16g/L。IgG 有 4 个亚类：IgG1、IgG2、IgG3 和 IgG4，其中 IgG1 含量最高（图 4-7）。各亚类 γ 链氨基酸序列相似，但铰链区二硫键数目、位置及含糖量不同，故各亚类活性有差异。IgG 是主要的抗感染抗体，具有抗菌、抗病毒、中和毒素及免疫调节作用，通过经典途径激活补体，人 IgG 激活补体的能力顺序为：IgG3＞IgG1＞IgG2，IgG4 经替代途径激活补体。IgG 是再次免疫应答的主要抗体，通常是高亲和力抗体，因其在血清中的存在量大、半衰期长（为 16～34 天），成为免疫检测中最常用的检测抗体。人体 IgG 于出生后 3 个月开始合成，3～5 岁接近成人水平。

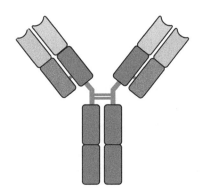

图 4-7　IgG 的结构示意图

　　IgG 易于通过毛细血管，可广泛分布于细胞外液中。对于人类来说，IgG 是唯一能通过胎盘的 Ig。胎盘母体一侧的滋养层细胞表达一种 IgG 输送蛋白，称为新生 Fc 段受体，IgG 可选择性与其结合，从而转移到滋养层细胞内，并主动进入胎儿血液循环中。IgG 穿过胎盘的作用是一种重要的自然被动免疫机制，对于新生儿抗感染具有重要意义。临床上治疗用的丙种球蛋白常以成人血清或胎盘血制备，其主要成分为 IgG，用于人工被动免疫能有效地预防相应传染病。另外，有

些自身抗体如抗甲状腺球蛋白抗体也属于 IgG。

4.1.4.2　IgM

血清中的 IgM 以由 J 链连接的 19S 五聚体形式存在，分子质量最大，故称为巨球蛋白，一般不能通过血管壁，主要分布在血流内，占血清总 Ig 的 5%～10%，正常人血清中含量为 0.6～1g/L。IgM 半衰期短（5 天左右），故其难以在体外应用。IgM 是机体受抗原刺激后血清中出现最早的抗体，又称为先锋抗体，是个体发育中合成与分泌最早（胚胎晚期开始合成）的 Ig。IgM 在早期抗感染和血液抗感染中起重要作用，若人体缺乏 IgM，可导致致死性败血症。由于 IgM 在感染早期产生，IgM 水平可作为传染病的早期诊断。IgM 不能通过胎盘，脐血中 IgM 异常升高表示胎儿有宫内感染（如风疹病毒感染）。人体天然血型抗体为 IgM 类抗体，是造成血型不符输血反应的重要因素，类风湿因子也是 IgM，同时 IgM 也参与某些自身免疫病及超敏反应的病理过程。

五聚体 IgM 理论上为 10 价，但由于立体构型的空间位阻，一般只能结合 5 个抗原表位，故为 5 价，仍比其他 Ig 分子的抗原结合位点多。因此，IgM 具有强大的杀菌溶菌、激活补体、免疫调理和凝集作用（较 IgG 高 500～1000 倍）。

4.1.4.3　IgA

IgA 有血清型和分泌型两种类型。血清型 Ig 主要由肠系膜淋巴组织中的浆细胞产生，为单体，主要存在于血清中，占血清 Ig 总量的 10%～15%。分泌型 IgA（sIgA）合成和分泌的部位在肠道、呼吸道、乳腺、唾液腺和泪腺，因此主要存在于胃肠道和支气管分泌液、初乳、唾液和泪液中。sIgA 是外分泌液中的主要抗体类别，参与黏膜局部免疫；经黏膜上皮细胞分泌至外分泌液中，为二聚体，由 J 链连接；可被转运到呼吸道和消化道黏膜表面，在黏膜局部免疫中发挥重要作用。sIgA 在黏膜表面也有中和毒素的作用。新生儿易患呼吸道、胃肠道感染，可能与 IgA 合成不足有关。sIgA 能有效地凝集细菌和中和毒素，但不能通过胎盘，婴儿可从母亲初乳中获得 sIgA，是重要的自然被动免疫。sIgA 能中和病毒，防止食物蛋白进入血液，对食物过敏的防治具有重要的作用。

4.1.4.4　IgD

正常人血清 IgD 浓度很低，仅占血清 Ig 总量的 0.3%（图 4-8）。IgD 可以在个体发育的任何时候产生。IgD 的铰链区较长，易被蛋白酶水解，故其半衰期很短（3 天）。IgD 不能通过胎盘，也不能激活补体。IgD 分为血清型和膜结合型两类，血清型 IgD 的生物学功能尚不清楚；IgD 常以单体形式表达于 B 细胞表面，成熟的 B 细胞才表达，膜结合型 IgD 是 B 细胞分化发育成熟的标志。

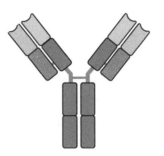

图 4-8　IgD 的结构示意图

4.1.4.5　IgE

IgE 是正常人血清中含量最少的 Ig，分子质量约为 160kDa，其重链比 IgG 重链多一个 C_{H4} 功能区（图 4-9）。IgE 主要由黏膜下淋巴组织中的浆细胞分泌。IgE 对肥大细胞及嗜碱性粒细胞具有高度亲和性，与 I 型超敏反应的发生密切相关。在某些寄生虫感染的患者血液中，特异性 IgE 含量显著增高，IgE 与机体抗寄生虫免疫有关。IgE 也是介导食物过敏的主要抗体，引起 I 型超敏反应。

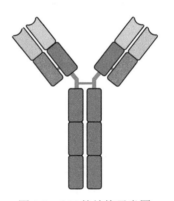

图 4-9　IgE 的结构示意图

4.2　人 工 抗 体

抗体在临床医学的疾病诊断、免疫防治及食品安全领域被广泛应用，人类对抗体的需求也随之增大。人工制备抗体是大量获得抗体的有效途径。早年人工制备多克隆抗体就是用特异性抗原免疫动物，制备相应的抗血清。1975 年，Köhler G 和 Milstein C 建立的单克隆抗体技术，使得规模化制备高特异性、均一性抗体成为可能。但是鼠源性单抗在人体使用后出现的人抗鼠抗体反应，很大程度上限制了单抗在临床上的使用。常规抗体起始于动物免疫，这往往对动物造成一定的伤害。欧盟委员会因此提出，科学家们理应放弃使用动物来源的抗体。就非动物源

（animal-free）的抗体而言，重组抗体已逐渐进入人们的视线，而且相关的产品也在不断增多（Marx，2020）。随着分子生物学的发展，人们已经可通过抗体工程技术制备基因工程抗体，包括人-鼠嵌合抗体、人源化抗体或人抗体等。重组抗体的亮点在于，它是一类始终如一的可再生抗体。重组抗体是一种序列确定的抗体，可以通过将抗体基因克隆到表达载体，随后在宿主细胞中表达来产生。不仅如此，有了确定的序列之后，科研机构或公司可以通过改变这些序列，以获得改良的重组抗体。

4.2.1　多克隆抗体

天然抗原分子中常含有多种特异性的抗原决定簇。用该抗原刺激机体免疫系统，体内多个 B 细胞克隆被激活，产生的抗体实际上是针对多种不同抗原表位的抗体的综合，称为多克隆抗体（polyclonal antibody，pAb）。获得 pAb 的途径主要有动物免疫血清、恢复期患者血清或免疫接种人群。

pAb 的优点是：作用全面，具有中和抗原、免疫调理、介导补体依赖的细胞毒作用和 ADCC 等，且来源广泛、制备容易。其缺点是：特异性不高、易发生交叉反应，不易大量制备，从而应用受限。

4.2.2　单克隆抗体

1975 年，Köhler 和 Milstein 将可产生特异性抗体的 B 细胞与无抗原性但可无限繁殖的骨髓瘤细胞融合，制备了可产生单克隆抗体（monoclonal antidody，mAb）的 B 淋巴细胞杂交瘤细胞，并建立了单克隆抗体技术。通过该技术融合形成的杂交细胞系即杂交瘤，既有骨髓瘤细胞大量扩增和永生的特性，又具有免疫 B 细胞合成和分泌特异性抗体的能力。每个杂交瘤细胞由一个 B 细胞和一个骨髓瘤细胞融合而成，而每个 B 细胞克隆仅识别一种抗原表位，故经筛选和克隆化的杂交瘤细胞仅能合成及分泌抗单一抗原决定簇的特异性抗体。这种由单一杂交瘤细胞产生，针对单一抗原表位的特异性抗体，称为 mAb。其优点是结构均一、纯度高、特异性强、易于制备。

4.2.3　基因工程抗体

利用基因工程技术，按不同需求定向改造编码抗体的基因，并组装至表达载体，最终转入特定的受体细胞后，由受体细胞表达的单克隆抗体称为基因工程抗体（genetic engineering antibody），也称为重组抗体。基因工程抗体既保持单抗的均一性、特异性，又克服了其为鼠源性的弊端，为单抗在人体内的使用开辟了新途径，如人-鼠嵌合抗体、人源化抗体、双特异性抗体、小分子抗体及人抗体等。

　　20 世纪 80 年代初，随着重组 DNA 技术的不断发展，研究人员逐渐解析了抗体基因的结构和功能，进而推动了重组单克隆抗体的生产和工程化进程。早期的工作主要集中于鼠源抗体的人源化和片段化；进入 21 世纪以来，设计生产具有多种改良功能抗体的需求也在不断增长。迄今为止，这项工作在很大程度上一直是由生物制药企业和少数学术实验室来承担。传统的单克隆抗体制备经由抗原注射到动物体内，使动物脾脏产生对抗原具有特异性的 B 细胞，分离这些细胞并在体外与骨髓瘤细胞融合，形成的杂交瘤细胞能够分泌特异性的抗体。若生产大量的抗体，则需要将杂交瘤注射到动物腹腔，让杂交瘤在腹腔中生长并分泌抗体。这一过程会导致动物出现快速呼吸、活动缓慢等不良反应，虽然抗体产量高，却也因此被动物保护组织所诟病。

　　重组单克隆抗体可以从动物免疫开始，不同的是，人们可以直接从动物的 B 细胞中分离特异性的 IgG 基因进行测序，并克隆到表达载体上，用细胞进行生产，从而最终规避动物的使用。如果不进行动物免疫，那么人们也可以使用人类 B 细胞的 IgG 编码基因文库，从中筛选具有特异性的抗体。不过，非动物源抗体的生产需要高质量的 cDNA 文库和噬菌体（或酵母）展示技术，研发初期成本高，必须经过多次筛选和洗脱来找到特定的抗体。另外，杂交瘤细胞的稳定性相对不足，比如丢失抗体表达能力或表达额外的轻链等，这会使得抗体的生产复杂化。重组抗体的优点是它足够稳定，而且非常易于工程改造，研究人员可以任意操纵抗体的重链和轻链，甚至改变抗体的骨架结构。

4.2.3.1　生产过程

　　传统单克隆抗体生产一般需要以下步骤：进行动物免疫，然后分离免疫动物的脾脏，获取 B 细胞进一步与骨髓瘤细胞融合，形成杂交瘤。杂交瘤细胞单克隆扩培后，产生单克隆抗体。

　　重组抗体与传统抗体具有一些共同的特性，但重组抗体是以完全不同的方式产生的。重组抗体的生产大致可以分为四个步骤（图 4-10）。第一，基因分离。通常，这些基因是通过 DNA 测序技术从杂交瘤或 B 细胞衍生而来，或利用噬菌体展示技术筛选而来。使用成熟先进的生物学技术和工具，人们最终可以获得编码特定抗体的目的基因。第二，利用基因重组技术，根据不同需求对编码抗体的基因进行加工和修饰，生成重组 DNA。第三，将重组 DNA 连接到质粒上，并进一步转染到宿主细胞中进行瞬时或稳定表达，常用的宿主细胞有细菌、酵母、昆虫、哺乳动物细胞。第四，随着宿主细胞的增殖，它们会产生并分泌重组抗体分子（Alvarenga et al.，2017）。

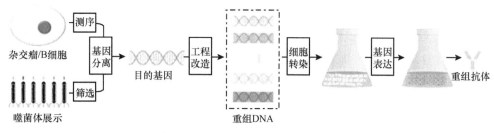

图 4-10 重组抗体的生产过程

4.2.3.2 重组抗体的表达体系

随着分子生物学相关学科的快速发展以及日益增长的重组抗体需求，越来越多的重组抗体生产系统已经被开发出来。从最简单的细菌到高等的转基因动物，它们都可以作为产生重组抗体的宿主。选择合适的表达系统取决于多个因素：一是抗体形式（需要产出的是完整型抗体，或者是无糖基化修饰的片段）；二是生产规模和产能、应用方向（治疗、诊断和实验工具）；三是下游工艺，其成本可能会对产品有巨大影响。目前，世界上已开发完善且得到广泛认可的重组抗体表达体系主要包括：原核表达系统、酵母表达系统、哺乳动物表达系统和昆虫表达系统（表 4-1）。

表4-1 重组抗体的主要表达系统及特点

表达系统	优势	劣势
原核表达系统	适用于抗体片段生产，操作简单，培养周期短，成本低廉，表达量高	无翻译后修饰，下游工序冗长（易形成包涵体、除去内毒素等）
酵母表达系统	遗传背景清楚，操作简单，培养周期短，成本低廉，表达量高，无内毒素污染，简单的翻译后修饰	糖基化修饰与天然蛋白有差异
哺乳动物表达系统	适用于完整抗体生产，糖基化修饰完整，表达的蛋白折叠正确、活性高，最接近天然蛋白	周期长，产率低，耗费高
昆虫表达系统	翻译后修饰系统比原核和酵母系统更加完善，生产周期比哺乳动物系统短，重组蛋白产量高	病毒侵染导致细胞死亡，可能使得蛋白修饰不完整；糖基化修饰与天然蛋白有差异

（1）原核表达系统（大肠杆菌）

虽然枯草芽孢杆菌、淡紫色链霉菌等一些革兰氏阳性菌可用于蛋白表达，但是重组抗体的首选宿主是大肠杆菌 K12 的衍生菌株。大肠杆菌的优势在于：生长速度极快、生物量密度大，且成本低廉、培养周期短。通常，在重组抗体的 N 端会融合一个信号肽，该信号肽会将蛋白质分泌到大肠杆菌的周质空间。周质空间的分子伴侣能够协助蛋白质的正确折叠和二硫键形成，最终稳定重组抗体的结构。

不过，重组抗体的功能完整性一定程度上取决于氨基酸序列。因为在大部分情况下，重组抗体片段会在细胞质中以包涵体（即非正确结构）的形式存在。即使蛋白质进入周质空间中，也有可能会被某些蛋白酶降解。对于学术研究来说，虽然功能性重组抗体片段的产量不高，但足以用于纯化和早期表征。

（2）酵母表达系统

从20世纪80年代开始，酵母表达系统就已经用于治疗性蛋白质的表达。酵母细胞在明确定义的培养基中能够快速生长，不需要动物源性生长因子的参与，并且可以分泌大量重组蛋白。酵母细胞相对于大肠杆菌表达系统的主要优点在于：无内毒素、完整的真核蛋白合成途径和重组蛋白的分泌能力。另外，在酵母细胞中的蛋白质能够正确折叠并进行翻译后修饰，可以用于糖蛋白的表达。因此，当重组抗体片段难以在细菌中表达时，酵母表达系统不失为一个良好的选择。人们在酿酒酵母中已经生产了数种生物制药蛋白，同时还进一步开发使用甲醇营养型酵母——毕赤酵母作为表达系统。酵母在细胞培养中甚至比大肠杆菌生长得更好，并且可以生长到高细胞密度，一定程度上可以提高重组蛋白的产量。与哺乳动物系统相比，酵母细胞的蛋白质生产往往更快、更便宜，表达水平可以达到 g/L。然而，酵母毕竟是低等的真核生物，其 N-糖基化模式和人类细胞有极大的差异，使得产生的重组抗体难以直接应用到人身上，这也是酵母表达系统的主要缺点。

（3）哺乳动物细胞表达系统

现阶段，哺乳动物细胞表达系统已经成为生产完整单克隆抗体的首选。它们的优势体现在：相比大肠杆菌系统，哺乳动物细胞能够表达更大的蛋白质、组装多结构域蛋白及添加糖链；哺乳动物细胞的糖基化模式具有高度的保守性和物种特异性，与人类最接近，因此所产的糖蛋白不会被人体所排斥。长期以来，人胚胎肾细胞 HEK293 被认为是瞬时表达重组蛋白的最佳宿主。如今，随着培养基成分的优化和宿主细胞的工程改造，用悬浮驯化的中国仓鼠卵巢细胞 CHO-K1 作为瞬时转染的宿主细胞，能够进一步提高重组蛋白的产量。哺乳动物细胞表达系统可在瞬时转染后的 10 天内，产生高达 mg/L 乃至 g/L 的重组抗体。

虽然哺乳动物细胞表达系统可以生产高品质的功能性重组抗体，但是值得注意的是，细胞培养需要昂贵的培养基和严格的培养条件，而且细胞株构建和发酵周期长，因此成本较高。不过，对于生物制药行业，哺乳动物细胞表达系统仍是主流，尤其是 CHO 细胞系，是应用最广泛的重组抗体生产宿主。

（4）昆虫表达系统

昆虫细胞表达系统也属于真核细胞表达系统，是介于酵母和哺乳动物细胞表达系统之间的存在。昆虫细胞表达系统的优势如下：生长迅速，蛋白表达量高，易规模化；具有糖基化等翻译后修饰系统；蛋白质的正确折叠，使重组蛋白更加接近天然结构；重组蛋白的可控性定位（核膜或分泌至胞外）；普适性，能表达绝大多数物种来源的蛋白质。

4.2.3.3 重组抗体的类型

1）抗体的人源化

1986 年，美国食品药品监督管理局（FDA）批准了首个治疗性小鼠单克隆抗体 OKT3（莫罗莫那），用于治疗肾移植排斥反应。不过，由于大多数鼠源单抗在人体血清中半衰期短，无法触发效应因子的功能，尤其是它们会被患者的免疫系统识别，导致人抗鼠抗体（HAMA）反应，这极大程度上限制了鼠单抗在体内治疗方面的应用。为了解决这个问题，人们对鼠单抗进行了基因工程改造，尽可能减少单抗中的鼠源成分，同时保持其亲和力，即抗体的人源化改造。

（1）嵌合抗体

抗体的 Fc 片段的作用是激活机体的免疫反应，因此也是最有可能产生人抗鼠反应的部分。为了降低鼠源抗体的免疫原性，人们首先想到的方法是利用基因工程技术，将人源抗体的恒定区和鼠源抗体的可变区拼接，形成嵌合抗体（图 4-11）。1994 年，FDA 批准的第一个嵌合抗体——阿昔单抗（abciximab），适用于心血管疾病患者，可降低血栓形成风险。嵌合抗体保留了完整的鼠单抗可变区，使得其亲和力和特异性均得到了保证，但也保留了鼠可变区的异源性，仍可能引起人抗鼠反应，这也是嵌合抗体的不足之处。

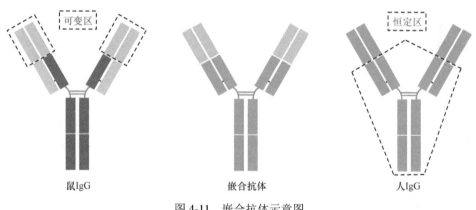

图 4-11　嵌合抗体示意图

（2）改型抗体

改型抗体，又称 CDR 移植抗体，是通过将小鼠抗体可变区的互补决定簇（CDR）移植到人源抗体的可变区框架上，替代人源抗体的 CDR 而产生的（图 4-12）。这种人源化抗体既保持了鼠源抗体的抗原结合特异性，也极大降低了鼠源抗体的异源性，进一步推动了抗体人源化的进程。不过，由于监管程度较为严格，这类新型治疗性抗体的批准速度比预期的要慢。直到 1997 年 FDA 才批准了第一个人源化抗体达利珠单抗（daclizumab），用于预防肾移植后的排斥反应。

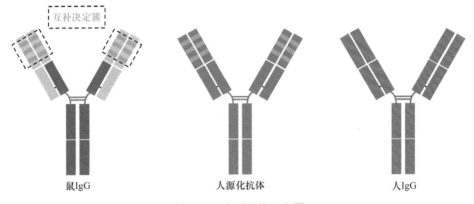

图 4-12　改型抗体示意图

改型抗体的设计思路一般是通过数据库检索、计算机分子建模等方式，寻找有最大同源性的人抗体可变区模板，综合考虑表面残基、与 CDR 有相互作用或对空间结构有重要影响的残基，确定需要保留和改变的关键位点，再通过分子建模、基因合成、蛋白表达，检测实际效果并进行必要的修正。这是一个较为复杂的系统工程。迄今为止，已有超过 20 个人源化抗体进入临床使用，且取得较好的效果。

（3）完全人源化抗体

嵌合抗体和改型抗体的免疫原性远低于原始的鼠源抗体，但是在患者中仍会产生人抗鼠抗体反应。随着基因工程技术的迅速发展，治疗性单抗从早期的 100% 鼠单抗发展到近年的完全人源化抗体，逐步消除了抗体的免疫原性问题，在保持高亲和力的同时，改善了抗体的药物动力学，即采用基因编辑技术将小鼠的 Ig 基因敲除，并用人的 Ig 基因代替，然后用抗原免疫小鼠，再经杂交瘤技术生产大量完全人源化抗体。

噬菌体抗体库技术问世后，人们用表位导向选择法对鼠单抗进行人源化，其要点为：以鼠单抗为模板，将鼠单抗轻链或重链可变区基因与人重链或轻链可变区基因库配对，形成杂合抗体库，用相应的抗原进行筛选，选出能和鼠配对并保留其结合活性的人重链或轻链可变区基因，再用所获人可变区基因与另一条链的可变区基因库配对，筛选出完整的人可变区基因。这个方法的优点是可以获得完全的人源化抗体。研究人员进一步对该方法进行了优化，将所有的人重链和轻链可变区基因库中的 CDR3 用亲本鼠单抗的 CDR3 取代再进行筛选，得到了性能良好的人源抗体。此法的普遍可行性如能得到证实，将有较好的应用前景。

2）单价小分子抗体

小分子抗体是指分子质量较小，同时具有抗原结合能力的抗体分子片段（Hudson，1998）（图 4-13）。它的优点体现在：①分子质量小，易穿透血管或组织到达靶细胞，可用于治疗；②可在原核或真核细胞中表达，生产周期短，成本相对较低；③只含抗体的可变区，免疫原性比全长抗体弱；④不含 Fc 片段，不与 Fc 受体细胞结合，更适合用作靶向药物载体；⑤半衰期短，周转快，可用于放射免疫成像。

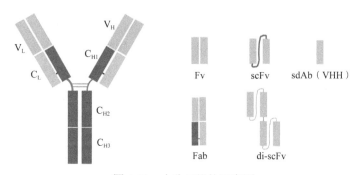

图 4-13　小分子抗体示意图

（1）可变区片段（Fv）

抗体的可变片段（fragment variable，Fv）是衍生自抗体分子的最小抗原结合结构，由轻链和重链的可变区（V_L/V_H）组成，仅为完整抗体的 1/6。不过，人们很少直接使用 Fv。一方面，完整抗体经蛋白酶水解后无法获得 Fv；另一方面，V_L 和 V_H 这两个结构域之间缺乏共价键，因此体外表达的 Fv 很不稳定，易分解为单独的 V_L 和 V_H 分子。通过定点诱变将半胱氨酸（Cys）残基分别引入 V_L 和 V_H 中，诱导两者形成稳定的二硫键，却不会改变抗原识别的特异性，这种可称之为二硫键稳定的 Fv 片段（dsFv）。

（2）单链抗体（scFv）

单链可变片段（single-chain fragment variable，scFv），又称单链抗体，是由抗体的 V_L 和 V_H 结构域在一段连接臂（linker）连接下构成的小分子。由于单链抗体保留了全长抗体的轻链和重链的可变区，其抗原结合位点不变，因此仍具有良好的结合特异性。单链抗体连接臂的设计原则是所含氨基酸不干扰 V_L 和 V_H 的立体构象，不妨碍抗原结合部位，仅起到连接作用。氨基酸组成应具有较少的侧链，便于折叠和减少抗原性。较为常用的连接臂是由甘氨酸和丝氨酸组成的，长度通常是 15 个氨基酸残基，比如 $(Gly_4Ser)_3$。在设计单链抗体的结构时，既可以将 V_L 的 N 端和 V_H 的 C 端相连，也可以将 V_H 的 N 端和 V_L 的 C 端相连（Farajnia et al.，2014）。单链抗体的优点是分子质量小、免疫原性弱、渗透力强，可用于药物导向、中和毒素等；缺点是无抗体恒定区，不能介导抗体的其他生物学效应。

3）抗原结合片段（Fab）

Fab 片段最初被定义为用木瓜蛋白酶处理 IgG 后的裂解产物之一。该蛋白酶裂解抗体核心铰链，产生两个相同的 Fab 片段和完整的 Fc。Fab 片段是由完整的轻链和重链 Fd 段组成，通过二硫键形成的二聚体，具有与完整抗体相同的抗原结合特性，仅含一个抗原结合位点，大小为完整抗体的 1/3。Fab 具有良好的组织通透性，同时，由于缺乏 Fc 片段，其免疫原性低，可开发用作靶向药物的载体。

在 N 端连上细菌蛋白信号肽后，Fab 可在大肠杆菌的周质空间进行表达，并形成完整的立体结构，保持亲本抗体的抗原结合特异性和生物学活性。也可以将轻链基因和 Fd 基因片段分别构建在两个表达载体上，然后共转染细胞；或构建在同一载体上转染细胞，进行分泌表达。

4）单域抗体（sdAb）

单域抗体（single-domain antibody，sdAb）只由一个重链 V 区组成，也被称为 VHH 抗体（variable domain of heavy chain of heavy-chain antibody，VHH）。晶体结构直径 2.5nm、长 4nm，因此被称为纳米抗体。单域抗体中没有轻链，CDR 区也只有 3 个，是普通抗体的一半。与普通抗体相比，单域抗体具有更为广泛的抗原结合能力，从小分子的半抗原和多肽，到大分子的蛋白质和病毒都能被它识别和结合，甚至可以结合一些普通抗体无法接近的抗原表位。另外，单域抗体的分子质量小、稳定性高、免疫原性弱、组织穿透力强等特性，使得它在基础研究、药物开发和临床诊疗等领域具有广阔的应用前景。

5）单一性多价抗体片段

scFV 是一价的。二价 scFv 一般有两种结构：一种是用连接臂将两个 scFV 片段串联起来，直接生成二价的 scFV；另一种是将 V_L 和 V_H 之间的连接臂长度从 15 个氨基酸缩短到 5 个，这会促使来自两个不同分子的 V_L 和 V_H 结构域相互配对，形成称为"双抗体"（diabody）的二聚体结构，该结构是单特异性、二价的，它的大小相当于 Fab（50kDa）。研究表明，双抗体的解离常数比相应的 scFv 低 40 倍，这意味着它对其靶标的亲和力更高。依此类推，将 V_L 和 V_H 的连接臂长度缩短或完全去除，会使其形成三聚体（triabody）或四聚体（tetrabody），与之对应的是三价或四价抗体，它们对抗原的亲和力更高。

6）双特异性抗体片段

双特异抗体（bispecific diabody，BsAb）是指通过一定的方法（化学交联、双杂交瘤技术或基因工程技术），将两个单克隆抗体组合在一起所形成的，具有不同的抗原识别单位，能与不同抗原结合的抗体分子。将识别效应细胞的抗体和识别靶细胞的抗体联结在一起，如由识别肿瘤抗原的抗体和识别细胞毒性免疫效应细胞（CTL、NK 细胞、LAK 细胞）表面分子的抗体（CD3 抗体或 CD16 抗体）

制成的双特异性抗体，有利于免疫效应细胞发挥抗肿瘤作用。

在单克隆抗体的基础上，人们进一步扩展杂交瘤技术，用细胞工程法制备出双特异性单克隆抗体，即将两株各自分泌不同特异性单克隆抗体的杂交瘤细胞再融合得到四源杂交瘤（quadroma），获得同时具有两种亲代单抗特异性的 BsAb。该法费时费力，稳定性差，产量少且活性低。这种单克隆抗体多是由鼠 B 细胞与鼠骨髓瘤细胞经细胞融合形成的杂交瘤细胞分泌的，具有鼠源性，进入人体会引起机体的排异反应；完整抗体分子的分子质量较大，在体内穿透血管的能力较差；生产成本太高，不适合大规模工业化生产。

研究人员用构建双链抗体的基因工程法构建重组的双特异性单链抗体，构建方式为将两个不同抗体（A 和 B）的 V_H 和 V_L 用 5 个氨基酸残基连接臂（Gly_4Ser）连接成两条不同的单链：V_HA-V_LB 和 V_HB-V_LA。它们共用同一个启动子，但带有各自的起始密码子和信号肽，在同一个细胞中共表达后分泌至周质腔。由于连接臂较短，使得同一条链的 V_H 和 V_L 难以配对，而与另一条来源相同链的 V 区相匹配。在周质腔中，两种单链互相配对、折叠形成一个具有两个抗原结合位点的二聚体分子。

晶体衍射表明，双体形式的双特异性抗体的两个抗原结合位点位于抗体分子上相反的方向，因而它能交叉联合两个细胞。双体形式的双特异性抗体比来源于四源杂交瘤的抗体免疫原性低，且容易在细菌中大量表达。它们在体外介导 T 细胞及 NK 细胞杀伤肿瘤的效果比来源于四源杂交瘤的抗体好。在体内，双体形式的双特异性抗体的抗肿瘤活性与来源于四源杂交瘤的双特异性抗体相似，后者因为分子质量大得多而在血液内滞留时间较长。

7）双功能抗体片段或抗体融合蛋白

抗体融合蛋白是指将抗体分子片段与其他蛋白融合，得到具有多种生物学功能的融合蛋白。具体可分为两大类：一类是将 Fv 与其他生物活性蛋白结合，利用抗体的特异性识别功能将某些生物活性引导至特定部位，主要应用于靶向治疗，尤其是肿瘤，即将抗肿瘤相关抗体与毒素、酶、细胞因子等融合达到杀伤肿瘤细胞的目的；另一类是含 Fc 的抗体融合蛋白，利用 Fc 所特有的生物学功能与某些有黏附或结合功能的蛋白融合，称为免疫黏附素（immunoadhesin）。Fc 可赋予免疫黏附素以下功能：①通过与抗 Ig 抗体或 SPA 结合用于检测或纯化；②Fc 介导的抗体效应功能，如 ADCC、固定补体及调理作用等；③增加该蛋白质在血液中的半衰期。

4.2.3.4 抗体库技术

抗体库（antibody library）是通过 DNA 重组技术将某种动物的所有抗体可变

区基因扩增出来，克隆到质粒或噬菌粒上，能够在相应体系中表达的、具有功能活性的抗体分子片段。利用不同的抗原进行多轮淘选，可筛选出携带特异性抗体基因的克隆，最终获得特异性抗体（图 4-14）。

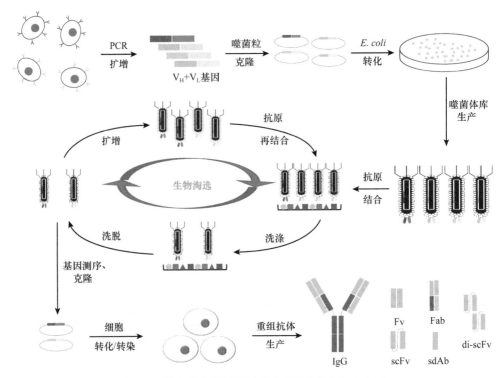

图 4-14　结合噬菌体展示技术的特异性抗体筛选策略

1）噬菌体抗体库

随着抗体人源化技术的应用，人们开始了体外展示技术的开发和对文库中抗体基因分子多样性的探索。首先得到应用的是噬菌体展示技术，该技术筛选单克隆抗体主要依赖于两种技术的发展：第一，功能性抗体片段（scFv 和 Fab 片段）在大肠杆菌周质中的表达；第二，PCR 技术，用于从杂交瘤细胞、人外周血细胞或富含 B 细胞的组织中扩增抗体基因。

在噬菌体展示技术中，扩增的抗体基因被克隆到合适的噬菌体展示载体中，以构建噬菌体文库。文库中的抗体片段在噬菌体表面表达，然后通过与特定的肽表位或抗原结合，即生物淘选，来筛选噬菌体。经过多轮生物淘选，对编码抗体片段的噬菌体进行单独分析，可获得特异性克隆。利用噬菌体展示技术，研发人员已制备多种人类单克隆抗体，其中有 6 种被批准用于治疗。除此之外，人们还开发了酵母展示、核糖体展示、mRNA 展示、哺乳动物细胞表面展示和 DNA 展示技术。不过，利用这些体外展示技术虽然能够获得具有治疗潜力的单克隆抗体，但目前尚无临床批准的抗体。

上述体外展示技术主要用于分离单链抗体（scFv）、单域抗体（sdAb）或 Fab 之类的抗体片段，这些技术模拟了抗体在体内产生的过程，即发生在免疫系统的四个关键步骤：①基因型多样性的产生；②基因型与表型之间的联系；③选择压力的应用；④放大。将 IgG 基因库克隆成载体，为每个抗体的基因型和表型之间提供连接，并通过与特定抗原结合选择克隆。分离的克隆会被扩增并充分表达，用以挑选最佳克隆。体外展示技术的主要优势在于，抗体库的构建不依赖于体内免疫反应，有可能获得针对任何靶点和表位的抗体。即使是针对自身的、有毒的、不稳定的、无免疫原性的抗原，也可以从组合抗体库中通过筛选分离出对应的抗体。目前，噬菌体展示技术与转基因免疫小鼠、抗体人源化技术和单克隆 B 细胞表达技术共同构成人类治疗性抗体生产的平台。

2）噬菌体抗体库的种类

根据抗体库中抗体基因的来源不同，可将噬菌体抗体库分为 3 种。

（1）天然抗体库（native library）

该抗体库的基因来自未经免疫的动物或人体 B 细胞，能够包含机体所有初级 B 细胞含有的抗体基因，使用任何抗原都可能从中筛选到相应的抗体。因为初级 B 细胞未经抗原反复刺激，所以从天然抗体库中筛选的抗体分子亲和力较低。

（2）免疫抗体库（immune library）

该抗体库的基因来自经抗原免疫过的浆细胞和记忆性 B 细胞。这两种细胞分泌的抗体亲和力高，因此从免疫抗体库中筛选的抗体分子具有较强的抗原特异性和亲和力。不过，免疫抗体库的抗体多样性低，通用性不如天然抗体库。

（3）合成抗体库（synthetic library）

合成抗体库又分为半合成抗体库和全合成抗体库两种。抗体重链可变区基因片段中的 CDR1 和 CDR2 来自于人胚系 49 种 V_H 基因片段，而 CDR3 则是用人工合成编码 5~8 个或 6~15 个氨基酸的随机引物来置换 Fab 中 Fd 片段的 CDR3，构建半合成噬菌体抗体库。其特点是库容量增大了，但由于该库中抗体基因没有经过体内免疫系统的选择，因此抗体的亲和力普遍较低。全合成抗体库则是人工合成全部的抗体可变区基因序列。

3）噬菌体抗体库的构建

（1）抗体基因的克隆

噬菌体抗体库是抗体可变区的集合，其构建过程始于抗体分子可变区的基因克隆（图 4-15）。

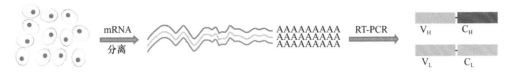

图 4-15　抗体分子的基因克隆

对于天然抗体库和免疫抗体库来说，人们首先需要从血液、脾脏、扁桃体或肿瘤组织样本中的 B 细胞中提取信使 RNA（mRNA），再利用低聚核苷酸引物或随机引物，将 mRNA 通过逆转录-聚合酶链反应（RT-PCR）合成为 cDNA。以免疫球蛋白库的 cDNA 为模板，同时根据物种一致序列、可变区或恒定区的保守区域的退火温度，设计明确的 PCR 引物，用于扩增重链和轻链对应区域（V_H、V_L、C_H 和 C_L）的基因。将 PCR 扩增的 V_H 和 V_L、V_H-C_H 和 V_L-C_L 基因片段连接到适合的噬菌体中，最终生成单链抗体（scFv）和 Fab 库。对于合成抗体库来说，最初的几个步骤是不需要的，只需将简并 DNA 精确地引入 CDR 编码区域，就可以增加文库的多样性。

随后，构建好的噬菌体质粒被转入合适的细菌宿主中（如 XL1-Blue、TG1 和 ER2537），为抗体片段的重组提供了合适的环境。为了使含有 Fab 或 scFv 等基因的重组噬菌体能够有效表达，细菌宿主会被进一步感染辅助性噬菌体（如 VCSM13 或 M13KO7）。这些噬菌体属于 M13 类噬菌体，能够很好地适应抗体变异支架的暴露。在噬菌体文库中，每个噬菌体的表面都表达了一个独特的抗体片段（视为表型），同时具有各自特定的核苷酸序列（视为基因型）。

（2）生物淘选

接下来，人们可以选择不同的抗原，从抗体噬菌体库中针对性地淘选对应的抗体。与构建大型的、多样的、合理的抗体库一样，选择高亲和力克隆同样十分重要。基于抗体片段和目标抗原两者的亲和力及结合动力学，经过多轮重复的流程，可以从抗体库中筛选并富集具有抗原特异性的克隆和噬菌体展示抗体片段，该过程被称为生物淘选。生物淘选的步骤主要包括抗体展示噬菌体池的递归循环、抗原孵育、去除未结合的噬菌体（洗涤）、洗脱结合的噬菌体、在大肠杆菌中重新扩增、再筛选。它代表了一种高通量抗体库筛选策略，可以筛选具有多达 10^{11} 个突变体的文库，还可以通过模仿免疫系统选择抗体的过程（即针对特异性抗原的亲和力成熟过程），分离并表征具有高亲和力的结合分子。交互式亲和力选择和生物扩增这两种方式的强力结合，可保证整个生物淘选过程的强度。

对于可溶性蛋白抗原来说，现阶段的生物淘选策略已经建立得较为完善，抗原一般需要被吸附并固定在固相载体上，如免疫管、微量滴定板和传感器芯片等。对于膜蛋白来说，它们具有疏水结构域，难以实现可溶性表达，因此直接吸附到固相载体上的方式并不可行。在细胞表面展示复杂的靶标抗原，然后直接淘选全细胞，是筛选针对膜蛋白的高亲和力抗体克隆的合理方式。另外，去污剂胶束和纳米盘已经发展成为膜蛋白表达的替代品，可用于分离新型抗体结合分子。

（3）抗体库的质量评估

抗体文库的性能与其质量直接相关。控制文库质量的主要特征包括：①带有插入片段的噬菌粒克隆的数量，即 scFv 或 Fab；②表达带有插入的噬菌体克隆的数量；③能够进行可溶性表达插入片段的噬菌体克隆的数量。抗体库质量的关键参数是其复杂性，也称为多样性，它直接反映了从库中针对给定抗原筛选具有足够高亲和力的抗体克隆的可能性。从理论上讲，在大型复杂或更多样化的文库中发现针对给定抗原的功能性抗体的可能性要比在复杂程度较低的文库中更高。这个概念既简单又重要，目前仍无法对这一主要特征进行准确而可靠的量化。标准做法一般是对单个克隆进行 PCR 筛选以确定插入物的存在，点阵分析以检测展示噬菌体的抗体片段和由筛选克隆合成的可溶性抗体片段，并通过 DNA 指纹和测序进一步鉴定数百个阳性克隆。最近，研究人员使用了无 PCR 的下一代测序（NGS）方法以及新的生物信息学工具，能够可靠、准确地估计文库的多样性。不过，NGS 技术仍需要进一步优化和改进，才能充分发挥它在抗体库多样性质量评估中的潜力。

4）抗体库的特点和优势

（1）噬菌体抗体库能够模拟天然抗体库，不需要免疫人和动物

在噬菌体抗体库中，一方面，免疫球蛋白的重链和轻链基因是以人外周血淋巴细胞、骨髓细胞或脾细胞中 Ig cDNA 为模板进行扩增，它含有人抗体各种基因信息的全部 mRNA，为全套抗体基因的获得提供了良好材料。另一方面，在构建噬菌体抗体库时，抗体重链基因和轻链基因在体外的重组，造成重链、轻链间的配对具有很大的随机性，相同的轻链能与不同的重链，或相同的重链能与不同的轻链组合在一起，这种随机的组合方式进一步丰富了抗体对抗原识别的多样性，一般认为，10^7 个特异性抗体分子就能识别全部抗原决定簇的 99%。因此，构建一个库容量为 10^8 的组合噬菌体抗体库，理论上认为基本上包括了所有的抗体分子。

（2）抗体工程菌比杂交瘤细胞稳定、易保存，适应于大规模工业化生产

DNA 是在细菌中增殖，比杂交瘤技术简单快速。制备单抗从取脾细胞到稳定的单克隆细胞株至少需要数月，而噬菌体抗体库技术最短只需几周的时间。抗体库技术能够较为容易地对 10^8 以上的噬菌体抗体库进行筛选，通过淘筛的富集作用，在一个全套抗体的重链、轻链组合噬菌体抗体库中，往往能够筛选到多种具有不同抗原结合活性的特异性抗体。这些抗体的产生不仅不需要细胞的融合，甚至可以从不经免疫的单个细胞中提取 RNA 或 DNA，利用分子克隆技术直接从基因水平制备出期待的抗体。人们从未经免疫的人外周血 B 淋巴细胞中扩增出人抗体 V_H 和 V_L 基因片段，连接成单链抗体基因，重组人噬菌体载体构建了人的"天

然"抗体库，从这一抗体库中筛选到十几种不同的特异性单链抗体，包括抗甲状腺球蛋白、精蛋白、TNF、癌胚抗原、CD4、血细胞抗原及自身抗体等分子。在人 B 淋巴细胞中估计有 10%～30%产生针对自身抗原的抗体，但在正常状态下，因机体免疫耐受，不能反应和增殖。噬菌体抗体库技术可使人们随心所欲地制造抗体的愿望成为现实。

（3）能够模拟抗体亲和力成熟过程，获得不同亲和力的抗体

一般认为，机体在初次免疫时，产生的抗体多为低亲和力的，随着抗原的反复刺激作用，产生多次免疫应答，造成免疫细胞的抗体基因发生突变，产生出高亲和力的抗体。在构建噬菌体抗体库时，抗体重链与轻链基因的重组，就模拟了机体内抗体亲和力的成熟过程。在噬菌体抗体库中，抗体重链与轻链间的配对存在着很大的随意性，这往往能改变 B 细胞中原有的抗体重链、轻链间的配对方式，产生出不同亲和力的抗体。一般来说，从未经免疫的个体构建的"天然"抗体库，其抗体的亲和力较低，多为 10^{-4} L/mol。噬菌体抗体库技术可以利用分子生物学的方法，使抗体库内原有的抗体基因发生突变和重组，以改善抗体的亲和力。

（4）通过链置换改变亲和力

链置换在体内是不存在的，而抗体库技术可以改造抗体的重链基因和轻链基因，使它们重新配对，以改善抗体的亲和力。这就是噬菌体抗体库技术用来获得高亲和力抗体的一种常用方法。科研人员从构建的噬菌体抗体库中筛选到亲和力为 $3×10^6$ L/mol 的 phox 特异性单链抗体，将该抗体中的轻链更替，即用不同的轻链基因与原抗体的重链基因重组，改变了抗体中原有的重链与轻链的配对方式，从这些经过轻链更替后的抗体库中，筛选到亲和力为 $6×10^7$ L/mol 的特异性抗体，使亲和力提高了 20 倍。进一步将抗体重链中的 CDR1 和 CDR2 区基因更换，并与轻链配对后建库得到了亲和力为 10^9 L/mol 的抗体，比原始抗体的亲和力提高了 320 倍，相当于经多次免疫后用鼠杂交瘤制备的抗体。

（5）噬菌体抗体库技术可采用基因突变技术改变亲和力

有目的的氨基酸替换，适用于已知抗体序列中某些重要位点处的氨基酸的改变，从而影响抗体和相应抗原的亲和力。重组噬菌体在增殖过程中也会发生自然随机突变，估计每个碱基对在一次分裂时的自然突变率为 1/30 000～1/10 000，而人工诱变则可用拓构聚合酶在体外将含有抗体重链、轻链基因的噬菌粒突变，之后转化大肠杆菌，通过重链、轻链基因的自发突变获得高亲和力的抗体。错配 PCR 技术可造成基因中碱基序列随机突变，使抗体的亲和力提高 100～1000 倍。由于噬菌体抗体库技术独特的高效筛选系统，使这项技术在噬菌体抗体库中发挥了巨大作用。从天然抗体库中筛选到的低亲和力抗体，经 PCR 错配技术造成抗体基因中的碱基突变，导致抗体重链、轻链基因（主要集中在超变区及相连的框架接点）的体外重排，将这些突变、重排后的抗体基因再次构建成次级噬菌体抗体库，利用"吸附→洗脱→扩增"的过程，从中筛选到亲和力提高的突变抗体。目前认为，

经突变后的抗体重链、轻链基因重组后，引起抗体的重链和轻链随机组合，由此形成的抗体多样性，甚至可以超过机体免疫系统本身所具有的多样性。由于噬菌体抗体基因主要来源于抗体的可变区，在抗原结合位点 CDR 区造成的突变，对抗体亲和力的改变有更加直接的影响，可见噬菌体抗体库技术对提高抗体的亲和力具有巨大的潜力。

抗体是生物学和医学领域用途最为广泛的蛋白质分子。以肿瘤特异性抗原或肿瘤相关抗原、抗体独特型决定簇、细胞因子及其受体、激素及一些癌基因产物等作为靶分子，利用传统的免疫方法或通过细胞工程、基因工程等技术制备的多克隆抗体、单克隆抗体、基因工程抗体广泛应用在疾病诊断、治疗及科学研究等领域。由于完整鼠源抗体容易引起机体排异反应，而基因工程抗体由于分子质量小，且通过改造可以降低鼠源性，所以是生物技术制药领域研究的重点和热点。

利用分子和基因工程手段，对重组抗体的形式和效价做出适应性调整，比如增加其亲和力和调节其特异性，已经极大地扩展了重组抗体的应用范围。首先，它可以是治疗药物——将近 40 种重组抗体在传染病、肿瘤学、血液学以及心血管、炎性或自身免疫性疾病的治疗等领域获得了销售许可，目前仍有将近 500 个重组抗体正在进行临床试验。抗体片段的数量仍然低得多，只有 3 个 Fab 可用于疾病治疗：阿昔单抗（Reopro）用于治疗血栓形成；雷尼珠单抗（Lucentis）用于治疗与年龄相关的湿性黄斑变性；赛妥珠单抗（Cimzia）用于治疗克罗恩病。

改变抗体的内在特性（大小、亲和力和特异性）是完全可能实现的，即使所使用的方法仍难以推广。目前，制备结构均一且完全适应免疫分析要求的重组双功能免疫偶联物已成为现实。随着在重组抗体领域研究的更加深入，重组免疫酶联将很快出现在诊断市场。通过体外组合文库筛选技术，可以在不免疫动物的情况下分离出针对不同抗原的特异性抗体或探针。因此，不管靶蛋白（包括免疫原性差的蛋白）是什么，可用抗体的库都会显著增加。微流控技术和重组抗体芯片等新型技术的运用也为可同时检测生物样品中多种抗原的快检方法发展铺平了道路。重组抗体芯片还可以用来确定健康细胞和癌细胞的蛋白表达谱，从而发现新的生物标记和疾病的分子机制，或者确定新的治疗靶点。

4.2.4 受体

受体是指任何能够同激素、神经递质、药物或细胞内信号分子（称配体，ligand）结合并能引起细胞功能变化的生物大分子。

4.2.4.1 受体的分类

根据受体在细胞中的位置，可将其分为细胞膜受体和细胞内受体。细胞膜受体是细胞表面的一种或一类分子，它们能识别、结合专一的配体，生成的复合物能激活和启动一系列物理化学变化，从而引发该物质的最终生物效应。细胞微环境中各种因素的变化，是通过细胞膜受体的作用而影响细胞内的生理过程发生相应的变化。细胞膜受体的配体大多数是亲水性的生物大分子，如细胞因子、蛋白质多肽类激素、水溶性激素、前列腺素、亲水性神经递质等。细胞内受体的配体可以直接穿过靶细胞膜，与细胞质或细胞核受体相互作用。这些配体主要包括脂溶性的固醇类激素、甲状腺激素和维甲酸，以及气体一氧化氮等。配体与细胞内受体结合后，通过调控特定基因的转录，利用基因表达产物的上调或下调，启动一系列生化反应，最终导致靶细胞产生生物效应。

根据受体蛋白结构、信号转导过程和效应性质等特点，又可将受体可分为四类：离子通道膜受体、G 蛋白偶联受体、具有酪氨酸激酶活性的受体、调节基因表达的受体。

1）离子通道膜受体

这一家族是直接连接有离子通道的膜受体，存在于细胞膜上，均由数个亚基组成，每个亚基的一部分共同组成离子通道，起着快速的神经传导作用。当受体激活后，离子通道开放，促进细胞内、外离子跨膜流动，引起细胞膜去极化或超极化，产生兴奋或抑制效应。N 胆碱受体、兴奋性氨基酸受体、γ-氨基丁酸受体等均属于离子通道膜受体。

2）G 蛋白偶联受体

G 蛋白偶联受体是通过 G 蛋白连接细胞内效应系统的膜受体。肾上腺素、多巴胺、5-羟色胺、M 胆碱、前列腺素及一些多肽类等的受体都属于 G 蛋白偶联受体。它们通过与不同膜上 G 蛋白偶联，使配体的信号通过第二信使 cAMP、磷酸肌醇、二酰甘油及 Ca^{2+} 传至效应器，从而产生效应。G 蛋白偶联受体具有共同的跨膜结构，在受体与激动剂结合后，只有经过 G 蛋白的转导，才能将信号传递至效应器（Alvarenga and Moura，2017）。G 蛋白是一类与跨膜传递有关的膜蛋白，已经发现存在许多种，无论结构还是功能都有许多共性，组成一个大家族。根据 G 蛋白的功能，大致分为 Gs（兴奋性 G 蛋白）、Gi（抑制性 G 蛋白）、Gt（在视杆及视锥细胞上激活 cGMP 依赖的磷酸二酯酶）、Gp（激活磷脂酶 C）、Gk（刺激 K^+ 通道开放）、GCa（介导内质网 Ca^{2+} 释放）蛋白等。G 蛋白是细胞外受体与细胞内效应分子的偶联体，其功能有：①调节腺苷酸环化酶（AC）活性，通过 cAMP 实现信号转导；②介导肌醇磷脂的降解，生成 1,4,5-三磷酸肌醇（IP_3）和二酰甘油（DG），IP_3 和 DG 是重要的第二信使，介导多种受体的信号转导；③调节离子通道，影响 Ca^{2+} 和 K^+ 等离子的跨膜流动。

3）具有酪氨酸激酶活性的受体

这一家族是结合细胞内蛋白激酶，一般为酪氨酸激酶的膜受体。当配体与受体膜外区域的识别部位结合后，膜内的激酶区域被激活，在特定部位发生自身磷酸化，再将磷酸根转移到其效应器上，使效应器蛋白的酪氨酸残基磷酸化，激活胞内蛋白激酶，引起胞内信息传递。具有酪氨酸激酶活性的受体有胰岛素、胰岛素样生长因子、表皮生长因子、成纤维生长因子、血小板源性生长因子及某些淋巴因子的受体等。

4）调节基因表达的受体

肾上腺皮质激素、雌激素、孕激素、甲状腺素都是非极性分子，可以自由透过细胞膜的脂质双分子层，与胞内的受体发生结合，传递信息。所有甾体激素受体都属于一个有共同结构和功能特点的大家族，它们都有一个约 70 个氨基酸残基组成的 DNA 结合部位。热休克蛋白（Hsp90）一方面有助于受体与激素结合；另一方面遮蔽受体的 DNA 结合部位，使受体与 DNA 只能疏松结合。因此，当不存在激素时，受体易从核上解离；受体与激素结合后，即释放出 Hsp90，显露出 DNA 结合部位，与 DNA 紧密结合并调节其表达。甾体激素受体触发的细胞效应很慢，需若干小时。

4.2.4.2 功能

受体一般由两个亚单位组成：一个是调节亚单位，能识别特异的配体（如激素、神经递质、抗原、药物等）并与之结合；另一个是催化亚单位，负责产生应答反应。因此，受体具有两个方面的功能。

第一个功能是识别自己特异的信号分子（配体），并且与之结合。正是通过受体与信号配体分子的识别，使得细胞能够在充满无数生物分子的环境中，辨认和接收某一特定信号。

第二个功能是受体与配体结合后发生构象变化，将识别和接受的信号，准确无误地放大并传递到细胞内部，从而启动一系列的生化反应，最终导致靶细胞产生生物效应。

4.2.4.3 基于受体的免疫检测方法

在生理条件下，受体与配体之间的结合不通过共价键介导，主要靠离子键、氢键、范德华力和疏水作用。受体-配体结合类似于抗原-抗体结合，具有高特异性、高亲和力、饱和性、可逆性等特性。因此，可利用受体-配体结合特征建立类似于 ELISA 的检测方法，快速检测配体分子。

　　近年来，受体检测技术已成为抗生素残留筛选的研究热点。由于受体只能与活性物质结合，因此受体技术在检测抗生素方面具有较高的准确性和广谱性。目前已建立了以受体蛋白为基础的对内酰胺、磺胺、四环素等抗生素残留的检测方法，如放射受体测定法、胶体金受体测定法、酶比色法、酶标记法和生物传感器测定法。

4.3　本章小结

　　抗体是由 B 细胞接受抗原刺激后增殖分化为浆细胞所产生的、具有多种生物学功能的、介导体液免疫的重要效应分子。抗体由两条重链和两条轻链经二硫键连接而成，分为可变区、恒定区和铰链区。抗体的功能与其结构密切相关。识别并特异性结合抗原是 V 区的主要功能，而 C 区则通过激活补体、结合 Fc 受体和穿过胎盘发挥作用。受体是能够同激素、神经递质、药物或细胞内信号分子（配体）结合并能引起细胞功能变化的生物大分子。受体-配体结合特征类似于抗体-抗原的识别与结合，具有高特异性、高亲和力和可逆性。多克隆抗体、单克隆抗体、基因工程抗体等人工制备的抗体及受体等已经得到广泛的应用。

思　考　题

1. 简述抗体的结构及其功能。
2. 试比较各类抗体分子结构和功能的异同点。
3. 简述基因工程抗体、受体与单克隆抗体之间的区别。

参　考　文　献

周光炎. 2007. 免疫学原理[M]. 北京：科学出版社：52.

Alvarenga LM，Moura JD，Billiald P. 2017. Recombinant Antibodies[M]. Current Developments in Biotechnology and Bioengineering：97-121.

Farajnia S，Ahmadzadeh V，Tanomand A，et al. 2014. Development trends for generation of single-chain antibody fragments[J]. Immunopharmacology & Immunotoxicology，36：297-308.

Hudson PJ. 1998. Recombinant antibody fragments[J]. Current Opinion in Biotechnology，9：395-402.

Marx V. 2020. Publisher correction：change-makers bring on recombinant antibodies[J]. Nature Methods，17：763-766.

第5章 补体与炎症反应

在血液或体液内除免疫球蛋白（Ig 分子）外，还发现另一类参与免疫效应的大分子，称为补体（complement，C）。早在 19 世纪末，人们发现在新鲜免疫血清内加入相应细菌，无论进行体内或体外试验，均证明可以将细菌溶解，这种现象称为免疫溶菌现象。但是，如将新鲜免疫血清在 60℃加热 30min，则其溶菌能力可完全丧失。科学家进一步研究证明：免疫血清中有两种物质与溶菌现象有关，其中一种是对热稳定的组分——杀菌素，即抗体；另一种是对热不稳定的、辅助抗体溶菌的必要成分，称为补体。比利时科学家 Jules Bordet（1870—1961），利用绵羊红细胞对补体进行了详细研究，其后又证实了抗各种动物红细胞的抗体，加入补体成分亦可引起红细胞的溶解现象，自此建立了早期的补体概念，Bordet 荣获了 1919 年诺贝尔生理学或医学奖。现在，我们理解补体为正常血清中的组分，它可被抗原与抗体形成的复合物所活化，产生溶菌和溶细胞现象，而单独的抗体或补体均无法引起细胞溶解现象。

5.1 补体系统的组成

补体系统是由 30 多种可溶性蛋白、膜结合性蛋白和补体受体组成的多分子系统。补体系统是一个非常古老的系统，即使像海胆这样进化了 7 亿年的生物，也具有补体系统。补体在防御外来病原微生物的感染、清除免疫复合物和凋亡物质以保持内环境稳定方面发挥着重要作用，是体内一个重要的生物效应系统和效应放大系统。补体活化过程表现为一系列丝氨酸蛋白酶的级联酶解反应，产生多种生物活性物质，引起一系列生物学效应，参与机体的抗感染免疫，扩大体液免疫效应，调节免疫应答，同时介导炎症反应，导致组织损伤。

5.1.1 补体系统的组成与命名

补体是存在于人和脊椎动物血清、组织液中的一组经活化后具有酶活性、不耐热的蛋白质，是重要的非特异性免疫分子。在生理条件下，血清中大多数补体成分均以无活性的前体形式存在。1968 年，世界卫生组织（WHO）的补体命名委员会对补体进行了统一命名。参与经典激活途径的固有成分，分别以 C1，C2，…，C9 命名，其中 C1 由三个亚单位组成，命名为 C1q、C1r、C1s，因此补体固有成分是由 11 种球蛋白大分子组成。每当前一种补体成分被激活，即具备了裂解下一组分的活性，由此形成一系列放大的连锁反应，最终导致溶细胞效应。在补体活化过程中产生的多种水解片段，具备不同的生物学效应，参与机体的免疫调节与炎症反应（表 5-1）。

　　每一种补体的肽链结构用希腊字母表示，如 C3α 和 β 链等。每一种补体成分的酶解片段可用小写英文字母来表示，如 C3a 和 C3b（a 为小片段；b 为大片段）；具有酶活性的补体分子片段可在其上画横线表示之，如 C3 转化酶可用 $\overline{C4b,2b}$ 表示；已失活的补体成分，在其符号前面加英文小写字母 i 表示，如 iC3a。

表5-1　补体固有成分的理化性质

补体固有成分	分子质量/kDa	电泳区带	肽链数目	血清含量 mg/L	裂解片段	产生部位
C1q	390	γ2	18	70	—	小肠上皮细胞、
C1r	95	β	1	35	—	脾、巨噬细胞
C1s	85	α	1	35	—	
C2	117	β1	1	30	C2a，C2b	巨噬细胞
C3（A 因子）	190	β1	2	1300	C3a，C3b	巨噬细胞、肝脏
					C3c，C3d	
C4	180	β2	3	430	C4a，C4b	巨噬细胞、肝脏
					C4c，C4d	
C5	190	β1	2	75	C5a，C5b	巨噬细胞
C6	128	β2	1	60	—	肝脏
C7	120	β2	1	55	—	尚不清楚
C8	163	γ1	3	55	—	肝脏
C9	79	α	1	200	—	肝脏

　　在 20 世纪 70 年代，又发现一些新的血清因子参与了补体活化，但它们不是经过抗原-抗体复合物的活化途径，而是通过旁路活化途径。这些因子包括 B 因子、D 因子、P 因子[也称为备解素（properdin）]，它们构成补体的第二组分。其后又发现多种参与控制补体活化的抑制因子或灭活因子：①C1INH（C1 抑制物，C1 inhibitor），可与 C1 不可逆地结合，使后者失去酯酶活性，不再裂解 C4 和 C2，即不再形成 C3 转化酶，从而阻断或削弱后续补体成分的反应；②I 因子（又称 C3b 灭活因子，C3b inactivator，C3b INA），能裂解 C3b，使其成为无活性的 iC3b；③H 因子（factor H），是 I 因子的辅助因子，可增加 C3b 对 I 因子的敏感性，H 因子不仅能加速 I 因子灭活 C3b，还可以竞争性地抑制 B 因子与 C3b 的结合，而且能使 C3b 从 C3bBb 中置换出来，从而加速 C3bBb 的灭活；④S 蛋白（S protein）能干扰 C5b67 与细胞膜的结合，C5b67 虽能与 C8、C9 结合，但它若不结合到靶细胞膜（包括靶细胞的邻近的其他细胞）上，就不会使细胞裂解；⑤C4 结合蛋白（C4 binding protein，C4bp）能竞争性地抑制 C4b 与 C2b 结合，因此能抑制 C3 转化酶的形成。这些因子可控制补体分子的活化，对维持补体在体内的平衡起调

节作用，它们构成了补体的第三组分。

1981 年对新发现的一些成分和因子也进行了统一命名（表 5-2）。补体分子由肝细胞、巨噬细胞及肠黏膜上皮细胞等多种细胞产生。全部补体分子的化学组成均为糖蛋白，各补体成分的分子质量变动范围很大，其中 C4 结合蛋白的分子质量最大，为 550kDa，D 因子分子质量最小，仅为 23kDa。补体成分大多是 β 球蛋白，少数几种属 α 或 γ 球蛋白，分子质量在 25～390kDa 之间。补体的理化性质及其在血清中的含量差异甚大。血清中补体蛋白约占总球蛋白的 10%，其中含量最高的为 C3，达 1300μg/mL，其次为 C4、S 蛋白和 H 因子，约为 C3 含量的 1/3；其他补体成分的含量仅为 C3 的 1/10 或更低，D 因子仅含 1μg/mL。人类某些疾病可导致总补体含量或某单一补体成分含量发生变化，因而体液中补体水平的测定或组织内补体定位测量，对一些疾病的诊断具有一定意义。

表5-2　WHO对部分补体成分的命名（1981年）

统一名称	曾用名称	血清水平/（μg/mL）	产生部位
B 因子	C3 激活剂前体，热稳定因子等	240	巨噬细胞、肝脏
D 因子	C3 激活剂前体转化酶，GBGase 等	2	巨噬细胞、血小板
P 因子	备解素	25	巨噬细胞
H 因子	C3bINA 促进因子	400	巨噬细胞
I 因子	C3b 灭活因子，KAF 等	50	巨噬细胞、血小板

补体系统被激活后，产生的一系列活性片段，可以通过与一些细胞表面表达的特异性受体结合来发挥作用，这些细胞膜蛋白为补体受体（complement receptor, CR）。1930 年，Duke 和 Wallace 发现锥虫在抗血清及补体参与下，可黏附到人类红细胞膜。其后，Nelson 在 1953 年发现与红细胞或中性粒细胞的免疫黏附只需要激活补体成分 C3，他将红细胞或中性粒细胞上具有免疫黏附作用的蛋白称为 CR1。之后，科学家们相继发现了 CR2（1973）、CR3（1979）、CR4（1984）及 CR5（1984）等。另外，还有 4 种受体是根据其结合的特异性靶标来命名的，如 C1q 的受体（C1q-R, 1975）、C5a 的受体（C5a-R, 1978）、C3a 的受体（C3a-R, 1979）及 H 因子的受体（fH-R, 1980）。

补体受体是细胞表面的重要膜蛋白。补体系统激活产生的级联反应，以及多种生物学效应如调理促吞噬作用、免疫调控作用、黏附作用、清除免疫复合物及炎症作用等，都是通过补体受体介导的。近年来，研究人员发现补体受体表达的细胞类型相对较广，B 淋巴细胞、单核细胞、肥大细胞、中性粒细胞、嗜酸性粒细胞、树突状细胞、红细胞、血小板、内皮细胞、成纤维细胞及肾小球上皮细胞等均表达补体受体。

5.1.2　补体组分的分子结构

补体系统的激活主要有三条途径，即经典途径、旁路途径和 MBL 途径，涉及 C1～9、B、D、P 等多种补体蛋白的参与。

5.1.2.1　C1 分子

C1 由 C1q、C1r、C1s 三个糖蛋白亚单位组装而成，包括 1 个 C1q 亚基、2个 C1r 及 2 个 C1s，在钙离子存在下形成一个蛋白复合物，分子质量达 750kDa。其中，C1q 为具有识别作用的亚单位，C1r 和 C1s 为具有催化作用的亚单位。C1r是 β 球蛋白，由两条相同的多肽链组成，静息状态下以无活性的丝氨酸蛋白酶原形式存在。C1r 为 C1s 与 C1q 的连接桥。C1s 通常与 C1r 紧密连接在一起，可被C1r 激活；两者分子结构极为相似，呈现一端大、一端小的哑铃状。C1s 是单链蛋白，一种 α₂ 球蛋白，具有酶样活性，在镁离子存在下激活 C4 和 C2。C1q 是补体成分中最大的亚单位，分子质量达 410kDa，分子结构复杂，由三种不同类型的肽链各 6 条组成，即每个 C1q 分子由 18 条肽链组成，可与 6 个 IgG 分子结合；结合位置位于 C1q 分子球状的头部（图 5-1）。

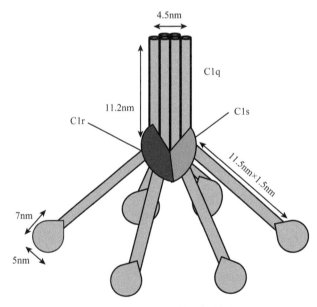

图 5-1　C1 分子结构模式图

C1q 的胶原样区域（即重复的三股序列 Gly-X-Y，Y 处通常为羟脯氨酸或赖氨酸残基）结合 2 个 C1r 及 2 个 C1s 分子。C1r 和 C1s 分子质量均为 85kDa。C1q头部含有能识别抗体 Fc 片段的结合位点；6 个球形头部展开，如同一束花，增加了其与抗体的接触机会，聚合的 C1q 尾部能够刺激 B 淋巴细胞增殖而产生抗体。1 个 IgM 分子即可导致 C1q 活化，而至少同时结合 2 个 IgG 分子才可使 C1q 活化。C1q 对于 4 种 IgG 分子亚型的结合力强度依次为：IgG3＞IgG1＞IgG2＞IgG4。

5.1.2.2　C2 分子

补体成分 C2 分子是 β 球蛋白，单链，是血清中含量最少的补体成分。激活后的 C2 不稳定，易降解。C2 分子参与补体的自我调控，调节补体的激活过程。

5.1.2.3　C4 分子

补体成分 C4 是三条多肽链（α 链 90kDa，β 链 78kDa，γ 链 33kDa）组成的 β 球蛋白。其中，α 链的 N 端有 C1s 酶的作用位点，将 α 链裂解成 2 个不等的片段。小片段 C4a（8.6kDa）释放到体液中，具有激肽样作用，可诱导肥大细胞释放组胺，增加血管通透性，引起局部渗出性炎症，但其炎症活性不足 C3a 或 C5a 的 1%。大的片段 C4b 上存在一个胱氨酸和谷氨酸形成的内硫酯键，水解后，通过转酯反应，可被固定在细胞膜上，成为 C3 转化酶及 C5 转化酶的组成亚单位之一。通常，1 个 C1s 可以裂解多个 C4 分子，但产生的 C4b 只有 1/10 能被固定在膜上。C4b 还可通过与效应细胞膜上的补体受体 CR1 结合促进吞噬、调节补体的活化（图 5-2）。

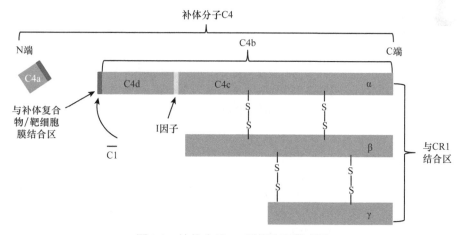

图 5-2　补体分子 C4 裂解片段模式图

5.1.2.4　C3 分子

C3 主要由巨噬细胞和肝脏合成，是血清中含量最高的补体成分，在补体经典激活途径和旁路激活途径中均发挥重要作用。补体成分 C3 分子是由 α（110kDa）、β（75kDa）两条多肽链组成的 β 球蛋白，其中 α 链参与 C3 分子的活化，其 77 位精氨酸和 78 位丝氨酸之间的肽键是 C3 转化酶的作用位点，可裂解成 C3a 和 C3b 两个片段，C3b 受到 H 因子、I 因子和 CR1 的协同调节，可降解为无活性的 iC3b，进一步降解为 C3c、C3d、C3g。

C3 具有多样性，有 30 多种异构型。血浆中的 C3 可自然地、缓慢地裂解，持续产生少量的 C3b，释入液相中的 C3b 迅速被 I 因子灭活。补体 C3 和 C4 的临床意义相似，其含量增高常见于某些急性炎症或者传染病早期，如风湿热急性期、心肌炎、心肌梗死、关节炎等；含量降低常见于肝炎、肝硬化、活动性红斑狼疮等。

5.1.2.5　C5 分子

补体成分 C5 分子是参与三条补体活化途径的固有成分，C5 是在炎症反应中起重要作用的一种补体组分。与 C3 相似，C5 是由两条多肽链组成的 β 球蛋白，前体蛋白 C5 在 C5 转化酶的作用下裂解为小片段 C5a 和大片段 C5b。C5a 游离于体液中，是炎症反应的重要介质和趋化因子，具有过敏毒素、趋化因子等活性。C5b 则参与后续的补体活化，形成膜攻击复合物，C5b 可与 C6 结合为稳定的 C5b6 复合物，继而自发与 C7、C8、C9 结合为 C5b7～9 复合物。

5.2　补体系统的激活

补体是机体天然免疫中的重要成分，在正常生理条件下，补体成分以无活性的酶前体形式存在于血浆中。当其被激活物质活化之后，才表现出各种生物学活性。当参与防卫时，补体系统会迅速响应，产生大量的补体前体蛋白来消除外来抗原的侵害，在维护机体内环境的平衡方面具有重要作用。补体活化主要有三种途径，即经典途径（classical pathway，CP）、旁路途径（alternative pathway，AP）和凝集素途径（mannan-binding lectin pathway，MBL），三条途径既独立又互相交叉。

5.2.1　经典途径

参与经典途径的补体成分有 11 种，包括 C1～C9，各补体成分在抗原-抗体复合物的作用下，依次被活化。经典途径的活化可分为三个阶段，即识别阶段（参加成分 C1r、C1s、C1q）、活化阶段（C4、C2、C3）和膜攻击阶段（C5～C9）。

5.2.1.1　识别阶段

游离的 IgG 分子结构上的 CH2 位点被掩盖，该位点能与 C1q 分子结合。当 IgG 与特定的靶标结合之后形成免疫复合物（immune complex，IC），抗体结构发生改变，被掩盖的补体结合位点 CH2 暴露出来（图 5-3）。

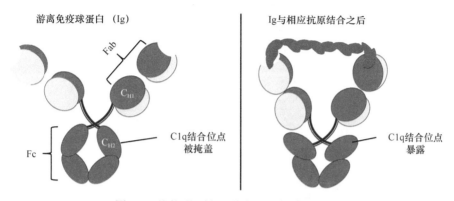

图 5-3　抗体-抗原复合物与补体的结合位点

C1q 分子的 6 个头部位点是其与免疫球蛋白分子结合的部位，可与 2 个以上的 IgG 分子结合。IgM 激活补体的能力大于 IgG，1 个 IgM 分子即可导致 C1 活化。C1q 与补体结合点桥联后，其构型发生改变，导致 C1r 和 C1s 的相继活化。C1r 使 C1s 的肽链裂解，其中一个片段 C1s 具有酯酶活性，即 C1 的活性。此酶活性可被 C1INH 灭活。一旦形成 $\overline{C1s}$，即完成识别阶段，进入补体活化阶段。

5.2.1.2　活化阶段

在 Mg^{2+} 作用下，$\overline{C1s}$ 可裂解 C4，形成 C4a 和 C4b，小片段 C4a 被释放到体液中，C4b 则很快与邻近的细胞或 IC 结合形成固相 C4b；未被结合的 C4b 在液相中很快被灭活。C2 对固相 C4b 具有很强的结合力，随后被 $\overline{C1s}$ 裂解为 C2a 和 C2b，其中 C2a 释放到液相中，C2b 与固相 C4b 结合，形成 $\overline{C4b2b}$ 复合物，此即 C3 转化酶。在 $\overline{C4b2b}$ 作用下，C3 被裂解为 C3a 和 C3b，C3a 释放到液相中，产生的 C3b 与 $\overline{C4b2b}$ 结合形成 $\overline{C2b4b3b}$ 复合物，即 C5 转化酶。

5.2.1.3　膜攻击阶段

在该阶段形成膜攻击复合物（membrane attack complex，MAC），导致细胞的溶解。

在转化酶 $\overline{C2b4b3b}$ 作用下，C5 被裂解为 C5a 和 C5b，其中，C5a 游离到液相中，具有过敏毒素活性和趋化活性；C5b 可吸附于邻近的细胞表面，但其活性极不稳定，易于衰变成 iC5b。C5b 虽不稳定，当其与 C6 结合成 C5b6 复合物则较为稳定，但此 C5b6 并无活性。C5b6 与 C7 结合成三分子的复合物 C5b67 时较稳定，不易从细胞膜上解离。该复合物与 C8 具有高亲和力，进一步形成 C5b678 复合物，插入靶细胞膜上，引起细胞膜出现损伤和炎症。在此基础上，C5b678 进一步与 12～15 个 C9 分子结合，形成 C5b6789n，即 MAC（图 5-4）。在电镜下，可以看到，MAC 为中空的管道，插入到细胞膜的脂质双层膜中，形成内径达 11nm 的跨膜管道，导致细胞内容物、可溶性分子、离子、水等自由出入，最终导致细胞溶解、死亡。

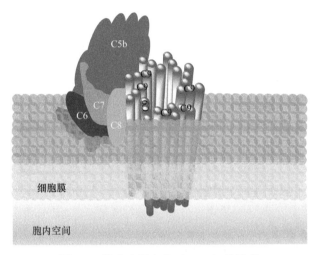

图 5-4　膜攻击复合体（MAC）的形成

5.2.2　旁路途径

与经典途径不同，旁路途径的激活不经过 C1、C4 和 C2 三种成分，通过直接激活 C3，进而完成余下的级联反应。旁路途径又称为替代途径、C3 激活途径、备解素途径。

5.2.2.1　激活物

细菌内毒素、脂多糖（LPS）、革兰氏阳性菌肽聚糖、凝聚的 IgA 和 IgG4 等可以直接激活旁路途径。旁路途径在感染早期尚未产生特异性抗体时，发挥重要的抗感染作用。

5.2.2.2　激活过程

C3 是启动旁路途径的关键分子。LPS 等多糖类物质可促进 C3 活化。正常体液中有微量的 C3b，在被灭活之前，C3b 与其激活物如细菌表面结合，其结构产生变化，进而与体液中的 B 因子结合，在 Mg^{2+} 作用下，两者形成 $\overline{C3bB}$ 复合物（图 5-5）。

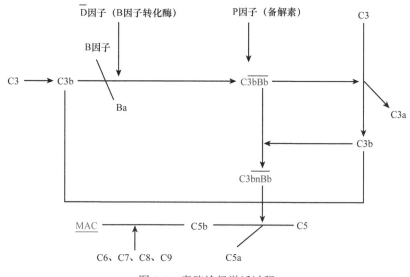

图 5-5　旁路途径激活过程

D 因子是启动旁路途径的重要成分，在体液中以无活性 D 和有活性 $\overline{D}$ 两种形式存在。B 因子是 $\overline{D}$ 的底物，但在液相中不能直接被 D 因子裂解，当 $\overline{C3bB}$ 复合物形成后，B 被 $\overline{D}$ 裂解为 Ba 和 Bb 两个片段。其中 Ba 游离到液相中，Bb 仍留在复合物中，形成 $\overline{C3bBb}$ 复合物，即 C3 转化酶。$\overline{C3bBb}$ 半衰期短，不稳定，易被灭活；而 P 因子与其结合后，可封闭 H 因子和 I 因子对它的灭活作用，半衰期延长，稳定态的 $\overline{C3bBb}$ 对 C3 进行大量裂解，产生大量的 C3b，结合到 $\overline{C3bBb}$ 形成 $\overline{C3bnBb}$，其功能与经典途径中的 $\overline{C2b4b3b}$ 相似，能够裂解 C5，即 C5 转化酶，后续激活过程与经典途径一致，最终形成膜攻击复合物（MAC）。同时，稳定态的 $\overline{C3bBb}$ 产生大量的 C3b，其与 B 因子结合，在 D 因子作用下，形成更多的 C3 转化酶，如此循环，产生级联放大效应，这就是旁路途径的正反馈性调节环路。

5.2.3　凝集素途径

血浆中甘露聚糖结合凝集素（mannan-binding lectin，MBL）或纤维胶凝蛋白（ficolin，FCN）直接识别多种病原微生物表面的甘露糖、N-乙酰甘露糖、N-乙酰葡萄糖氨、岩藻糖等末端为糖基的糖结构。凝集素激活途径是由 MBL 与细菌甘露糖残基和丝氨酸蛋白酶结合而启动的补体激活途径。与经典途径相似，MBL 途径的激活物是炎症产生的 C 反应蛋白，以及 MBL 与病原物结合之后再与丝氨酸蛋白酶（MASP）结合形成的 MBL 相关丝氨酸蛋白酶（MBL associated serine protease，MASP）。

MBL 是一种钙依赖结合蛋白，在结构上与 C1q 相似，MASP 具有与活化的 C1 相似的生物学活性，之后的反应过程与经典途径相似。MASP 可裂解 C4，所产生的 C4b 片段共价结合于病原体表面,通过与 C2 相互作用,使后者也被 MASP 裂解,形成 C3 转化酶,其后的反应过程与经典途径相同(图 5-6)。另外,C 反应蛋白也可与 C1q 结合,将其激活,并依次激活其他补体成分。

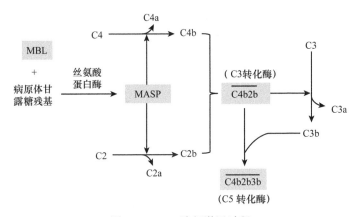

图 5-6 MBL 途径激活过程

MBL,甘露聚糖结合凝集素;MASP,MBL 相关的丝氨酸蛋白酶

5.2.4 补体激活的调控

正常机体补体系统的激活在体内受到一系列调节成分的调控,从而避免形成过多的膜攻击复合物而产生自身损伤,或过多的炎症介质造成病理效应,维持机体的自身稳定(图 5-7)。目前发现的补体调节蛋白有十余种,按其作用特点可分为三类:①防止或限制补体在液相中自发激活的抑制剂;②抑制或增强补体对底物正常作用的调节剂;③保护机体组织、细胞免遭补体破坏作用的抑制剂。

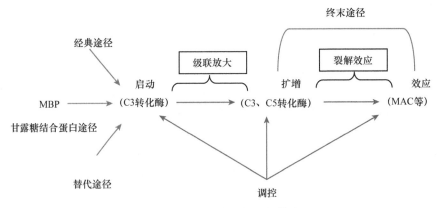

图 5-7 补体系统激活与调控模式图

5.2.4.1　补体的自身调节

补体激活过程中生成的某些补体成分非常不稳定，成为补体级联反应的重要自限因素。例如，C4、C3 及 C5 的活化片段 C4b、C3b、C5b 等，若不能及时与细胞膜结合，则在短时间内失活；与细胞膜结合的 C4b、C3b 及 C5b 也易衰变，可阻断级联反应。C3 转化酶$\overline{C4b2b}$和$\overline{C3bBb}$均易衰变，C2b、Bb 极易自复合物中解离，从而限制了 C3 的裂解及其后的酶促反应。

只有细胞表面形成的抗原-抗体复合物才能触发经典途径，而旁路途径的 C3 转化酶则仅在特定的物质表面才具有稳定性，故正常机体内一般不会发生过强的自发性补体激活反应。

5.2.4.2　调节因子的作用

血清中存在多种可溶性膜结合的补体成分的抑制物或灭活因子，如 C1 抑制物、C3b 灭活因子、C3b 灭活因子促进因子、C4 结合蛋白、S 蛋白等。调节因子以特定方式与不同的补体成分相互作用，使补体的激活与抑制处于精细的平衡状态，调节蛋白的缺失有时是造成某些疾病发生的原因。

5.2.4.3　膜结合性补体成分的调节

1）膜辅助因子蛋白（MCP）

膜辅助因子蛋白广泛分布在血细胞（红细胞除外）和其他细胞表面，可与这些细胞表面黏附的 C3b 和 C4b 结合，协助 I 因子裂解灭活自身组织细胞表面结合的 C3b 和 C4b，抑制经典途径和旁路途径 C3 转化酶在细胞膜上的形成，保护正常组织细胞免受补体激活导致的损伤。

2）促衰变因子（DAF）

促衰变因子（DAF），即 CD55，广泛存在于各种血细胞和其他细胞表面，能够竞争性地抑制 B 因子与 C3b 结合，抑制旁路途径 C3 转化酶的形成，还能从$\overline{C4b2b}$和$\overline{C3bBb}$中快速解离 C4b 和 Bb，使得已形成的 C3 转化酶迅速自发衰变，从而阻止 MAC 的形成，保护宿主细胞不被破坏。

3）同源性限制因子（HRF）

同源性限制因子（HRF）包括 CD55、CD46、CR1 和 CD59，广泛分布于多种细胞和组织，对来自于同一种属的补体分子具有抑制作用，对其他种属的补体分子不能识别。靶细胞与补体来源于同一种属时，补体溶细胞效应受到抑制，故称为同种限制因子。

CD59，又称 C8 结合蛋白（C8bp），广泛分布在正常人血细胞表面，能与 C8 结合，形成膜反应性溶解抑制物（MIRL），阻碍 C8 与 C9 结合，也能与 C5b678 复合物中 C8 分子结合，阻断 C9 分子在靶细胞膜上的聚合，从而抑制 MAC 形成及其对宿主正常细胞的溶细胞作用。

补体调节因子的主要功能是防止补体活化过程中对自身正常细胞的损伤，从这一角度来看，补体活化过程能识别自己与非己。膜结合性补体调节蛋白缺乏时，会引起临床病症，如阵发性夜间血红蛋白尿，是因患者红细胞表面缺乏 DAF、HRF 和 MIRL 所致。

5.3　补体的生物学功能

补体系统是人和某些动物种属，在长期的种系进化过程中获得的非特异性免疫因素之一，它也在特异性免疫中发挥效应，其作用是多方面的。补体在防御外来病原微生物感染、清除免疫复合物和凋亡物质方面发挥着重要作用，以保持内环境稳定。同样，补体系统也具有介导炎症的能力。

从 19 世纪后期发现补体系统开始，人们逐步发现补体系统参与了多种疾病的发生发展，如感染、肾脏疾病、肿瘤及自身免疫病等，在天然免疫和获得性免疫中均起到了重要的作用（图 5-8）。补体系统的生物学活性，大多是由补体系统激活时产生的各种活性物质（主要是裂解产物）发挥的，通过溶解细胞和细菌、中和病毒、调理作用及炎症介质作用，参与宿主早期抗感染免疫应答。

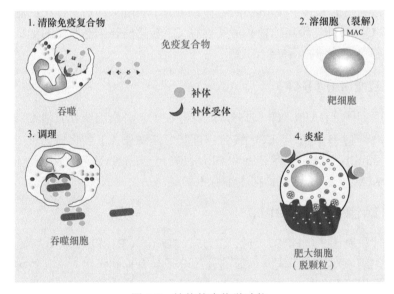

图 5-8　补体的生物学功能

5.3.1　细胞毒及溶菌、杀菌作用

补体的作用没有特异性，能与任何一组抗原-抗体复合物结合。补体能溶解红细胞、白细胞及血小板等。它能与红细胞（抗原）和溶血素（抗体）的复合物结合，引起红细胞破坏（溶血），也能与细菌、病毒成分及其相应抗体的复合物结合。当补体系统的膜攻击单位 C5～C9 均结合到细胞膜上时，细胞会出现肿胀和超微结构的改变，细胞膜表面出现许多直径为 8～12nm 的圆形损害灶，最终导致细胞溶解。补体还能溶解或杀伤某些革兰氏阴性菌，如霍乱弧菌、沙门氏菌及嗜血杆菌等，革兰氏阳性菌一般不被溶解，这可能与细胞壁的结构特殊或细胞表面缺乏补体作用的底物有关。

5.3.2　调理作用

免疫复合物激活补体之后，可通过 C3b 而黏附到表面有 C3b 受体的红细胞、血小板或某些淋巴细胞上，形成较大的聚合物，有助于被吞噬清除。C3 裂解产生的 C3b 分子，一端能与靶细胞（或免疫复合物）结合，另一端能与细胞表面有 C3b 受体的细胞（单核细胞、巨噬细胞、中性粒细胞等）结合，在靶细胞与吞噬细胞表面之间起到桥梁作用，从而促进了吞噬。补体裂解产物（C3b、C4b）与细胞或其他颗粒性物质结合，可促进吞噬细胞对其吞噬，称为补体的调理作用。

IgG 类抗体借助于吞噬细胞表面的 Fc 受体也能起到调理作用，为区别于补体的调理作用而称其为免疫（抗体）的调理作用。IgM 类抗体起调理作用，但在补体参与下才能间接起到调理作用。

在病毒与相应抗体形成的复合物中加入补体，则可明显增强抗体对病毒的中和作用，阻止病毒对宿主细胞的吸附和入侵。不依赖特异性抗体，只有补体也可溶解某些病毒，例如，RNA 肿瘤病毒及 C 型 RNA 病毒均可被灵长类动物的补体所溶解。据认为，这是由于此类病毒包膜上的 C1 受体结合 C1q 之后所造成的。

5.3.3　炎症介质作用

炎症是机体对各种致炎因素引起损害而产生的一种基本病理过程，也是许多疾病的重要组成部分。发炎可以理解为细胞因子释放而导致的直接结果，也是免疫防御反应的一种表现。早在两千年前的古罗马，哲学家塞尔苏斯（Celsus）就描绘了发热（calor）、疼痛（dolor）、肿胀（tumor）、发红（rubor）等炎症的四大症状。所有这些都是由于细胞因子导致的血管扩张充血而形成的表观现象，同时细胞因子形成刺激神经末梢的物质，产生疼痛感。

补体激活是体内一个重要的效应系统和效应放大系统，其活化过程表现为一系列丝氨酸蛋白酶的级联酶解反应。同时，补体成分是机体重要的炎症介质，通

过多种途径引起炎症（表 5-3）。炎症反应在机体抵御病原入侵、组织修复、调整应激反应等方面都有重要作用。补体系统主要参与机体的非特异性免疫机制，表现为抗微生物防御反应、免疫调节及介导免疫病理的损伤性反应。

表5-3　补体成分的生物活性

补体成分或裂解产物	生物活性	作用机制
C5～C9	细胞毒作用，溶菌、杀菌作用	嵌入细胞膜的磷脂双层结构中，使细胞膜穿孔、细胞内容物渗漏
C3b	调理作用	与细菌或细胞结合使之易被吞噬
C3b	免疫黏附作用	与抗原抗体复合物结合后，黏附于红细胞或血小板，使复合物易被吞噬
C1、C4	中和病毒作用	增强抗体的中和作用，或直接中和某些 RNA 肿瘤病毒
C2a	补体激肽	增强血管通透性
C3a、C5a	过敏毒素	与肥大细胞或嗜碱性粒细胞结合后释放出组胺等介质，使毛细胞血管扩张
C3a、C5a	趋化因子	借其梯度浓度吸引中性粒细胞及单核细胞

5.3.3.1　激肽样作用

C2a、C4a 能增加血管通透性，引起炎症性充血，具有激肽样作用，故称其为补体激肽。C1INH 先天性缺陷，炎性介质产生失控引起的遗传性血管神经水肿即因血中 C2a 水平增高所致。

5.3.3.2　过敏毒素作用

C3a、C5a 均有过敏毒素作用，可结合到肥大细胞或嗜碱性粒细胞上，使细胞脱颗粒，释放组胺、白三烯及前列腺素等活性物质，引起血管扩张、增加毛细血管通透性以及使平滑肌收缩等类似过敏反应的病理性变化，因此将 C3a、C5a 等称为过敏毒素（anaphylatoxin）。C3a、C5a 的过敏毒素活性，可被血清中的羧肽酶 B（过敏毒素灭活因子）所灭活。

5.3.3.3　趋化作用

细胞因子可以导致局部血管扩张和血管壁通透性加大，血管扩张使得血液流量增加而流速变慢。流速变慢，则白细胞容易在血管壁沉着，并在细胞因子刺激下，和血管细胞表面通过粘连分子结合，使得白细胞结合到血管壁上。由于血管壁在细胞因子作用下通透性变大，白细胞可以从血管壁挤出去，到达受伤的器官组织，即趋化作用。

C4a、C3a、C5 和 C5b67 是中性粒细胞和单核-巨噬细胞等的趋化因子（chemtaxin），具有趋化作用，能吸引具有相应受体的吞噬细胞游走、聚集到补体被激活（即趋化因子浓度最高）的炎症部位，加强对病原体的吞噬和消除，同时引起炎症反应。

感染局部发生炎症时，补体裂解产物可使毛细血管通透性增强，吸引白细胞到炎症局部。非特异免疫系统释放大量的白细胞介素 IL1、IL6 和肿瘤坏死因子，这些细胞因子是导致体温上升的"罪魁祸首"。与此同时，肝脏产生的 C 反应蛋白（CRP）可以激活补体系统。血液动力学改变、白细胞渗入组织、体温上升、急性反应，这一切在病菌入侵后 1～2 天发生，共同形成了炎症过程。

日常生活应激，包括压力、不合理饮食、失眠都会增加机体炎症状态，体育运动等可以抑制机体炎症状态，补体蛋白通过保护健康细胞来维持其免疫监视功能，因而通过调整生活习惯，可以有效抑制炎症组织损伤导致的疾病。

5.3.4　补体系统异常与疾病

正常情况下血清中各种补体成分含量相对稳定，通过清除免疫复合物、凋亡细胞等维护机体内环境稳定，是人体天然免疫的重要组成部分。补体固有成分缺陷将导致肾小球肾炎、反复的化脓性感染、SLE（系统性红斑狼疮）等。SLE 是一种多基因遗传的疾病，与 C1q、C1r、C4、C3、C2 等补体缺陷有关。一些研究证实 SLE 与 C1q（基因）缺陷、C1q 抗体关系很大，50% SLE 患者有 C2 或 C4 缺陷。SLE 的发生还与补体反应的调节成分缺陷有关，一些补体受体缺陷，例如，红细胞表面 CR1 表达减少可导致循环 IC 清除障碍，从而导致某些自身免疫性疾病（如 SLE）的发生。另外，白细胞黏附缺陷（leukocyte adhesion deficiency，LAD）患者 CR3、CR4 的 β 链（CD18）基因突变，导致 CR3 与 CR4 缺失，临床表现为反复的化脓感染。

随着对补体系统的深入了解，研究者发现很多既往病因不清的疾病与补体系统的异常活化密切相关，如阵发性睡眠性血红蛋白尿（paroxysmal nocturnal hemoglobinuria，PNH）、不典型溶血尿毒综合征（atypical hemolytic uremic syndrome, aHUS）、C3 肾小球病、老年黄斑变性（age-related macular degeneration，AMD）、妊娠相关血栓性微血管病（thrombotic microangiopathy，TMA）等。

如同免疫学的其他领域一样，对于补体系统的深入认识得益于分子生物学的发展及检测技术的日益成熟。进入 21 世纪以来，补体从最初作为反映疾病活动度水平的指标之一，逐步成为很多疾病的临床诊断与治疗靶点，更成为开发新型靶向药物的重要理论依据。补体系统的检测从最早的对于血中补体成分的水平及活性检测，已发展到对补体成分的功能检测、基因测序、结构解析及转基因动物模型建立。

5.4　本章小结

补体系统是体内重要的效应系统，补体反应实际上是一系列酶促反应，通过可溶性模式识别受体，识别免疫复合物、受损细胞或微生物病原体上的分子特征。通过典型激活途径（经典途径、凝集素和替代途径等），各补体成分按一定顺序，以连锁的酶促反应方式活化，并表现出各种生物学活性的过程，通过直接膜攻击复合物（MAC）介导裂解靶细胞，进一步激活终末（lytic）通路导致补体调理细胞被清除，同时产生具有生物学活性的补体小分段。

补体系统激活是一种高度保守的机制，通过这种机制，天然免疫感官触发危险信号，破坏组织稳态。补体成分均为糖蛋白，对温度、酸、碱、紫外线、震荡、蛋白酶、乙醇等敏感。这些片段修饰靶细胞表面（调理机制），促进吞噬、炎症和免疫调节过程。

思　考　题

1. 简述补体系统的组分和功能。
2. 阐述补体激活的主要途径的异同。
3. 阐述补体系统的生物学意义。

参 考 文 献

胥传来，金征宇. 2007. 食品免疫学[M]. 北京：中国化学工业出版社：10-15.

周光炎. 2013. 免疫学原理. 第 3 版[M].北京：科学出版社：348-360.

Schröder L，Kaiser S，Flemer B. 2020. Nutritional targeting of the microbiome as potential therapy for malnutrition and chronic inflammation. Nutrients，12（10）：E3032.

Sompayrac ML. 2019. How the Immune System Works. 6th Edition[M]. New York： Wiley-Blackwell：60-65.

第6章 免疫应答

免疫系统由免疫器官、免疫细胞及免疫活性物质组成,它们能发现并清除入侵人体的病原微生物,以及体内发生突变的肿瘤细胞、衰老细胞、死亡细胞或其他有害成分,通过免疫调节来保持系统环境的稳定。免疫应答(immune response)是指机体受抗原刺激后,免疫细胞对抗原分子识别、活化、增殖和分化,产生免疫物质、发生特异性免疫效应的过程。这个过程是免疫系统各部分生理功能的综合体现,包括了抗原呈递、淋巴细胞活化、免疫分子形成及免疫效应发生等一系列的生理反应。

6.1 天然免疫应答

天然免疫(natural immunity),亦称固有免疫(innate immunity)或非特异性免疫(nonspecific immunity),是指机体在种系发生和进化过程中逐渐形成的一种天然免疫防御功能,构成机体抵御病原生物入侵的第一道防线。天然免疫应答在个体出生时就具备,对外来病原体迅速应答,产生非特异性抗感染作用,同时在特异性免疫应答中也起作用。天然免疫应答由固有免疫细胞和分子介导,其主要特点是固有免疫细胞识别多种"非己"异物表达的"通用"分子(图6-1),因而对多种病原微生物或其产物均可应答,并迅速产生免疫效应。

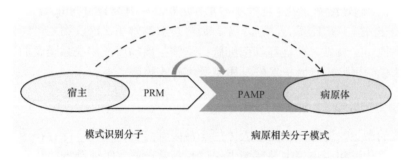

图 6-1 天然免疫应答通过模式识别清除"非己"物质

天然免疫(非特异性免疫)系统包括:组织屏障(皮肤和黏膜系统、血脑屏障、胎盘屏障等);固有免疫细胞(吞噬细胞、自然杀伤细胞、树突状细胞等);固有免疫分子(补体、细胞因子、酶类物质等)。

6.1.1　机体的屏障防线

6.1.1.1　皮肤、黏膜及其附属成分的屏障作用

防卫病原体入侵的第一道防线就是由机体的物理屏障组成的。人的皮肤是机体的主要屏障，覆盖的面积约 $2m^2$，由黏膜所覆盖的消化道、呼吸道、生殖道等，其覆盖面积约 $400m^2$，使得黏膜淋巴系统成为一个相对独立的免疫屏障体系，即黏膜免疫系统（mucosal immune system，MIS）。

1）物理性屏障（physical barrier）

健康、完整的皮肤对于皮肤藓菌等有一定的屏蔽作用，皮脂腺分泌的不饱和脂肪酸等物质对于真菌有杀伤作用。由致密上皮细胞组成的皮肤和黏膜组织具有机械屏障作用，能够有效阻止病原体侵入体内。黏膜上皮细胞更新迅速，呼吸道黏膜上皮细胞纤毛的定向摆动及黏膜表面分泌液的冲洗作用，均有助于清除黏膜表面的病原体。例如，肠道屏障是一个多层结构，包含微生物、化学、机械和免疫屏障，可以保护宿主免受病原体的侵害。

2）化学屏障（chemical barrier）

皮肤和黏膜分泌物中含有多种杀菌、抑菌物质，主要包括：皮脂腺分泌的不饱和脂肪酸，汗腺分泌的乳酸，胃液中的胃酸，唾液、泪液、呼吸道、消化道和泌尿生殖道黏液中的溶菌酶、抗菌肽和乳铁蛋白等。人的乳汁中含有大量的免疫细胞，多为巨噬细胞、中性粒细胞，还有少量的 B 细胞和 T 细胞。母乳喂养每日可将 10^8 个细胞转给新生儿。乳汁中，尤其是初乳中有高含量的 IgA，其含量高达人血清的 20 倍，随着泌乳量增加，4 日后降至血清水平。这些物质可能具有抗菌特性或是低 pH 特性，能破坏细菌细胞；这些抗菌物质在皮肤黏膜表面形成抵御病原体的化学屏障，有助于保护身体免受疾病或感染。

3）微生物屏障（microbe barrier）

所谓的微生物屏障，包括了人体的正常菌群防御，比如广泛存在于人和动物的口腔、消化道和阴道等生理环境中的口腔正常菌群、唾液链球菌、双歧杆菌、肠道中的大肠埃希菌等。肠道相关淋巴组织通过感知和清除致病细菌的能力维持宿主免疫的稳态。

肠道中充满各种微生物，许多共生菌在黏膜表面存在。共生的微生物和机体的免疫力是密不可分的。据统计，肠道中的各种菌种有 500 多种，数量高达 10^{14} 个，是机体细胞总数的 10 倍！肠道中的益生菌群和有害菌竞争营养，可以抵抗有害菌，能够激活免疫细胞；通过分泌各种物质（如细菌素）来抑制病原体的定殖，

从而参与化学屏障的构建。临床不适当地、大量和长期应用广谱抗生素，可因消化道正常菌群被大部分杀伤或抑制，致使耐药性细菌的大量生长。

6.1.1.2　血-脑屏障

血-脑屏障（blood brain barrier，BBB）是存在于血脑循环中的一种生理解剖学结构。它是由软脑膜、脉络丛的脑毛细血管壁和包在壁外的神经胶质细胞形成的胶质膜构成。这层细胞具有连接紧密、胞饮作用微弱的特点，可有效地阻挡病原微生物及其他抗原异物通过血流进入脑组织或脑脊液，从而保护机体的中枢神经系统。BBB 严格调节血管与脑组织之间的离子、蛋白分子以及细胞的转运，是维持中枢神经系统内环境稳定的结构基础。功能正常的 BBB 可以阻止进入体内的毒素、药物，以及自身免疫系统对神经组织的损伤。婴幼儿由于血脑屏障尚未发育完善，较易发生脑膜炎等中枢神经系统的感染。

6.1.1.3　胎盘屏障

胎盘屏障（placental barrier），又称为血胎屏障，由母体子宫内膜的基底膜和胎儿的绒毛膜滋养层细胞共同构成。此屏障不影响母子间的物质交换，但在一般情况下可防止母体内的病原菌进入胎儿体内，使胎儿免受感染。

血胎屏障与妊娠期有关。在妊娠头 3 个月内，该屏障尚未发育完善。此时若母体患风疹等病毒性感染，则病原体可通过胎盘进入胎儿体内，常可造成胎儿畸形、流产或死亡。事实上，胎盘对药物的转运并无屏障作用，因为胎盘对药物的通透性与一般的毛细血管无明显差别，几乎所有的药物都能穿透胎盘进入胎儿体内。药物进入胎盘后，即在胎儿体内循环，并很快在胎盘和胎儿之间达到平衡，此时，胎儿血液和组织内的药物浓度通常与母亲的血浆药物浓度相似。因此，孕妇应禁用可引起畸胎或对胎儿有毒性的药物，对其他药物也应十分审慎。

6.1.2　天然免疫效应细胞

天然免疫应答，即非特异性免疫应答，可以看成是除了各种屏障系统之外，机体抗感染免疫应答的"先锋部队"。多种吞噬细胞、杀伤性细胞、炎症细胞等对入侵病原体产生重要的杀灭作用。

6.1.2.1　吞噬细胞

吞噬细胞是机体防御的重要组成细胞，可及时清除入侵体内的病原微生物，对于入侵病原体产生强大的非特异性吞噬、杀伤作用，在机体早期抗感染免疫过程中发挥重要作用。吞噬细胞主要包括单核吞噬细胞（亦称为巨噬细胞）、中性粒细胞（也被称为小吞噬细胞）。病原菌通过皮肤、黏膜屏障之后，被毛细血管内游离出来的中性粒细胞及血液中的单核吞噬细胞吞噬、杀灭。在局部某些细菌或其产物（如脂多糖 lipopolysaccharide，LPS）、某些补体裂解片段（如 C3a、C5a）和促炎细胞因子（如 IL-1、IL-8、TNF 等）作用下，血液中的中性粒细胞、单核细胞及组织中的巨噬细胞穿越血管内皮细胞和组织间隙，迁移募集至感染炎症部位，对侵入的病原微生物形成"围歼"之势。这些聚集在炎症部位的吞噬细胞可通过表面模式识别受体（pattern recognition receptor，PRR）与病原微生物表面相应配体，即病原相关分子模式（pathogen associated molecular pattern，PAMP）结合，或通过表面调理性受体与 IgG 抗体和 C3b 结合的病原微生物复合物结合，从而迅速产生吞噬杀菌效应，使病原微生物在胞内氧依赖/非依赖杀菌系统、多种蛋白水解酶的作用下，被杀伤破坏、消化降解。

1）中性粒细胞

中性粒细胞以其庞大的数量和迅速的行动发挥抗感染及创伤修复的作用，处于机体抵御微生物病原体的第一线，尤其是化脓性细菌入侵的第一线。中性粒细胞内有大量的溶酶体酶，入侵的细菌被包围并消灭，防止病原体在体内扩散。当炎症发生时，它们被趋化性物质吸引到炎症部位，发挥吞噬杀菌效应后裂解破坏。中性粒细胞寿命短，当其本身解体时，释放出溶酶体中的酶类，溶解周围组织而形成脓肿。中性粒细胞只能吞噬病毒，但不能将其消灭，如果被吞噬的病毒不能消灭，则可被带至全身引起扩散。

2）巨噬细胞

巨噬细胞主要分布在肝、脾、肺等组织器官，限制病毒等的复制。巨噬细胞通过调理素受体和特征受体识别细菌，细胞表面隆起的胞膜随之将病原体包裹，形成吞噬体，与溶酶体结合为吞噬溶酶体，其中的病原体随后被消化。静息的巨噬细胞胞饮病毒和灭活病毒的作用较弱，受细胞因子激活后的巨噬细胞，其胞饮和灭活病毒的作用得到增强。巨噬细胞兼具吞噬杀菌和抗原加工呈递作用；同时还可释放一系列细胞因子和其他炎性介质产生免疫调节作用或介导炎症反应。巨噬细胞本身可通过所分泌的干扰素作用于邻近细胞，可抑制或延缓病毒在邻近细胞中的增殖，对于阻止细胞感染和促进感染细胞的恢复有重要作用。产生大量过氧化氢及其他活性氧、活性氮中间产物，是单核吞噬细胞消化被吞噬微生物或其他异物的主要"武器"。参与该过程的辅酶 II(NADPH)氧化酶体由黄素蛋白和细胞色素 b558 组成。多数病原菌在吞噬溶酶体中 5～10min 即被杀死，0.5～1h 内被消化。有些病原体如结核杆菌虽被吞噬，但不能被杀灭、消化，反而在吞噬细胞内生长、繁殖，引起吞噬细胞死亡，甚至随着吞噬细胞扩散到机体其他部位。吞噬细胞对各种入侵的病原微生物能快速反应，同时在特异性免疫的启动和效应过程中也起着重要作用，具有作用范围广、反应快、无特异性等特点。

6.1.2.2　NK 细胞

自然杀伤细胞（natural killer cell，NK 细胞）主要分布于骨髓、肝脏和胸腺，在脾脏、淋巴结和外周血中也有少量存在。NK 细胞不同于 T 细胞、B 细胞，是一类无需预先致敏就能非特异性杀伤肿瘤细胞以及被病毒感染的淋巴细胞。由于 NK 细胞的杀伤活性无 MHC 限制，不依赖抗体，因此称为自然杀伤活性。NK 细胞胞浆丰富，含有较大的嗜天青颗粒，颗粒的含量与 NK 细胞的杀伤活性呈正相关。NK 细胞杀伤作用出现早，在体外作用于靶细胞后 1h、体内 4h 即可见到杀伤效应。NK 细胞的靶细胞主要有某些肿瘤细胞、病毒感染细胞、某些自身组织细胞（如血细胞）、寄生虫等，因此 NK 细胞在机体抗肿瘤、病毒感染早期发挥重要作用，也参与II型超敏反应和移植物抗宿主反应。

6.1.2.3　B1 细胞

B1 细胞为 CD5+ B 细胞，在免疫应答早期发挥作用，约占 B 细胞总数的 5%～10%，主要定居于胸膜腔、腹膜腔和肠道固有层。B1 细胞主要针对碳水化合物（如脂多糖）产生应答，能产生针对自身抗原的抗体，与自身免疫病的发生有关。B1 细胞所介导的免疫应答特点为：不发生体细胞超突变（活化的 B 细胞，重链和轻链的 V 区基因可发生高频率的点突变，称为体细胞高频突变），无亲和力成熟，仅产生低亲和力的 IgM 抗体，不产生记忆细胞。

6.1.2.4　γδ T 细胞

γδ T 细胞是皮肤黏膜局部抗病毒感染的重要效应细胞，是执行非特异性免疫作用的 T 细胞，主要分布于黏膜和上皮组织。γδ T 细胞对肿瘤细胞也有一定的杀伤作用，其杀伤机制与细胞毒性淋巴细胞基本相同，活化 γδ T 细胞还可通过分泌多种细胞因子参与免疫调节。

γδ T 细胞对抗原的识别与 αβ T 细胞不同，γδ T 细胞表面抗原受体缺乏多样性，识别的抗原种类有限，主要识别某些病原微生物或感染/突变细胞表达的共同抗原，如感染后产生或表达于感染细胞表面的热休克蛋白、CD1 提呈的脂类抗原、某些磷酸化抗原和病毒蛋白等。γδ T 可直接识别、结合某些完整的多肽抗原，且不受 MHC 限制。

6.1.3　组织和体液中的抗菌物质

机体内有多种抗菌物质，如补体、溶菌酶、急性期蛋白等，这些物质通常与其他抗菌物质一起协同发挥抗击病原体的作用。

6.1.3.1　补体分子

补体系统是参与固有免疫应答的一类重要免疫效应分子。研究证实，多种病原体逾越屏障侵入机体后，可通过旁路途径和 MBL 途径迅速激活补体系统，并由此而产生溶菌或病毒溶解作用。此外，某些补体裂解产物（如 C3a、C5a）具有趋化和致炎作用，可吸引吞噬细胞到达感染部位，发挥吞噬杀菌作用和引起炎症反应；有些补体裂解产物（如 C3b、C4b）具有调理和免疫黏附作用，可促进吞噬细胞对病原体的吞噬清除，在机体早期抗感染免疫应答中具有十分重要的意义。

6.1.3.2　溶菌酶

溶菌酶（lysozyme）是一种能水解细菌中黏多糖的碱性蛋白质。该酶广泛存在于人体多种组织中，泪液、唾液、血浆、乳汁等体液中均含此酶。溶菌酶可使细菌细胞壁不溶性黏多糖分解成可溶性糖肽，导致细胞壁破裂，内容物逸出而使细菌溶解。

6.1.3.3　乙型溶素

乙型溶素（β-lysin）是血清中一种对热较稳定的碱性多肽，在血浆凝固时由血小板释放，故血清中乙型溶素的浓度显著高于血浆中的水平。乙型溶素可作用于革兰氏阳性菌的细胞膜，产生非酶性破坏效应，但其对革兰氏阴性菌无效。

6.1.3.4　急性期蛋白

急性期蛋白（acute phase protein）是机体被感染后，血清中含量急剧增高的一类蛋白质，如 C 反应蛋白（CRP），具有调理作用。

6.1.3.5　细胞因子

病原体感染机体后，可刺激免疫细胞和感染的组织细胞产生多种细胞因子，参与多种免疫功能。例如，IL、IFN、TNF 等通过介导炎症反应、引起发热、抑制病原体增殖，以及激活免疫细胞等机制发挥抗感染作用。

6.1.3.6　防御素

防御素（defensin）是动物体内防御系统的重要成分，多由 29～42 个氨基酸残基组成，分子质量为 2～6kDa。防御素分子含 3 对分子内二硫键，根据其二硫键位置的不同可分为 α-防御素、β-防御素、θ-防御素 3 类，对细菌、真菌和某些有包膜的病毒具有直接杀伤作用。

总的来说，天然免疫系统主要包括皮肤黏膜、淋巴结、血清，以及其他分泌物如泪液、唾液、胃液、汗液、组织分泌物等，同时还有体内的血脑屏障、血液-

神经屏障、血液-胎盘屏障、血液-胸腺屏障等。体液中的一些杀菌、溶菌物质，如补体、溶菌酶、乙型溶素、白细胞素、精胺碱等，可发挥抗感染的作用。体内的炎症反应，动员大量吞噬细胞、淋巴细胞和抗菌物质聚集于炎症部位，同时升高体温，控制感染病原体的繁殖并杀灭之。另外天然免疫系统还包括单核-巨噬细胞系统，可将侵入血液、组织液中的病原体及混入的损伤细胞、代谢废物等滤过在淋巴组织内，再由其内部的巨噬细胞清除，并同时将分解后的抗原呈递给淋巴系统，它们在抗感染及抗异物侵入过程中起直接的抵御作用。

6.2 细胞免疫应答

免疫应答是多种细胞、细胞因子协同作用的复杂过程。抗原在入侵部位如未完全清除，将被附近淋巴组织的抗原呈递细胞识别、捕获。抗原特异性 T/B 淋巴细胞接受抗原刺激后，自身活化、增殖、分化为效应细胞，产生一系列生物学效应的全过程，称为特异性免疫应答（specific immune response），也称为适应性免疫应答、获得性免疫应答。T 淋巴细胞受到抗原刺激后，分化、增殖、转化为致敏 T 细胞，产生的免疫应答过程称为细胞免疫应答（cellular immune response）。

6.2.1 T 淋巴细胞

在人体内，T 细胞的数量高达 10^{12} 个。T 细胞起源于骨髓，在胸腺发育成熟，在其表面表达类似抗体样的分子，即 T 淋巴细胞受体（T cell receptor，TCR）。TCR 具有多样性，遵循克隆选择的原则，即当其受体分子与同源抗原结合时，会导致 T 细胞增殖，形成一个具有抗原特异性的 T 细胞克隆。整个克隆增殖时间大约持续一周，因此 T 细胞反应较天然免疫应答慢，T 细胞仅仅识别由其他细胞呈递的抗原，具有特异性。

T 细胞可以分为 3 类：杀伤性 T 细胞（也称为细胞毒淋巴细胞，即 cytotoxic T lymphocyte，CTL）、辅助性 T 细胞（T helper cell，Th）和调节性 T 细胞（regulatory T cell，Treg）。杀伤性 T 细胞通过与特异性的靶细胞接触，使其启动自杀程序。Th 细胞通过分泌细胞因子而起核心作用，包括 IL-2、IFN-γ 等，被称为"细胞因子工厂"，Th 细胞通过细胞因子来指导免疫反应。调节 T 细胞的独特表面标志目前还不是十分清楚，一般认为调节 T 细胞协助调控其他类型 T 细胞的功能。

6.2.2 细胞免疫应答过程

6.2.2.1 抗原的呈递和识别

抗原呈递是获得性免疫系统的核心环节。T 细胞通过其表面受体 TCR 来分析确认所呈递的抗原。目前已经证实，主要组织相容性复合物蛋白（MHC）在抗原呈递过程中执行"提呈"功能。MHC 分子有两种类型，即 MHC Ⅰ和 MHC Ⅱ。
MHC Ⅰ类分子在大多数细胞表面都有分布，由一条长肽链和一条短肽链（β_2 微球蛋白）所组成，其亚基间形成一个大沟，该沟两端闭合，因而其呈递的蛋白质为小片段的多肽，8～11 个氨基酸的长度可以填入其中（图 6-2），每个多肽与 MHC结合大沟末端的特定氨基酸相匹配。不同细胞表面 MHC Ⅰ类分子数量差异较大，其功能是募集 CTL 细胞及时清除受感染的靶细胞。人类的 MHC Ⅰ类分子编码基因有 3 个，即 HLA-A、HLA-B、HLA-C，在 6 号染色体上。由于人有 2 个 6 号染色体（分别来自父、母），因此每人有 6 个 MHC Ⅰ类基因，每一个Ⅰ类 HLA 蛋白与 β_2微球蛋白配对形成完整的 MHC Ⅰ类分子。

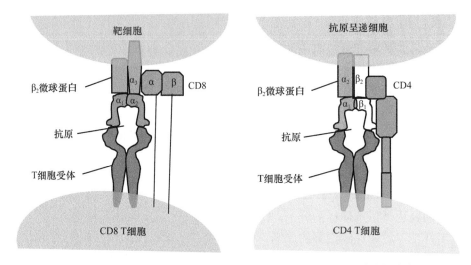

图 6-2　MHC 分子（Ⅰ类和Ⅱ类）结构及其与 T 细胞表面共受体的结合

MHC Ⅱ类分子由两条长肽链（α、β 链）组成，由 6 号染色体上 HLA-D 区基因编码，与 MHC Ⅰ类分子不同，其结合沟两端开放，锚定多肽的氨基酸沿着结合沟间隔分布，而不是簇集在两端，因此多肽分子可以伸出沟外，所容纳蛋白质片段的长度为 13～25 个氨基酸序列。MHC Ⅱ类分子的主要功能是协助 Th 细胞的激活（图 6-2）。在机体中，只有特定的细胞表面，即抗原呈递细胞（APC）表达MHC Ⅱ分子。例如，巨噬细胞消化病原体后产生的蛋白片段可与 MHC Ⅱ分子结合展示在巨噬细胞表面，通过 T 细胞受体的识别，辅助 T 细胞获得该巨噬细胞上的病原感染信息。Th 细胞激活的第一步是识别被 MHC Ⅱ分子展示在 APC 细胞表面的同源抗原，其激活还需要第二信号。第二共刺激信号是非特异性的（对所有抗原均一样），APC 细胞表面的 B7 蛋白分子与 Th 细胞上的受体分子 CD28 结合。得到共同信号刺激，Th 细胞迅速增殖形成一个细胞克隆，随后这些 Th 细胞成熟产生细胞因子，引起免疫系统的系列反应。只有某些特定的细胞可装备提供Ⅰ类和

II类 MHC 分子展示及共刺激的能力，这些细胞即为专职的抗原呈递细胞，可以简单理解为 APC 职责就是激活 CTL 和 Th 细胞。目前，有 3 类抗原呈递细胞：激活的树突状细胞、激活的巨噬细胞和激活的 B 细胞。

6.2.2.2　T 淋巴细胞活化、增殖和分化

T 淋巴细胞表面的 TCR 一般有两种：αβ 和 γδ。循环中的 T 淋巴细胞有 95% 是 αβ 型的，这些 T 细胞除了表达 αβ 受体之外，还表达 CD4 或 CD8 共刺激分子。含有 γδ 受体的 T 细胞不表达 CD4 或 CD8，这些 T 细胞通常分布在肠道、子宫、舌部等。表达 γδ 受体的 T 细胞通常在天然免疫应答中起作用，可识别未经提呈的抗原。当 T 细胞在胸腺中开始成熟时，在其细胞表面均表达两种类型的共受体分子，将其称为 CD4⁺CD8⁺双阳性细胞。然而当其进一步成熟时，其中一种共受体分子表达会下调，因此 T 细胞成熟为 CD4⁺或 CD8⁺单阳性细胞。

αβ 型受体 T 细胞接受 MHC 分子信号之后，T 细胞从静息状态进入激活状态，这一过程依赖于信号的跨膜转导，TCR 与 CD3 分子形成复合物，一定数量的激酶通过 CD3 蛋白的胞质尾部募集，将刺激信号传递到细胞核，进而启动 T 细胞活化和分化形成 CTL 或记忆性 T 细胞。通常 CTL 表达 CD8，而 Th 细胞表达 CD4。CD4 是一个单体蛋白，CD8 由两个不同的单体蛋白组成，均具有深入细胞内部（细胞质）的尾部。目前认为，TCR 与 MHC 分子提呈的同源抗原识别后，CD4 或 CD8 共受体分子就钳住了 TCR-MHC-多肽复合物，使其更稳定，增强了由 TCR 介导的信号传递。

目前已经分离出来很多不同的 T 细胞共刺激分子，研究最清楚的是表达于 APC 表面的 B7 蛋白（B7-1 和 B7-2 蛋白），B7 可通过插入 T 细胞表面的受体而对 T 细胞提供共刺激。目前，已经分离出了这类受体中的两种：CD28 和 CTLA-4。大部分 T 细胞表达 CD28，而 CTLA-4 分子只在激活后的 T 细胞中表达。目前认为，APC 细胞上的 B7 蛋白通过与初始 T 细胞的 CD28 受体结合而提供共刺激信号。一旦细胞被激活，B7 蛋白与 CTLA-4 结合可促使 T 细胞"去活化"。因此，CTLA-4 结合被认为是 T 细胞激活的负调节机制之一。同样，Th 细胞表面 TCR 与 APC 细胞的结合，将上调其表面黏附因子的表达，从而促进 T 细胞和 APC 细胞的粘合，保证 T 细胞和 APC 细胞长时间粘合以达到启动活化的阈值。在此过程中，也上调了 CD40L 蛋白的表达，这些蛋白质能插入到 APC 细胞表面的 CD40 蛋白，此时，MHC 和共刺激因子表达水平进一步增加，一些细胞因子如 IL-12 分泌增加并延长 APC 细胞的寿命，与此同时，Th 细胞被激活，高表达 CD40L，这对于后续辅助激活 B 细胞十分有利。

激活过程之后，Th 细胞与 APC 分离，后者进一步激活其他的 Th 细胞，前者通过增殖分化形成克隆，其表面出现生长因子受体，开始分泌更多的细胞因子如 IL-2。新激活的 Th 细胞通过自身刺激增殖，6h 之后即数量倍增。一旦 Th 细胞形

成由同样细胞聚集的克隆，必须被 APC 重新激活，将分泌 IL-4、IFN-γ、IL-5、IL-10 和 TNF。活化后的 Th 细胞存在于血液和淋巴中，并在淋巴结之间迁移。根据分泌的细胞因子种类，可以将 Th 细胞分为 2 类：Th1 细胞主要分泌 IL-2、IFN-γ 和 TNF；Th2 细胞主要分泌 IL-4、IL-5 和 IL-10。Th1 型细胞因子可以诱导天然免疫系统，以及与适应性免疫系统病毒和细菌应答有关的细胞和抗体；Th2 型细胞因子可以影响 B 细胞的抗体类别转换，诱导产生 IgE 抗体或促进 B 细胞分泌 IgA 抗体。一方面，Th1 细胞分泌的 IFN-γ 可以降低 Th2 细胞的增殖速率；另一方面，Th2 细胞分泌的 IL-10 也会抑制 Th1 细胞的增殖速率（图 6-3）。

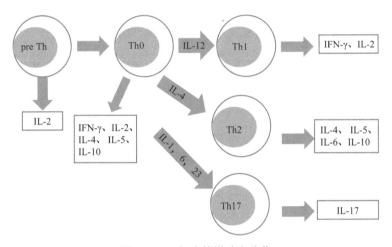

图 6-3　Th 细胞的增殖和分化

辅助性 T 细胞 17（Th17）是 Th0 细胞在 IL-6 和 IL-23 的刺激下分化而成的辅助性 T 细胞，是一种新发现的能够分泌白细胞介素 17（interleukin 17，IL-17）的 T 细胞亚群，主要分泌 IL-17、IL-22 等促炎症因子。IL-17 是一种具有强大的招募中性粒细胞功能的前炎性细胞因子，能够促进多种细胞释放炎性因子，在自身免疫性疾病和机体防御反应中具有重要的意义。

6.2.2.3　T 细胞介导的免疫应答

一旦 CTL 被激活后，它会快速增殖，离开淋巴结进入血液，然后对入侵病原进行杀灭。CTL 可连续杀伤多个靶细胞，在 IL-2 的作用下，CTL 可促进自身增殖，放大杀伤能力。CTL 杀伤靶细胞需要与靶细胞直接接触，CTL 可以产生穿孔素蛋白，其与补体成分 C9 有相似性，穿孔素蛋白结合在细胞膜上形成孔道；同时 CTL 分泌颗粒酶 B，其通过孔道进入靶细胞中，从而使靶细胞溶解。CTL 还可通过其表面的蛋白 Fas 配体（FasL）与靶细胞表面的 Fas 蛋白结合，启动靶细胞的自杀、凋亡程序。

大多数 T 细胞在被激活、完成使命后，通过程序化死亡而凋亡，即激活诱导的细胞死亡（activation-induced cell death，ACID）。仍有少部分激活的 T 细胞以"记忆细胞"的形式被保留下来，为未来病原体的再次侵入提供长期的保护作用。一些超抗原可以作为多克隆激活剂刺激 2%～20%的 T 细胞发生增殖，如此多数量的 T 细胞同时被激活，会在短时间内分泌大量细胞因子，产生细胞因子风暴（cytokine storm），引发系列病理性反应，如毒素休克综合征（toxic shock syndrome）。超抗原刺激大量细胞增殖后，迅速出现细胞凋亡，引发全身性的免疫应答水平低下，大量外周 T 细胞丢失。

6.3 体液免疫应答

体液免疫应答（humoral immune response）是 B 淋巴细胞介导的免疫应答，以血清中出现循环抗体为主要特征，也可称为抗体应答，是指 B 细胞接受抗原刺激信号，自身活化、增殖、成熟分化为产生抗体的浆细胞或记忆性 B 细胞，发挥免疫效应的过程。

6.3.1 B 淋巴细胞的激活

B 细胞来源于骨髓的多能干细胞，其分化过程主要可分为前 B 细胞、不成熟 B 细胞、成熟 B 细胞、活化 B 细胞和浆细胞五个阶段。其中，前 B 细胞和不成熟 B 细胞的分化过程在骨髓中进行，是抗原非依赖的。不成熟 B 细胞开始表达 mIgM，如其与抗原结合，则产生负应答，使 B 细胞转变为受抑制状态，无法继续分化为成熟的 B 细胞，这是形成自身免疫耐受的机制之一。骨髓中发育成熟的 B 细胞经血液迁移至外周淋巴器官，成熟 B 细胞表达补体受体 1（CR1）、致有丝分裂原受体以及多种细胞因子受体，同时，其细胞膜表面表达 mIgM（membrane IgM）和 mIgD（membrane IgD）。mIgD 的表达防止了 B 细胞与抗原结合后所引起的免疫耐受。成熟的 B 细胞主要定居于淋巴结皮质浅层的淋巴小结，以及脾脏的红髓和白髓的淋巴小结内。成熟 B 细胞在抗原刺激后活化，继续分化为合成和分泌抗体的浆细胞，这个阶段的分化主要是在外周免疫器官中进行。根据定居部位，成熟 B 细胞可分为滤泡 B 细胞（TD 抗原应答的主要细胞）和脾脏边缘区的 B 细胞两个亚群。

6.3.1.1 胸腺依赖性抗原激活 B 淋巴细胞的过程

胸腺依赖性抗原（thymus dependent antigen，TD 抗原）需要抗原呈递细胞（APC）和 T 淋巴细胞辅助，才能引起体液免疫应答，这类抗原多为蛋白类抗原，可与 MHC II类分子结合。Th 细胞无法识别天然抗原，只能识别由抗原呈递细胞加工处理后与 MHC II类分子结合的抗原片段。TD 抗原激活 B 淋巴细胞需要两种信号。第一种信号是 B 细胞通过自身表面的受体（B cell receptor，BCR）与抗原分子表面的决定簇结合。第二种信号是共刺激信号，通常是由 Th 细胞辅助产生。CD4$^+$ Th 细胞通过其表面的 TCR 识别 APC 细胞展示的 MHC II-抗原肽复合物。CD4$^+$ Th 细胞表面的 CD40L 与 B 细胞表面的 CD40 结合，即第二种信号。当 B 细胞被激活时，开始在自身表面表达新的蛋白质，如 IL-2 受体，并通过自身增殖形成 B 淋巴细胞克隆。

6.3.1.2　胸腺非依赖性抗原激活 B 淋巴细胞的过程

胸腺非依赖性抗原（thymus independent antigen，TI 抗原）可直接激活未致敏的 B 细胞产生抗体，无需 Th 细胞的辅助。目前认为参与这部分体液免疫应答的 B 细胞为 B1 细胞，这种 B 细胞只表现初次免疫应答的特性，不诱导抗体类别的转换、抗原亲和力的成熟以及记忆性 B 细胞形成。

B 细胞激活的必需条件是 B 细胞受体（BCR）的交联。一些 TI 抗原如有丝分裂原，与 B 细胞表面的有丝分裂原受体结合，从而诱导多克隆 B 细胞增殖和分化。一些 TI 抗原的结构中具有高度重复排列的相同抗原决定簇，可与成熟 B 细胞表面的 BCR 发生广泛交联，形成"帽化"（capping）体，从而使 B 细胞激活，这种激活与 BCR 交联程度相关：交联密度过低不足以激活 B 细胞；密度过高可诱导成熟 B 细胞的无反应性，即耐受。因此，抗原表位的密度在这类 TI 抗原激活 B 细胞过程中可能起决定作用。TI 抗原诱导 B 细胞的活化对于机体抗感染有重要作用，增加了针对抗原的获得性免疫反应的多样性，不仅对蛋白类抗原，对多糖类和脂类分子也产生应答反应。因其无需 Th 细胞辅助，因此可参与机体抵御某些病原体的早期感染，通过抗体的调理作用，促进吞噬细胞对感染病原体的吞噬和杀伤，具有重要的生理意义。

总体来讲，TD 抗原引起的体液免疫过程涉及记忆细胞的产生、Ig 重链的重排转换和亲和力的成熟，这些现象一般不发生在 TI 抗原的应答中。

6.3.2　B 细胞的增殖和分化

胸腺依赖性抗原（TD 抗原）诱发初次免疫应答时，巨噬细胞或树突状细胞作为抗原呈递细胞（APC）负责摄取、处理抗原，并呈递给 CD4$^+$ Th 细胞，促进其活化。与此同时，巨噬细胞或树突状细胞产生 IL-1、IL-12 等细胞因子，IL-1 可促进 T 细胞活化；活化后的 CD4$^+$ Th 细胞表达 IL-2、IL-4、IL-6 和 IFN-γ 等细胞因子，诱导 B 细胞的活化。

再次免疫应答发生时，抗原呈递细胞则主要由已扩增的特异性 B 细胞克隆承担。与抗原呈递细胞不同，B 细胞通过其表面受体（BCR）与 TD 抗原分子上的抗原决定簇特异性结合而将抗原摄入到细胞内，将其加工成为能被 Th 细胞识别的小分子多肽，其与 MHC 分子结合后形成复合物，表达于 B 细胞表面。

活化后的 B 淋巴细胞表面新生成 IL-2 受体，结合 CD4$^+$ Th 提供的 IL-2，启动增殖过程，形成具有完全相同 BCR 的 B 细胞克隆，即其中每个 B 细胞表面具有能识别相同同源抗原的受体。这个克隆中的大多数成员将最终成熟为浆细胞，可以产生大量的抗体并释放到血液和组织中。简而言之，一个 B 细胞可以识别它的同源抗原，识别后的 B 细胞即被选择增殖以形成一个 B 细胞的克隆群体，这个细胞群体所具有的受体均能识别相同的抗原，这就是克隆选择原则。为了能够对抗各种各样的抗原，B 细胞能产生高度多样性的 B 细胞受体，大约有 $10^{11}\sim10^{13}$ 种，这个数字远远超过了人类基因组中 20 000 个基因的数量。解决这个问题的办法在于受体的模块化结构。它的可变区（识别抗原的部分）由 V、D 和 J 基因片段组成，这些片段在 B 细胞发育过程中，可以通过随机重组无限结合在一起。在 B 细胞增殖过程中，免疫球蛋白可变区（V 区）DNA 以非常高的速度转录和翻译，大约比正常突变快 $10^{5}\sim10^{6}$ 倍。所有 V 基因区段都需要与 D 区段进行物理相互作用以进行重组，参与 V（D）J 重组过程，以产生多样化的 B 细胞受体库，通过促进免疫球蛋白基因可变区域的突变，使免疫系统的细胞多样化，使每种抗体具有特异性，从而允许特定的抗原识别，这是免疫系统适应环境变化以识别以前从未遇到过的抗原的机制，称为体细胞超突变（somatic hypermutation）。这种快速反应对免疫系统至关重要。

　　活化后的 B 细胞通过自身表面的多种受体与细胞因子作用，进一步增殖分化为浆细胞，浆细胞是 B 细胞的终末细胞，具有大量分泌抗体的能力。$CD4^{+}$ Th 产生的 IL-4、IL-5、IL-6、IL-10 等细胞因子为 B 细胞的分化以及抗体类别转换提供了必要的物质条件：IL-4 激发形成 IgE 型浆细胞；IL-5 激发形成 IgA 型浆细胞；在 IL-4、IL-5 共同作用下形成 IgM 型浆细胞；IL-4、IL-5、IL-6 共同作用，激发形成 IgG 型浆细胞。据统计，浆细胞每秒可以产生约 2000 个抗体分子，从而使得机体能够迅速防御病原体的入侵。通常，浆细胞的存活期仅仅几天而已。但部分经历抗体类型转换的 B 细胞可以分化为记忆 B 细胞（memory B cell，Bm），Bm 为长寿细胞，一般在初次接触抗原 1 个月后产生，其诱发二次应答仍需活化的 Th 细胞辅助，通常由记忆性 Th 细胞（memory Th cell，mTh）协助。Bm 和成熟 B 细胞一起参与外周淋巴循环，可在低浓度抗原刺激下迅速分化产生浆细胞，分泌抗体，对抗病原体的再次入侵。

6.3.3　抗体产生的规律和功能

6.3.3.1　初次应答（primary response）

　　机体在初次和再次应答中引起的抗体分泌，在质和量上均有显著差异。机体初次接触抗原，免疫细胞通过增殖、分化等活化过程来识别抗原并分泌抗体，潜伏期较长，通常需要 5～7 天的潜伏期。随后，随着 B 细胞的指数式扩增及分化为浆细胞，抗体的滴度随之增加。最早产生的是 IgM 抗体，可在几天内达到高峰，然后开始下降，接着才开始产生 IgG 抗体，IgG 抗体的产生潜伏期比 IgM 抗体长，

IgA 抗体的产生最迟。总体来讲，初次免疫应答产生的抗体总量较低，维持时间也较短，且抗体的平均亲和力较低，产生的抗体以 IgM 抗体为主（图 6-4）。

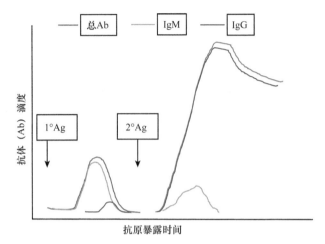

图 6-4　初次和再次应答中抗体的滴度及类别转换情况

6.3.3.2　再次应答（secondary response）

机体再次接触到相同抗原时，体内产生抗体的过程称为再次免疫应答，也称为回忆应答（anamnestic response）。与初次应答相比，再次应答潜伏期要短得多，可以缩至初次应答的一半时间。再次应答所需抗原剂量极小，抗体的质量和滴度均大幅提升，维持时间也显著延长。再次应答产生的主要抗体类别为 IgG 抗体，IgM 抗体很少，IgA、IgE 等类别的抗体也相对增加，而且所产生抗体的平均亲和力明显高于初次应答（图 6-5）。

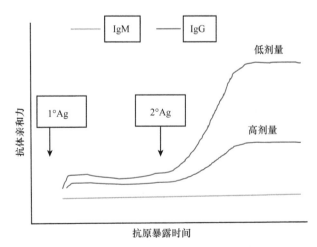

图 6-5　初次和再次应答过程中抗体的平均亲和力变化

6.3.3.3 抗体的生物学功能

作为体液免疫中的主要效应性产物，抗体通过发挥调理吞噬等作用激活多种免疫细胞的抗感染能力，同时通过中和等作用降低对免疫系统的刺激。抗体介导的免疫反应可以发挥机体防御功能，但有时也会产生病理性损伤。抗体与抗原形成的复合物（immunocomplex，IC）具有重要的炎症效应。

1）中和作用

抗体通过其可变区 CDR 与特异性抗原结合。抗体与病原体及其相关毒素的关键表位结合，可以封闭病原体或毒素的毒力结构部位，使其毒力降低或丧失感染能力，称为中和作用（neutralization）。中和抗体能够有效清除胞外病原体或游离病毒，这是预防性疫苗具有免疫防护作用的关键。

2）激活补体的作用

抗体 IgG1～IgG3、IgM 与其对应抗原结合后，抗体构象产生变化，使其 CH2/CH3 区的补体结合位点暴露出来，能够激活补体的经典途径。IgG4、IgA 以及 IgE 的复合物可以激活补体的旁路途径。补体激活后将在病原体表面形成膜攻击复合物，从而破坏病原体，将这一作用称为补体依赖的细胞毒作用（complement dependent cytotoxicity，CDC）。

3）调理作用

通常 IgG 抗体的可变区与受感染的细胞或细菌等颗粒性抗原结合后，其抗体的 Fc 端（Fc，即抗体的可结晶片段）可与巨噬细胞、中性粒细胞表面的 Fc 受体结合，从而促进吞噬细胞对靶细胞或细菌等抗原的吞噬，称为抗体的调理作用。

4）介导细胞毒作用

IgG、IgM 等与靶细胞（病毒感染的细胞或肿瘤细胞）结合后，其 Fc 端与 NK 细胞、MΦ（巨噬细胞）表面相应的 Fc 受体结合，增强 NK 细胞和 MΦ 细胞对靶细胞的杀伤能力，发挥抗体依赖细胞介导的细胞毒作用（antibody dependent cell-mediated cytotoxicity，ADCC）。ADCC 是特异性抗体抗肿瘤的主要机制。

5）病理损伤作用

抗体引起的病理性损伤主要是超敏反应所致。IgE 抗体介导 I 型超敏反应，引起肥大细胞、嗜碱性粒细胞等脱颗粒，释放组胺、白三烯等生物活性物质，引起速发型超敏反应。此外，IgG、IgM 等抗体结合目标抗原后，可调理增强 MΦ 的吞噬作用，或通过激活补体通路介导II型、III型超敏反应，导致病理性机体损伤。

6.4　黏膜免疫应答

黏膜系统庞大且复杂，黏膜免疫系统被认为属于最原始的脊椎动物免疫系统，与之相比，外周淋巴器官如脾脏等在系统发育中出现较晚。机体阻止病原体进入的屏障系统，除了表皮就是黏膜，黏膜系统对维护机体健康具有关键作用。黏膜免疫系统具有一定的特殊性，与淋巴结等组织不同，黏膜系统分布有负责抗原转运的 M 细胞（一种具有吞噬功能的扁平上皮细胞）、分泌黏液的杯状细胞、产生防御素的嗜酸性粒细胞、表皮间淋巴细胞，以及产生 IgA 抗体的浆细胞。

6.4.1　黏膜系统的结构特点

黏膜免疫系统（mucosa immune system，MIS）是机体免疫系统中最为庞大的部分。黏膜覆盖面大，以小肠和大肠黏膜为例，总面积超过 $200m^2$，相当于一个网球场。机体中 3/4 的淋巴细胞和绝大部分免疫球蛋白均分布在黏膜免疫系统。例如，肠道的黏膜免疫系统可以防御病原体的入侵，但同时又维持对共生菌的耐受。从结构的角度来说，黏膜系统一般由单层上皮组成，上皮下有结缔组织形成固有层，包含血管、淋巴管和黏膜相关淋巴组织。黏膜固有层分布有各种免疫细胞，如淋巴细胞、树突状细胞、吞噬细胞、肥大细胞和浆细胞。黏膜免疫系统接受的抗原可以经由具有吞噬功能的扁平上皮细胞，也称为 M 细胞（membranous / microfold cell）呈递。M 细胞存在于淋巴滤泡上皮之间，与上皮细胞紧密排列在一起，形成上皮屏障，其主要作用是摄取并转运腔内的抗原，能将抗原转运到皮下的淋巴组织，从而诱导免疫黏膜免疫应答或免疫耐受，通过分泌细胞因子来参与 T 细胞、B 细胞的增殖。

6.4.2　黏膜的免疫应答

6.4.2.1　黏膜系统中的 T 细胞介导的免疫应答

在小肠黏膜上皮内的淋巴细胞中有相当比例的 CD8[+] T 细胞及 γδ T 细胞；在固有层分布有适应性免疫应答的 CD4[+] T 细胞及效应性 T 细胞。通过 M 细胞可以获取抗原，抗原通过加工和呈递，致敏 T 细胞，主要活化产生 IFN-γ 和 IL-17 的效应性 T 细胞亚群。一些树突状细胞还能产生 IL-6、IL-23、TNF-α 等细胞因子和 NO 等化学成分。分布在肠道的 CD4[+] T 细胞主要有三个功能亚群：Th1、Th2、Th17。Th17 亚群细胞产生 IL-17 和 IL-22，可以加速肠道上皮细胞分泌黏液和 β-防御素，具有保护黏膜系统免受微生物伤害的作用。同时，Th17 和 Th1 细胞产生的细胞因子能够诱导 CD8[+] T 细胞的分化，从而产生乳糜泻等炎症性肠道疾病。

6.4.2.2　黏膜系统的抗体应答

黏膜淋巴系统由大小不等的淋巴小结和定植其中的淋巴细胞构成,包括丰富的 CD4$^+$ T 淋巴细胞及 B 淋巴细胞。黏膜中分布有大量分泌 IgA 的浆细胞。人体黏膜中存在着数量庞大的活化 B 细胞,其中 80%~90% 是 IgA 生成 B 细胞。即使在无病原体感染的情况下,每日生产的 IgA 的数量也高达 3~4g。IgA 分为血清型和分泌型两种,前者主要由骨髓产生,直接进入血液循环,血液中的 IgA 主要以单体存在;与血液中的 IgA 抗体不同,黏膜系统中的 IgA 多为分泌型 IgA(secretory immunoglobulin A,sIgA),分泌片(secretory component,SC)作为分泌型 IgA 分子的辅助成分,具有保护 sIgA 的铰链区免受蛋白水解酶降解的作用,并介导 IgA 二聚体从黏膜下通过黏膜等细胞到黏膜表面的转运。

分泌型 IgA 主要产生于黏膜,几乎都以 J 链连接成二聚体的形式存在,J 链在由多聚免疫球蛋白受体(pIgR)介导的 IgM 和 IgA 的黏膜转运过程中扮演重要角色,与分泌片联结后转运到黏膜腔。经过抗原的刺激,IgA 合成细胞通过黏膜的淋巴管进入血液循环,再经过增殖分化,生成能够产生 IgA 的浆细胞。该浆细胞首先在胞浆内合成 α 链和 J 链,并在二者分泌出胞外的瞬间联结成带 J 链的二聚体 IgA。sIgA 在黏膜局部与各种性质的抗原结合,促进了抗原降解和代谢的激活,不引起病理效应,即承担免疫清除(immune exclusion)作用。sIgA 主要分布在唾液、泪液、肠胃液、乳汁及呼吸道分泌液等外分泌液中,是人类黏膜免疫中的主要抗体,在黏膜免疫中起到关键作用,对各种内源共生菌及外源入侵的病原体都有抵抗作用。

在 IgA 缺乏的情况下,IgM 可代替 IgA 成为主导性抗体。sIgA 无法通过经典途径活化补体,也不具有调理作用,因此不会引起炎症反应。也就是说,sIgA 能够阻止微生物渗透到黏膜,却不会引起黏膜产生炎症损伤,这对于保护黏膜系统的完整性极为有利。

6.5　本 章 小 结

免疫应答是机体识别“非我”、清除病原的过程。广义的免疫应答包括天然免疫应答和获得性免疫应答。获得性免疫应答也称为特异性免疫应答,可分为 3 个阶段:抗原的呈递和识别阶段,细胞的活化、增殖阶段,效应阶段。按照参与细胞的不同又分为 T 细胞介导的细胞免疫应答和 B 细胞介导的体液免疫应答。细胞免疫应答通过效应性的 T 细胞来完成清除抗原的功能,体液免疫通过抗体来发挥免疫效应。黏膜上皮与淋巴组织紧密相连,存在大量活化性和记忆性的淋巴细胞,形成独特的免疫机制。

T 细胞不识别完整的抗原分子,仅仅识别由抗原呈递细胞(APC)加工后与

MHC 分子共展示的抗原肽，通过识别 MHC-抗原肽-TCR 复合体（第一信号）以及共刺激信号（主要来自 APC 细胞表面的 B7 等配体与 T 细胞表面 CD28 分子的结合）才能活化。第二信号不具有抗原特异性，通常 APC 以不同方式对内源性和外源性抗原进行加工，其中 MHC I 类分子呈递内源性抗原肽，激活形成 CD8 CTL；MHC II类分子呈递外源性抗原肽激活 CD4 Th 细胞。

B 细胞的激活涉及 TD 和 TI 两类抗原。TI 抗原通过重复抗原表位导致 B 细胞表面 BCR 的交联，或通过与有丝分裂原受体的交联而直接激活 B 细胞，TI 抗原通常只产生 IgM 抗体，不产生免疫记忆。TD 抗原激活 B 细胞，需要 Th 细胞提供共刺激信号。B 细胞表面 BCR 识别并摄取 TD 抗原，Th 细胞表面的 CD40L 等与 B 细胞表面的 CD40 结合，促进 B 细胞的活化和增殖，并诱导产生抗体类别转换、亲和力的成熟以及免疫记忆。

思 考 题

1. 阐述天然免疫应答和特异性免疫应答的区别与联系。
2. 细胞免疫应答的特点是什么？
3. 阐述 B 细胞对 TD 和 TI 抗原应答的区别。

参 考 文 献

胥传来，金征宇. 2007. 食品免疫学[M]. 北京：中国化学工业出版社：60-90.

周光炎. 2013. 免疫学原理. 第三版[M]. 北京：科学出版社：147-240.

Jegatheesan P，De Bandt JP. 2017. Fructose and NAFLD: the multifaceted aspects of fructose metabolism[J]. Nutrients，9（3）：230.

Li Y，Wang G，Li N. 2020. Structural insights into immunoglobulin M[J]. Science，367：1014-1017.

Schröder L，Kaiser S，Flemer B. 2020. Nutritional targeting of the microbiome as potential therapy for malnutrition and chronic inflammation[J]. Nutrients，12（10）：E3032.

Sompayrac ML. 2019. How the Immune System Works. 6th Edition[M]. New York：Wiley-Blackwell：30-50.

第7章　免疫学防治

应用免疫制剂和免疫调节剂来建立、增强或抑制机体的免疫应答，调节免疫功能，达到预防和治疗疾病的目的，称为免疫学防治，包括免疫预防和免疫治疗两部分。

免疫预防（immunopophylaxis）是指根据特异性免疫应答的原理，采用人工方法将抗原或抗体制成各种制剂，接种于人体，使其产生特异性免疫力，达到预防某些疾病的目的。免疫预防根据来源、作用特点及其免疫学基质可以分为非特异性预防和特异性预防两类，非特异性预防是指生来就有，通过遗传获得的非特异性功能；特异性预防是指在生命过程产生或获得的特异性防御功能。特异性预防又分为主动免疫和被动免疫。主动免疫（active immunization）是给机体输入抗原物质，使免疫系统因抗原刺激而发生类似感染时所发生的应答过程，从而产生特异性免疫力，主要起预防作用，所以又叫预防接种。用于主动免疫的接种物质有疫苗和类毒素，主要是疫苗，一般在接种后2～4周产生，见效慢。主动免疫通过刺激机体免疫系统产生特异性应答，从而产生效应物质，形成免疫记忆，故免疫力维持时间较长，达数月至数年。被动免疫（passive immunization）是给人体注射含特异性抗体或细胞因子的制剂，把现成的免疫力转移给机体，作为治疗或紧急预防感染的措施。用于被动免疫的制剂有抗毒素、抗血清、人免疫球蛋白制剂、细胞因子和单克隆抗体。被动免疫一般在接种后立即见效，但由于这些免疫物质并非由接种者自己产生，缺乏主动补充的来源，因而免疫效果维持时间短暂，一般2～3周。

7.1　疫　　苗

7.1.1　疫苗的概述

免疫预防的主要措施是接种疫苗，习惯上将细菌性制剂、病毒性制剂以及类毒素等人工主动免疫制剂统称为疫苗（vaccine）。疫苗的基本要求包括安全性、有效性和实用性（金伯泉，2009）。

7.1.1.1　疫苗的安全性

疫苗通常用于健康人群，特别是儿童的免疫接种，其质量的优劣直接关系到千百万人的健康和生命安全，因此在制作中应特别注意质量管理。灭活疫苗菌毒种为致病性强的微生物，应予彻底灭活，并避免无关蛋白和内毒素污染；活疫苗的菌毒种要求遗传性状稳定，无回复突变，无致癌性；各种疫苗应尽可能减少接种后的副作用，推荐口服接种或尽量减少注射次数。

7.1.1.2　疫苗的有效性

疫苗应当具有很强的免疫原性，接种后能在大多数人中引起保护性免疫，使群体的抗感染能力增强。在疫苗设计中应当考虑两个问题：一是保护性免疫是以体液免疫为主还是细胞免疫为主，或二者兼备；二是能引起显著的免疫记忆，使保护性免疫维持很长的时间。例如，口服脊髓灰质炎疫苗能诱导中和抗体的产生，而且有很好的免疫记忆性，初次免疫后半年以上仍有高水平的记忆应答。用细菌的多糖成分免疫婴幼儿，18 月龄以下者几乎都不产生抗体，但将细菌多糖连接于白喉类毒素后再免疫，效果十分显著。这是由于白喉类毒素提供了 T 细胞识别的表位，将细菌多糖引起的 T 细胞非依赖性抗体应答转变为 T 细胞依赖性抗体应答。模拟自然感染途径接种，除引起体液免疫和细胞免疫外，还可引起黏膜免疫，抵抗经黏膜入侵的病原体。细胞因子等新型佐剂与疫苗共同使用，可以调节免疫应答的类型，增强免疫效果。

7.1.1.3　疫苗的实用性

疫苗的可接受性十分重要，否则难以达到接种人群的高覆盖率。在保证免疫效果的前提下尽量简化接种程序，如口服疫苗、多价疫苗，同时要求疫苗易于保存运输，价格低廉。

7.1.2　疫苗的类型及其发展

7.1.2.1　疫苗的类型

根据疫苗的免疫作用，可将疫苗分为预防性疫苗（prophylactic vaccine）和治疗性疫苗（therapeutic vaccine）。预防性疫苗主要用于疾病的预防，适用于健康个体或新生儿。治疗性疫苗用于治疗或紧急预防感染的措施，适用于患病或高危个体。

根据传统和习惯，可将疫苗分为减毒活疫苗、灭活疫苗、亚单位疫苗和基因工程疫苗等。

1）减毒活疫苗（live-attenuated vaccine）

减毒活疫苗由经减毒或无毒力处理的整个细菌细胞或病毒组成。处理后它们的病原性降低，免疫原性保持不变。因为使用了活的可复制病原，接种者体内能产生大量的免疫原，所以更容易启动天然免疫和适应性免疫。此外，大多数减毒病原体同时提供 B 细胞和 T 细胞抗原表位，这样体液免疫和细胞免疫都被激活。

与传统制备方法不同，最新的获得减毒株的方法是使用重组 DNA 技术直接突变或除去编码已知病原体毒性相关蛋白质的基因，大大降低了回复突变的可能性，如麻风腮疫苗。

2）灭活疫苗（inactived vaccine）

灭活疫苗是由整个细菌、寄生虫或病毒通过 γ 射线或化学试剂（如甲醛）处理杀死灭活产生。灭活疫苗保持保护性抗原表位的结构，消除了病原体复制或复活毒力的能力。其安全性较好，但免疫原性也相对较弱。由于死疫苗主要诱导特异抗体的产生，为维持血清抗体的水平，必须加强免疫。值得注意的是，并不是所用病原体经灭活后均可以成为高效疫苗。

灭活疫苗对细胞内病原体只能提供有限的保护，它不能通过内源性抗原加工途径实现细胞毒性 T 淋巴细胞（cytotoxic T lymphocyte，CTL）的活化和增殖，免疫效果有一定的局限性，如甲肝疫苗。

3）类毒素疫苗（toxiod vaccine）

当疾病的病理变化主要是由于强力外毒素或肠毒素引起时，类毒素疫苗就具有很重要的意义，如破伤风和白喉疫苗。类毒素是由外毒素分子经甲醛处理制成的，因其失去外毒素的毒性，但保留了免疫原性，接种后能够诱导产生中和外毒素的抗体，达到免疫效果。一般来说，肠毒素的类毒素很少，然而肠毒素型大肠埃希菌的热稳定性肠毒素（heat labile enterotoxin，LT）和霍乱毒素（cholera toxin，CT）对应的去毒变构体可以诱导很好的黏膜免疫，也可作为黏膜免疫佐剂。

4）亚单位疫苗（subunit vaccine）

亚单位疫苗是去除病原体中与激发保护性免疫无关甚至有害的成分，保留有效免疫原成分的疫苗。亚单位疫苗的成分来自于病原体的一种蛋白质或多糖，其内至少包含一个保护性抗原表位。这种疫苗的主要优点是不使用整个病原体，从而避免了变异回复的风险和不相关的病原体成分引起的副作用。例如，无细胞百日咳疫苗是提取百日咳杆菌的丝状血凝素（filamentous hemagglutinin，FHA）等保护性抗原成分制成，其内毒素含量仅为全菌体疫苗的 1/2000；此外还有提取细菌的多糖成分制成的脑膜炎球菌、肺炎球菌多糖疫苗。

5）结合疫苗（conjugate vaccine）

随着疫苗的发展，通过将一个能够提供 T 细胞表位的载体蛋白与细菌荚膜多糖连接，使其成为 T 细胞依赖性抗原，这种结合疫苗能够引起 T 细胞、B 细胞的联合识别，产生免疫球蛋白 G（immunoglobulin G，IgG）类抗体，明显提高免疫效果。例如，b 型流感嗜血杆菌（haemophilus influenzae type b，Hib）结合疫苗是一种高效多糖亚单位疫苗。它是将 Hib 的 PRP 多糖抗原偶联到蛋白质载体，以诱发 T 细胞依赖的免疫应答。

6）合成肽疫苗（synthetic peptide vaccine）

多肽疫苗是根据抗原表位的氨基酸序列设计和合成的免疫原性多肽，以期用最小的免疫原性肽来激发有效的特异性免疫应答。同一种蛋白质抗原的不同位置上有不同免疫细胞识别的表位，如果合成的多肽上既有 B 细胞识别的表位，又有 T 细胞识别的表位，它就能同时诱导特异性体液免疫和细胞免疫。目前利用计算机演绎法可预测 T 细胞识别表位，为合成肽疫苗的研制提供了重要的手段。由于合成肽疫苗分子小、免疫原性弱，常需要偶联载体才能诱导免疫应答。常用的载体有脂质体，可将合成肽分子运送至抗原呈递细胞（antigen presenting cell，APC）的胞质中，使其与主要组织相容性复合体（major histocompatibility complex，MHC）I 类分子结合，诱导特异性 CTL 应答。目前研究较多的主要是抗病毒感染和抗肿瘤的合成肽疫苗。

7）基因工程疫苗

（1）重组抗原疫苗（recombinant antigen vaccine）

重组抗原疫苗是利用 DNA 重组技术制备的只含有保护性抗原表位的疫苗。它是将编码有效免疫原的基因片段引入细菌、酵母或能连续传代的哺乳动物细胞基因组内，通过大量繁殖这些细菌或细胞，表达目的基因的产物，最后收集、提取并纯化所需的抗原。重组抗原疫苗不含活的病原体和病毒核酸，安全有效。目前获准使用的重组抗原疫苗有乙型肝炎疫苗、口蹄疫疫苗和莱姆病疫苗等。

（2）重组载体疫苗（recombinant vector vaccine）

重组载体疫苗是利用低毒或无毒的病毒或细菌作为载体携带病原体有效免疫原基因的重组体疫苗。病毒或细菌感染宿主细胞后，有效免疫基因会随着重组载体的繁殖而转录、翻译，使得大量所需抗原得以表达。如果将多种病原体的有关基因插入载体，则成为可表达多种保护性抗原的多价疫苗。目前使用最广的载体是痘苗病毒，由于其表达的外源基因很多，已用于甲型和乙型肝炎、麻疹、单纯疱疹、肿瘤等疫苗的研究。金丝雀痘病毒载体以比痘苗病毒更好的安全性用于免疫缺陷症患者。利用减毒伤寒沙门菌 Ty21a 株为载体的口服疫苗，可引起黏膜保护性免疫反应。

（3）核酸疫苗（nucleic acid vaccine）

核酸疫苗也称为 DNA 疫苗（DNA vaccine）或裸 DNA 疫苗。核酸疫苗应包含一个能在哺乳动物细胞高效表达的强启动子元件（如人巨细胞病毒早期启动子），还需要含有一个合适的 mRNA 转录终止序列。与其他疫苗相比，核酸疫苗具有潜在而巨大的优越性：核酸疫苗是诱导产生细胞毒性 T 细胞应答为数不多的好方法之一；可以克服蛋白亚单位疫苗易发生错误折叠和糖基化不完全的问题；稳定性好，易于质控；生产成本低；理论上可以通过多种质粒的混合物或构建复杂的质粒来实现多价疫苗；抗原合成稳定性好，将减少加强注射的剂量；核酸疫苗还能完善婴儿的抗体应答，促进细胞内抗原的清除，防止母体抗体介导的抑制。

8）抗毒素（antitoxin）

抗毒素是用细菌外毒素或类毒素免疫动物制备的免疫血清，具有中和外毒素的作用。一般选择健康马免疫，待马体内产生高效价抗毒素后，采血分离血清，或进一步提取免疫球蛋白制成。该抗毒素对人而言是异种蛋白，使用时应注意 I 型超敏反应的发生。常用的抗毒素有破伤风抗毒素、白喉抗毒素等。

9）人免疫球蛋白制剂

人免疫球蛋白制剂是从大量混合血浆或胎盘血中分离制成的免疫球蛋白浓缩剂，它所含抗体的种类和效价不尽相同。肌肉注射人免疫球蛋白制剂主要用于甲型肝炎、丙型肝炎、麻疹、脊髓灰质炎等病毒性疾病的预防。静脉注射用免疫球蛋白（intravenous immunoglobulin，IVIG）须经特殊工艺制备，主要用于原发性和继发性免疫缺陷病的治疗。特异性免疫球蛋白则是由对某种病原微生物具有高效价抗体的血浆制备，用于特定病原微生物感染的预防，如乙肝免疫球蛋白。

10）细胞因子与单克隆抗体

细胞因子制剂与单克隆抗体制剂是近年来研制的新型免疫治疗剂，可望成为肿瘤、艾滋病等的有效治疗手段。

11）抗独特性疫苗

抗体分子可变区中高变区的抗原决定簇称为独特型决定簇，是一个抗体分子的遗传特征。当抗体分子（Ab1）作为抗原时可以刺激抗体产生抗 Ab1 的抗体，称为抗抗体或者抗 Ab2，如 Ab2 是针对 Ab1 的独特型决定簇，则称为抗独特型抗体。抗独特型抗体在构象上类似原始抗原，因此可以作为原始抗原的替代物，刺激机体产生抗原始抗原的免疫应答，而又避免了原始抗原所可能有的致病性（贺稚非等，2018）。

7.1.2.2　疫苗的发展

疫苗的发展主要体现在疫苗组分（component）、疫苗递送系统（delivery system）两个方面。

1）疫苗组分——抗原（免疫原）的发展

经典疫苗是将整个病原体灭活，或通过在非自然宿主及体外培养中传代而减毒，从而防止它在天然宿主中致病。虽然这种经典的免疫学方法已取得很大成功，但它们具有一些缺点，如无意中保留了一些活的病原体、毒力逆转、含有一些有害成分等。

通过对抗原纯化，人们制备了纯化组分疫苗（如肺炎球菌荚膜多糖疫苗）和亚单位疫苗（如乙型肝炎表面抗原亚单位疫苗、霍乱毒素 B 亚单位疫苗）。这些疫苗去除了病原微生物中的有害成分，安全有效。应用现代蛋白质化学工艺使细菌荚膜多糖与载体蛋白偶联，从而极大地改进了细菌多糖疫苗的有效性，成功制品如 b 型流感嗜血杆菌（Hib）荚膜多糖结合疫苗等。

现代分子生物学技术的应用推动了疫苗的研制。目前，基因工程疫苗代替了血源疫苗，成功地避免了血源疫苗的潜在危险。随着免疫学的发展和化学合成多肽技术的成熟，合成肽疫苗、核酸疫苗近年来成为备受人们关注的新型疫苗。另外，因超抗原独特的作用特点及与自身免疫病、肿瘤等的密切关系，人们提出了超抗原疫苗的研究思路，用于预防和治疗超抗原引起的疾病。

2）疫苗递送系统的发展

递送系统是指通过合适的方式将免疫原递送到免疫系统以启动免疫反应，与疫苗的效力直接相关。良好的疫苗递送系统可以将免疫原高效递送到 MHC I 或 MHC II 类分子呈递途径中去，并有效呈递在细胞表面。迄今为止，可用于人类疫苗接种的递送系统依然有限。随着细胞生物学和抗原呈递机制的发展，抗原递送系统的发展趋向于微粒化和缓释化。

（1）抗原的微粒化

研究表明，抗原沉积后免疫原性会得到提高。目前利用蛋白质的自组装特性或者人工设计微粒结构也可增强免疫反应。例如，鞭毛蛋白易于自组成多聚体、HBsAg 和 HBcAg 自组装成病毒样粒子（virus-like particle，VLP），这种微粒不仅能增强自身的免疫性，对其他与之相连的抗原也有增强作用。脂质体、ISOCOM 等人工微粒体，它们均可诱导 Th1 应答和 Th2 应答，可显著提高多肽疫苗的递送效率和免疫原性。

（2）抗原聚合作用和多聚体

将小分子或免疫原性差的抗原与聚合物结合，或者抗原与抗原结合形成聚合物可提高免疫原性，如抗原与聚丙烯、聚氧乙烯的聚合物、甘露糖聚合物或 β-1,3-葡萄糖聚合物结合等。有意思的是，抗原与甘露糖的偶联在氧化条件下进行时，聚合产物可选择性地激活 Th1 细胞反应，并伴随显著的细胞毒性 T 细胞应答，T 细胞分泌大量干扰素（interferon，IFN-γ），但只有低效价的抗体产生；若反应是在还原条件下进行的，结果则相反，该聚合物将选择性地激活 Th2 反应，并伴随

IL-4 及 IgG1 抗体的产生，但只有低频率的 CTL 产生。

多肽抗原有更好的方法聚合。可通过固相合成多肽时氨基末端残基丙烯化，或者通过自由基诱导而使多肽聚合，也可将多肽抗原合成为以赖氨酸为核心的分支寡聚物（multiple antigen peptide，MAP）。

（3）抗原缓释和微粒化

弗氏佐剂、乳剂均是储存抗原、缓慢释放的传统方法。可被生物降解的微胶囊是疫苗递送系统发展的趋势，它能包裹免疫刺激分子和抗原，延长抗原的吸收。其作为一个长期贮存池，可以实现注射后在不同时间脉冲样缓释抗原。当前最流行的微胶囊材料是聚乙丙交酯[poly(D,L-lactide-co-glycolide)，PLG]，它可通过水解降解，并且降解的快慢是可控的。这种递送系统有望将需要多次注射的疫苗变成更为方便的一次性注射，在免疫预防领域具有很高的应用价值。

（4）免疫途径的发展

免疫途径应根据相应病原体传染的免疫机理来选择。目前常用的接种途径有划痕法、注射法、口服法和吸入法。此外，作为无针肠道外接种疫苗替代方法的黏膜接种，因可消除感染危险，在安全性方面有着显著优势。随着口服或鼻腔接种系统的开发和临床评价，黏膜免疫技术将得到进一步的发展。

7.1.3　疫苗的制备技术

7.1.3.1　疫苗制备概述

1）疫苗的基本组成

疫苗的基本组成包括抗原、佐剂、防腐剂、稳定剂、灭活剂、其他活性组分以及盐类等非活性组分（宋宏新，2009）。疫苗的基本性质包括免疫原性、安全性和稳定性。

（1）抗原

抗原是疫苗中最主要的有效活性成分，它决定了疫苗的特异免疫原性。异物性、理化特性和特异性是构成抗原的三个基本条件。

大多数生物活性抗原都可用作制备疫苗，如细菌、灭活病毒、活病毒或通过多次传代得到的减毒株、类毒素、有效蛋白组分、细菌多糖、合成多肽以及核酸等。有效的抗原能够激发机体的细胞免疫应答或（和）体液免疫应答，促进致敏淋巴细胞或保护性抗体的生成，从而进行有效地针对特异的细菌或病毒感染的预防作用。

（2）佐剂

佐剂是能增强抗原的特异性免疫应答的制剂，它除了能够增强抗原免疫应答外，还应该具有安全性和稳定性。疫苗制备中最常用的佐剂为铝佐剂和油制佐剂。

（3）防腐剂

为避免液体疫苗在保存期间微量污染的细菌繁殖，通常加入适宜的防腐剂，如硫柳汞、2-苯氧乙醇、氯仿等。大部分的灭活疫苗都使用防腐剂。

（4）稳定剂

为保证作为抗原的病毒或其他微生物存活并保持免疫原性，疫苗中常加入适宜的稳定剂或保护剂，如冻干疫苗中常用的乳糖、明胶、山梨醇等。

（5）灭活剂

细菌或病毒抗原的灭活方法包括：物理方法，如加热、紫外线照射等；化学方法，如丙酮、酚、甲醛等。为保证疫苗的安全性，在灭活抗原后必须及时从疫苗中除去化学灭活剂。

2）疫苗的制备过程

（1）目前制备的基本过程

因为疫苗种类的差异，其制备方法各异，但一般来说，经典的疫苗制备过程包括：选择培养基或细胞进行菌株、毒株的大量繁殖，收集培养物并进行提纯；半成品的检定、稀释和分装；成品的质量鉴定（图7-1）。随着基因工程技术的进步，疫苗研制方法发生了革命性的变化，新疫苗的开发得以加速，疫苗的制备方法更加多样化。

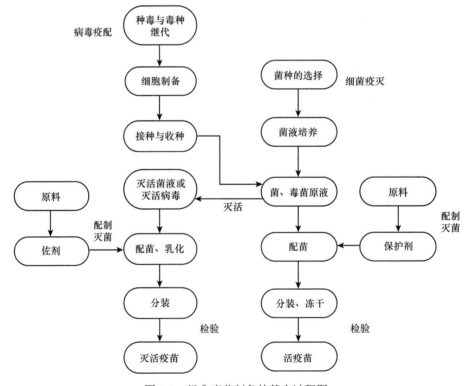

图 7-1　经典疫苗制备的基本过程图

（2）疫苗的质量控制

疫苗的质量鉴定包括以下几个方面的内容。

a. 理化检定　　以物理或化学分析手段检测疫苗的有效成分及杂质含量。检测内容主要包括物理性状检测、蛋白质含量测定、防腐剂和吸附剂含量测定、纯度测定和可能有害物含量测定等。理化检测的项目根据疫苗制品的不同而要求不同，必须达到灵敏、快速、准确的要求。随着纯化疫苗、亚单位疫苗、基因重组疫苗等新型疫苗的出现，理化检测的项目也相应逐步增加。目前我国疫苗理化检定项目参照《中华人民共和国药典》（2015 年版），新增项目必须通过中国药品生物制品检定机关认证，并编入该制品的检定规程。

b. 安全检定　　疫苗的安全检定是确保疫苗安全使用的必须措施。成品和半成品疫苗以及用以制备疫苗的菌种、毒种等都需要进行安全检定。检定内容包括一般性安全检查（如无菌试验、热原试验、灭菌、灭活）、减毒情况检查、外源因子检查、过敏性物质检查等。疫苗的安全检定还应包括用实验动物进行的急性和亚急性毒性试验等。

c. 效力检定　　疫苗效力检定是检测疫苗有效性的重要内容，目的在于了解疫苗制品能否达到预期效果。效力检定试验主要包括免疫原性检测，即活菌数测定、病毒滴度测定、抗毒素和类毒素单位测定、小鼠半数有效量（50% effective dose，ED_{50}）测定，以及动物保护力试验、血清学试验等。

d. 稳定性检定　　稳定性是鉴定疫苗质量的重要指标。稳定性试验包括长期稳定性试验和加速稳定性试验，分别检测疫苗在常规保存温度及较高温度（一般为 37℃）下存放一定时间之后的真实稳定性，以确定保存期，并对其做出评价。

随着新型疫苗制品的不断出现和免疫学技术的进展，疫苗检定技术和方法也不断更新。然而，任何新的检定方法都应进行可信性研究和标准化，并经国家检定机关认证后方可正式使用。目前世界各国的疫苗生产企业和研究单位都在实施药品生产质量管理规范（Good Manufacturing Practices，GMP），以确保其产品质量。GMP 是在药品生产全过程中，用科学、合理、规范化的条件和方法保证生产出优良药品的一整套科学管理方法。1969 年，WHO 发布了药品生产质量管理的 GMP《技术报告系列》（WHO Technical Report Series），随后各国都制定了适合本国的 GMP 标准。1988 年，我国颁布了《药品生产质量管理规范》，并进行多次修订，目前我国推行的是 2010 年国家食品药品监督管理局发布的修订版。

7.1.3.2　疫苗的基本制备技术

随着科学技术的迅猛发展，各种新技术的不断涌现为疫苗的发展奠定了良好的基础。从原来经验性的传统生产方式到利用基因工程技术制备基因工程重组疫苗，疫苗制备技术的发展在人类控制疾病的进程中起着重大作用。

疫苗的基本制备技术与细胞（细菌）培养、基因工程菌发酵技术以及后期的分离纯化技术密切相关。自 20 世纪 60 年代起大规模组织培养技术得以完善，使得许多依赖于细胞培养技术获得的疫苗制品成功推出。70 年代，超速离心、超滤、各种层析技术等蛋白质分离纯化技术的发展和完善，推动了精制疫苗的发展，使得早期粗制疫苗中可能包含的杂质甚至毒性物质得以除去，有效地提高了疫苗的免疫原性和安全性。80 年代，随着基因工程技术的快速发展，基因工程疫苗从研发走向了市场化，成为疫苗发展的重点。基因工程技术可针对一些不能或难于培养的病原体、有潜在致癌性或免疫病理作用的病原体、常规疫苗免疫效果差的病原以及副反应大的病原等研制新型疫苗，特别是多价疫苗，如用痘苗病毒为载体插入甲肝病毒（Hepatitis A virus，HAV）、人体疱疹病毒（Epstein-Barr virus，EBV）或单纯疱疹病毒等的外源基因而制成多价活疫苗，从而诱导对多种病原的免疫保护。

1）大规模组织培养技术

组织培养是指从生物体内取出活组织（或组织块），通过模拟体内生理环境，在无菌及适当的条件下，使之在体外生存并继续生长。细胞培养是指在体外培养活细胞，而该活细胞不能够再形成组织。但由于体外培养的细胞并非彼此独立而是相互依存的，所以组织培养和细胞培养在某种程度上没有十分明确的界限。按照培养过程中培养物是否需要被分殖后再培养，可以将组织培养分为原代培养和传代培养两大类。

大规模组织培养技术是指在人工设定的条件下（如 pH、温度和溶氧等），在细胞生物反应器（bioreactor）中高密度大量培养细胞基质并用以生产生物制品的技术。1962 年 Capstick 等首先成功进行了仓鼠肾细胞（baby hamster kidney，BHK）的大规模悬浮培养，标志着大规模组织培养技术的建立。此后，随着细胞培养原理和方法的日趋完善，特别是近年来微载体培养技术的出现，使得细胞产量得以大幅提高，从而使大规模组织培养技术趋于成熟。目前应用大规模细胞培养技术已成功生产了包括甲型肝炎疫苗、乙型肝炎疫苗、脊髓灰质炎疫苗、流行性乙型脑炎疫苗、狂犬病疫苗、口蹄疫疫苗等在内的多种人用和兽用疫苗。

体外培养的细胞按其对生长基质的依赖性，可以分为两类：一类为贴壁依赖型细胞，需要附着于带适量电荷的固体或半固体表面才能生长，大多数动物细胞即属于这一类，包括非淋巴组织细胞和许多异倍体细胞；另一类是非贴壁依赖型细胞，无需附着于固体表面即可生长，包括来源于血液和淋巴组织的细胞、许多肿瘤细胞及某些转化细胞。按细胞类型的不同，可采用贴壁培养、悬浮培养和固定化培养等方法进行大规模培养。

无论是贴壁细胞还是悬浮细胞，就操作方式而言，其深层培养均可分为分批式、流加式、半连续式、连续式和灌注式 5 种。

2）原核及真核细胞发酵技术

发酵（fermentation）最早指酵母作用于果汁或发芽谷物时产生二氧化碳的现象，其本质是生物为获得能量进行的氧化-还原反应。现代生物学的发展拓展了发酵的定义。就生物制品学而言，即为培养生物细胞（包括真核和原核细胞）获得产物的过程。

传统疫苗可通过大规模的细胞或细菌体外培养（即菌体发酵）来制备。而对于基因工程疫苗来说，通常是将能编码某种特定病原体抗原或抗原表位的 DNA 片段插入某一适当的表达载体（多为质粒载体），然后通过转化或转染将其导入宿主细胞，使其在宿主细胞内表达，通过一系列的下游分离纯化过程获得所需产物。选择合适的表达系统（包括表达载体和宿主细胞的选择）是高效表达所需目的产物的前提，而优化培养工艺使得宿主细胞处于良好的生长状态，达到高密度发酵则是目的产物获得高效表达的关键。

（1）表达系统的选择

多种因素能够影响目的基因在宿主细胞中的转录、翻译及加工成所需产物的过程，而合适的表达体系的选择是获得目的产物高效表达的前提，常用的有原核表达体系中的大肠杆菌（*E.coli*）表达系统及真核表达体系中的酵母表达系统、哺乳动物细胞表达系统和昆虫细胞表达系统。大肠杆菌表达系统是目前研究得最为详尽并得以广泛应用的一种成熟的、基于原核生物的基因表达系统。但由于大肠杆菌不具备分泌系统，产物多以包涵体形式存在而不易进行分离纯化，且缺乏蛋白质加工系统，产物缺乏糖基化而易被降解、易产生内毒素等缺点制约了其应用。真核表达系统具有多方面优势：表达调控机理比较清楚，遗传操作相对简单；具有原核生物无法比拟的翻译后修饰加工系统；不含有特异性的病毒，不产毒素；大规模发酵工艺简单，成本低廉；表达产物可分泌至胞外，利于分离纯化；表达量较高等。

（2）发酵技术的最优化控制

在原核发酵系统中，无论是基因工程菌还是各类生产传统疫苗的菌种，其生长发育过程普遍可分为停滞期、对数生长期、稳定期和衰退期 4 个阶段。为最大限度获得产物，应给予最适合菌体生长和产物表达的培养条件，包括：适宜的培养基组成，合适的培养温度、pH，稳定的比生长速率，适宜的溶解氧，营养物质的合理流加等，以期诱导菌体进行高密度发酵。

真核细胞与原核细胞发酵技术有着显著的区别，因而相对于原核表达系统而言，不易达到高密度发酵。但由于真核细胞能对其产物进行化学修饰，使之具有完整的生物学功能，并具有产物胞外分泌性表达、有利于分离纯化等优点，广泛应用于生产实践。目前国内外在该领域的研究热点多着重于如何完善细胞培养条件、提高得率等方面。

（3）发酵罐及检测控制系统

发酵罐（fermentor）即大规模生物反应器，是发酵工业的基本设备，可为细胞生长提供最优化环境。常用发酵罐主要包括搅拌式生物反应器、气升式生物反应器和中空纤维式生物反应器。此外，还有运用透析袋或透析膜对细胞进行透析培养的透析袋或膜式生物反应器、根据固定化技术进行培养的流化床式反应器、结合气升式反应器和流化床式反应器优点的气液双升式反应器等。

3）疫苗的纯化技术

无论是在传统疫苗还是基因工程疫苗的制备过程中，收取的含有目的产物的培养液的组分非常复杂，所以必须经过产物的分离纯化后，才能获得高纯度并符合产品要求的制品。

（1）疫苗纯化技术的种类

由于针对不同的疫苗制品有相应的制备要求，需选用不同的分离纯化路线。但一般都包括两个基本阶段：初级分离和纯化精制。在初级分离阶段，其任务主要是分离细胞和培养液、破碎细胞释放产物（如果产物在胞内）、浓缩产物并去除大部分杂质等，常用方法包括各种细胞破碎方法、离心沉降法、膜分离技术和各种沉淀方法（如盐析技术、乙醇沉淀法、聚乙二醇沉淀法）等；在纯化精制阶段，则采用高分辨率的方法，使产物和杂质尽量分开，直至达到所需的质量标准，可选用的方法有各种层析方法，如凝胶过滤层析、离子交换层析等。

（2）疫苗纯化技术的应用

相对于病毒性疫苗、亚单位疫苗和基因工程疫苗而言，细菌性全菌体疫苗的生产纯化工艺更为简单，可经过收集菌体、洗涤、离心等步骤制备纯化疫苗。如果还需进一步制备精制疫苗，则可根据制备要求用密度梯度离心、凝胶过滤、离子交换层析等方法进行提纯，以去除杂质。

对于病毒性疫苗和基因工程疫苗来说，通常需先经过细胞培养阶段诱导病毒进行增殖或目的产物的表达，然后释放病毒及产物，再经一系列后处理过程制备疫苗。对于一些可致细胞病变的病毒性疫苗，如脊髓灰质炎疫苗、流行性乙型脑炎疫苗、麻疹疫苗等，以及实现胞外表达的基因工程疫苗来说，不需采用人工手段进行细胞破碎即可释放病毒和产物。而对于一些不引起细胞病变的疫苗，如甲型肝炎疫苗，以及胞内表达的基因工程疫苗，如重组乙肝表面抗原来说，则需先通过反复冻融、超声破碎、高压匀浆等人工方法进行细胞破碎以释放病毒及产物，然后通过离心、过滤、沉淀等方法获得粗制疫苗。粗制疫苗中通常抗原含量较低，且可能含有一些杂质和过敏性物质，因此需要进一步的精制纯化。目前较为常用的精制纯化方法包括密度梯度离心、超滤、离子交换层析、凝胶过滤等（王玉炯和祁元明，2016）。

7.1.3.3 传统疫苗的制备与应用

1）灭活疫苗

（1）细菌性灭活疫苗和类毒素的制备

细菌性灭活疫苗和类毒素总体来讲可分 4 类：全菌体、菌体加毒素产物、类毒素和组分疫苗。全菌体疫苗和类毒素的制备（图 7-2），均需由细菌培养开始，前者是对菌体进一步加工，后者则是对细菌分泌的外毒素进行加工。针对不同的疫苗采用的制备技术不尽相同，但其主要程序相似。

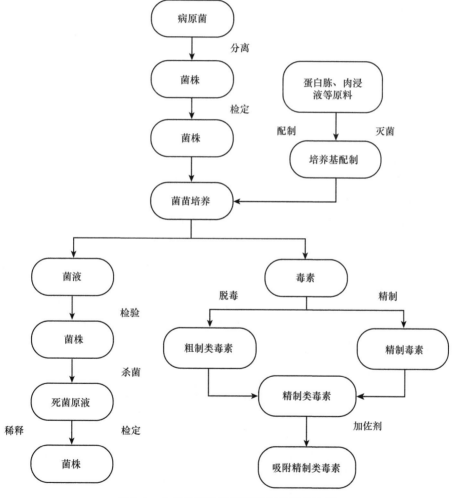

图 7-2 全菌体疫苗和类毒素制备技术流程

a. 全菌体　　全菌体疫苗主要是通过全菌体中的各类保护性抗原刺激宿主的免疫系统，从而达到预防该种疾病的目的。全菌体灭活疫苗的典型例子就是伤寒灭活疫苗，该疫苗共有 3 种，根据制备成活菌液后所使用的灭活方法进行分类，分别是丙酮灭活疫苗、加温加酚灭活疫苗和我国采用的福尔马林灭活疫苗。丙酮灭活疫苗按 1：3 的比例加入菌液和丙酮进行灭活；加温加酚灭活疫苗是将收取的菌液经 56℃ 加温灭活 1h 后，再加入酚（最终含量为 0.5%）作为防腐剂；福尔马林灭活疫苗是将收取的菌液加入福尔马林（最终含量为 1%），置 37℃ 灭活 24h 后待进一步加工。

百日咳灭活疫苗是另一个典型的全菌体疫苗，接种宿主后能起到显著的免疫效果，疫苗的免疫效果与菌种的优劣有关，但其缺点在于普遍存在的副反应。无细胞百日咳疫苗是利用百日咳杆菌的某些组分，其免疫保护效果较全细胞百日咳疫苗好，同时避免了全细胞疫苗的副反应。吸附精制百日咳疫苗是以无细胞百日咳疫苗为基础发展起来的精制疫苗，其主要组分中有百日咳白细胞增多促进因子（leukocytosis promoting factor，LPF）和丝状血凝素两种主要免疫原。制备该类疫苗的基本技术是在改良的包-姜氏或其他优化的培养基上取培养合格的百日咳杆菌，制备原液后将上清液或全培养物以沉淀、密度梯度离心、柱层析和凝胶吸附等方法处理，从而提取得到高纯度的抗原。以福尔马林或戊二醛处理方法进行抗原的解毒，解毒过程中可加入少量赖氨酸、明胶和吐温 80 等成分，以达到使抗原充分解毒而维持其免疫原性不受损害的目的。解毒后可用透析法去除解毒剂，抗原通过超声波处理成悬液，疫苗中加入防腐剂（硫柳汞）的最终浓度不得超过 0.01%。

b. 菌体加毒素产物类　　该类疫苗的组成可分为两部分：首先是菌体成分，主要作用是由菌体上的保护性抗原刺激机体产生抗体，以起到免疫防护作用；其次是毒素产物，虽然依疫苗种类不同其组分也不尽相同，但共同的特点是都可通过福尔马林直接处理而形成类毒素，从而发挥作用，霍乱弧菌灭活疫苗就属于这一类。在疫苗作用过程中，菌体和毒素都有重要的作用，霍乱单一菌体灭活疫苗接种后仅能产生 56% 的保护率，而菌体加毒素类疫苗的保护率则可增加至 64%。目前制备该类疫苗的技术流程如图 7-3 所示。

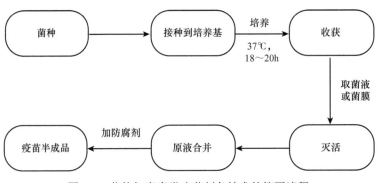

图 7-3　菌体加毒素类疫苗制备技术的简要流程

　　c. 类毒素　　　多种致病菌在其生长繁殖过程中能产生特异性的毒性物质，其中能够从菌体扩散或者自溶后释放到菌体外的毒素称为外毒素。外毒素是致病菌的代谢产物，同时也是制备类毒素的原料。以福尔马林处理或加温处理去除外毒素毒性而仍保留免疫原性者称为类毒素。类毒素是一种自动免疫制剂，多用于细菌毒素性疾病的预防，包括白喉、破伤风、肉毒、气性坏疽、霍乱、葡萄球菌感染等，习惯上人们也将这一类制剂包括在预防免疫用的疫苗中。

　　在制备类毒素时，要特别注意细菌培养基的成分中不能含有可引起人体毒性反应或过敏反应的物质。在制备过程中，要特别重视脱毒试验和毒性逆转试验。类毒素生产制备的简要流程如图 7-4 所示。

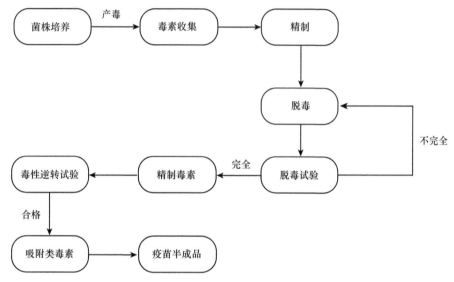

图 7-4　类毒素疫苗制备技术的简要流程

　　在选用和制备致病菌的外毒素时还需注意维持其强毒力、组织亲和性和免疫原性，既要保证外毒素能选择性地作用于某些组织和细胞，刺激机体产生能特异性中和本身毒素的抗毒素，又能自然或人为地变为无毒性但仍保持免疫原性。此外，类毒素制备时会有毒性逆转现象的发生。类毒素的毒性发生逆转与其脱毒条件有密切关系。

　　d. 组分疫苗　　　由于细菌致病性和其抗原性有着密切的关系，所以全菌体疫苗在应用中常表现出明显的副作用。将致病菌体内主要的抗原物质分离出来，用以诱导人体产生相应的保护性抗体是疫苗制备的理想目标。流行性脑脊髓膜炎 A群多糖疫苗是第一个依靠化学提纯方法制备的细菌源性疫苗。由人体分离得到的多数脑膜炎球菌均具有荚膜抗原，菌体细胞壁上的特异性多糖是流脑分型的物质基础，也是已知数种多糖疫苗如流脑、肺炎、流感嗜血杆菌等的有效保护性抗原。

目前国内外已有 A 群、C 群、A+C 群和 A+C+Y+W135 群等多种单价、二价及四价流脑多糖疫苗，可预防除 B 群外的所有流脑致病菌群引起的疾病。我国主要的流脑致病菌群为 A 群，仅生产 A 群冻干疫苗。以 A 群流脑多糖疫苗为例，其主要制备技术流程如图 7-5 所示。

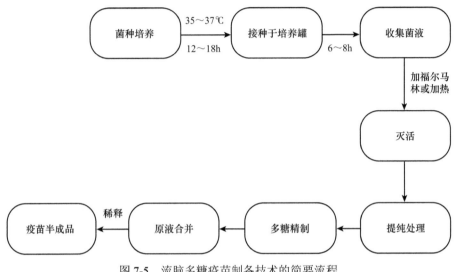

图 7-5 流脑多糖疫苗制备技术的简要流程

多糖疫苗制备时应注意以下事项：疫苗生产所用液体培养基中不得含有与十六烷基三甲基溴化铵形成沉淀的成分；培养基中不得含有过敏原物质；灭活时需确保杀菌安全并且不损伤菌体多糖。

（2）灭活疫苗的应用

灭活疫苗是传统疫苗的一部分。近年来，随着分子生物学和免疫学等学科的快速发展，利用现代生物技术开发新型疫苗引起了人们的高度重视。新型疫苗主要包括基因工程亚单位疫苗、基因工程载体疫苗、核酸疫苗、基因缺失活疫苗、遗传重组疫苗、合成肽疫苗和抗独特型抗体疫苗。根据这些疫苗的基本特征，目前一般将载体疫苗视为活疫苗，除核酸疫苗外的新型疫苗视为灭活疫苗。新型疫苗虽然种类繁多，但距离实际应用还有相当大的差距，真正在临床上应用的主要还是传统意义上的灭活疫苗。

2）减毒活疫苗

减毒活疫苗是指病原体经过甲醛处理后，在不改变毒性亚单位结构的基础上，降低毒性，同时维持结合亚单位的活性，即保持了抗原性的一类疫苗。将其接种到身体内，不会引起疾病的发生，但病原体可以引发机体免疫反应，刺激机体产生特异性的记忆 B 细胞和记忆 T 细胞，起到获得长期或终生保护的作用。与灭活疫苗相比，这类疫苗具有免疫力强、作用时间长等多方面的优点，但其缺点在于具有潜在的致病危险（有可能因发生逆行突变而在人体内恢复毒力）。根据来源可将其分为两大类：细菌性减毒活疫苗和病毒性减毒活疫苗。

7.1.4　基因工程疫苗的制备与应用

7.1.4.1　基因工程病毒疫苗

1）基因工程病毒疫苗的抗原结构特征

根据病毒是否有膜蛋白可将其分为两类：有膜病毒和无膜病毒。一般来讲，有膜病毒的中和抗原为膜蛋白，而无膜病毒的中和抗原定位于核衣壳上。目前已开发应用或正在开发的基因工程疫苗主要是将这些中和抗原在表达系统中进行表达，如乙肝病毒 S 基因已分别在酵母系统和哺乳动物细胞中进行表达，所制备的疫苗已成功地用于预防乙肝病毒感染，该疫苗是目前世界上唯一成功的基因工程疫苗，也是应用最广的。

绝大多数病毒的中和抗原为立体结构依赖性，如果经由基因工程技术表达的抗原能够保持较好的天然立体结构，其诱导免疫保护反应的能力会明显增强，这也是能否应用基因工程技术成功开发疫苗的关键。在以往的疫苗开发中偏重于诱导发生体液免疫的效果，近来随着对免疫反应分子基础的深入了解，人们已经开始关注疫苗的细胞免疫效果，目前治疗性疫苗已成为研究热点之一。此类疫苗主要是通过不同途径把微生物抗原呈递给免疫系统，刺激机体的特异性细胞毒性 T 淋巴细胞（cytotoxicity T lymphocytes，CTL）效应性应答。然而，这些抗原诱导发生的细胞免疫普遍较弱。在疫苗的开发中，为提高疫苗的细胞免疫反应强度，往往将两种以上抗原联合，特别是在 B 细胞表位上结合 T 细胞表位，以达到改善和增强机体免疫应答的目的。此外，抗体依赖性细胞介导的细胞毒性反应（antibody-dependent cell-mediated cytotoxicity，ADCC）也是清除细胞内病毒的途径之一，研究证明人类免疫缺陷病毒（human immunodeficiency virus，HIV）抗 P24 抗体可介导溶解 HIV 感染细胞的 ADCC 过程，显示核心蛋白也有可能被用做疫苗抗原。因此，以抗原为基础设计基因工程疫苗时，不仅应考虑到增强机体的体液免疫和细胞免疫，也应充分考虑到其他途径。

2）基因工程病毒疫苗

随着基因工程技术的迅速发展，基因工程病毒疫苗现已成为疫苗研发的重要方向，但大部分基因工程病毒疫苗仍然处于研究阶段或临床观察阶段。乙肝基因工程疫苗是最先获得批准生产的基因工程疫苗。

　　（1）重组酵母乙肝病毒疫苗

　　美国 Merck 公司首先利用酵母表达系统研制成功乙肝疫苗制备技术，即通过将改造的 HBV 基因和 pBR322 质粒重组，与酵母的 DNA 复制起点连接构建穿梭质粒，转化啤酒酵母细胞，在一定条件下 HBsAg 可在酵母细胞中进行表达。在大规模发酵后，收集并破碎细胞，经过硅胶吸附、疏水层析和凝胶过滤等纯化过程后，可得到纯化的 HBsAg。1986 年年底，美国食品药品监督管理局（FDA）正式批准使用重组酵母乙肝病毒疫苗，我国于 20 世纪 90 年代初开始分两条生产线同时引进美国 Merck 公司的生产技术，现均投入生产（图 7-6）。

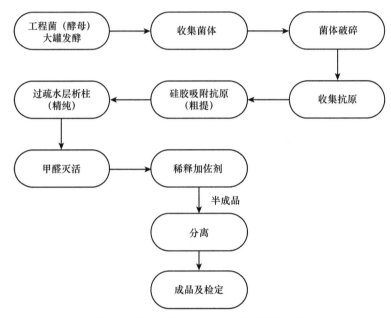

图 7-6　重组酵母乙肝病毒疫苗的制备流程

　　（2）重组中国仓鼠卵巢（Chinese Hamster Ovary，CHO）细胞乙肝病毒疫苗

　　将 HBV 基因片段重组到含有 SV40 早期启动子的质粒中，转化 CHO 细胞，通过筛选并培养得到高表达分泌型 HBsAg 的细胞株。由于表达的 HBsAg 可分泌到细胞液中，纯化工艺相对简单，常用半饱和硫酸铵沉淀、溴化钾超速离心及超过滤后进行疏水柱或凝胶柱层析，将纯化后的抗原经氢氧化铝佐剂吸附以制备疫苗。我国成功研制出该工艺制备的乙肝疫苗，目前已有数条生产线在进行生产（图 7-7）。

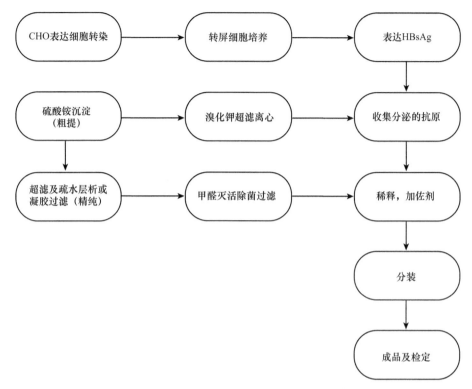

图 7-7 重组 CHO 细胞乙肝病毒疫苗的制备流程

（3）重组痘苗病毒乙肝疫苗

痘苗病毒是大分子 DNA 病毒，较容易插入外源病毒基因。将含有痘苗病毒启动子基因的质粒与另一个含有 HBsAg 基因的质粒重组构建成表达载体，通过痘苗病毒在细胞中增殖，HBsAg 可分泌到细胞外。收集细胞液，经过纯化可获得高纯度 HBsAg，然后经氢氧化铝佐剂吸附以制备疫苗。虽然我国已成功研制出该系统表达的乙肝疫苗，但由于该系统用鸡胚细胞培养，工艺较为繁杂，且表达量仅有 1μg/mL，故并没有进入大规模的生产。

对于某些危害较大的病毒，由于其结构的特殊性，不能采用传统的技术研制疫苗，如人类免疫缺陷病毒（human immunodeficiency virus，HIV）、丙型肝炎病毒（hepatitis C virus，HCV）、戊型肝炎病毒（hepatitis E virus，HEV）和人乳头瘤病毒（human papillomavirus，HPV）等，对这类病毒的感染尚无有效的治疗措施。基因重组技术使此类疫苗的研制成为可能。2006 年，由美国 Merck 公司研制成功的一种专门针对 HPV 的疫苗"嘉德西尔"（Gardasil），获得了美国食品药品监督管理局（FDA）的上市批准，这是世界上第一个用来预防由 HPV6、11、16和 18 型引起的宫颈癌和生殖器官癌前病变的癌症疫苗。随后由 GSK 开发的宫颈癌疫苗"卉妍康"（Cervarix）于 2007 年上市，该药和"嘉德西尔"所针对的 HPV

病毒亚型不同，但也取得了良好的效果。

7.1.4.2　基因工程细菌疫苗

1）基因工程细菌疫苗的优势

传统细菌性疫苗虽然在人类免疫预防中发挥了很大作用，但也存在着一些问题。例如，全菌体疫苗的接种不良反应高，个别疫苗甚至可能会有潜在的有害（如致癌）物质；组分疫苗的纯化抗原较难得到；成本较高等。基因工程技术自问世以来，对细菌疫苗的研制和生产带来了很大推动作用。同传统细菌疫苗相比，基因工程细菌疫苗具有如下优势：比较容易得到大量纯度较高的抗原；安全性更高。此外，针对某些利用传统疫苗难以解决的问题，基因工程细菌疫苗技术提供了新型细菌疫苗开发的新方向。

2）基因工程细菌疫苗的制备技术

目前制备基因工程细菌疫苗主要有三种方法：表达重组抗原、用基因工程技术制备活疫苗及用基因工程技术制备 DNA 疫苗。

用基因工程构建菌株表达抗原，经纯化后用于疫苗的制备，该方法是基因工程最基本的方法，也是目前应用最为广泛的方法。例如，将霍乱毒素 B 亚单位的基因克隆后在大肠杆菌中表达，经纯化得到霍乱毒素 B 亚单位，将其与灭活的霍乱菌体混合制备成霍乱疫苗，该疫苗的效果目前正在进行临床评估。此外，霍乱毒素 B 亚单位也可被当作佐剂应用于其他疫苗的研究和生产。

用基因工程技术制备活细菌疫苗是基因重组技术的延伸，由此制备的活疫苗不同于采用自然传代和化学诱变而得到的减毒株（或无毒株），而是与原始菌株完全不同的新细菌疫苗株，且能表达不同来源的多种抗原。

用基因工程技术制备的 DNA 疫苗是自 20 世纪 90 年代开始研发的新型疫苗，该方法的原理是通过重组技术将编码抗原的核苷酸序列克隆到质粒 DNA 上，扩增质粒并提取质粒 DNA 后接种宿主，诱导机体产生免疫保护。目前正在开展研究的 DNA 疫苗包括结核杆菌 DNA 疫苗、幽门螺杆菌 DNA 疫苗等。

7.1.5　疫苗的应用及前景

疫苗的发展和应用不仅仅限于传染病领域，已扩展到许多非传染性疾病领域。而且，疫苗已不是单纯的预防制剂，通过调整机体的免疫功能，已经成为有前途的治疗性制剂。

7.1.5.1　疫苗的抗感染作用

抗感染作用仍然是未来应用疫苗的首要任务。不少传染病仍缺乏有效的疫苗，如疟疾、结核病、呼吸道感染、腹泻等，发病和死亡人数居高不下。新发现的传染病又不断增多，如艾滋病、丙型肝炎、埃博拉出血热、严重急性呼吸综合征（sever acute respiratory syndrome，SARS）和禽流感等。对于传染病的控制依然任重而道远。

细菌联合疫苗的广泛使用，在某些疾病的预防上取得显著的效果。联合疫苗是将不同抗原进行组合后制成的能针对多种病原体进行预防的疫苗，包括多联疫苗和多价疫苗。多联疫苗用于预防由不同微生物引起的传染病，如白百破三联疫苗、麻（疹）风（疹）腮（腺炎）三联疫苗。而多价疫苗仅预防由同种微生物的不同血清型引起的传染病，如（三价）口服脊髓灰质炎减毒活疫苗。建立 2～5 联的联合疫苗，在理论上及实践中都被证明是可行的，但对联合疫苗的使用及有效性仍应有一个现实的期待值，很难实现一次免疫即可针对所有疾病进行预防。但用较少的接种次数来预防更多的疾病仍为今后疫苗研制的努力方向。

此外，病毒疫苗的有效性也是当前预防和治疗许多病毒性疾病的主要方法。例如，病毒性肝炎疫苗、轮状病毒疫苗、HIV-1 疫苗以及流感病毒疫苗等仍然面临着巨大挑战。

7.1.5.2　疫苗的抗肿瘤作用

一些病毒的感染与肿瘤的发生密切相关，这些病毒的疫苗可被看成是肿瘤疫苗。例如，EB 病毒疫苗可预防鼻咽癌，人乳头瘤病毒（human papillomavirus，HPV）疫苗可预防宫颈癌。非病毒病因的肿瘤疫苗属于治疗性疫苗。近年来这些疫苗的研制主要是根据肿瘤免疫的理论，增强机体的抗肿瘤免疫应答或直接杀伤肿瘤细胞达到治疗目的。例如，用某些免疫增强基因体外修饰自体肿瘤细胞或树突状细胞（dendritic cell，DC），再回输患者体内，以增强对肿瘤抗原的呈递能力；用病毒载体携带肝瘤相关抗原基因在体内表达肿瘤抗原，以诱导特异性抗肿瘤效应。

7.1.5.3　避孕疫苗的发展

避孕疫苗也是近年来活跃的研究领域，目前正在研制中的几种疫苗均有一定的抗生育效果。人绒毛膜促性腺激素（chorionic gonadotropin，hCG）是维持早期妊娠的激素，用 hCG 免疫人体，产生的抗 hCG 可切断黄体营养而终止妊娠。常用 hCG β 亚单位与破伤风类毒素连接制成结合疫苗。卵子透明带的 ZP3 是卵子表面的一种糖蛋白，是精卵细胞结合的位点。抗 ZP3 抗体能够阻止精卵结合，达到避孕的目的。另一种备选抗原是十肽的促黄体素释放激素（luteinizing hormonereleasing hormone，LHRH）。此激素男、女共用，控制生殖细胞和性激素的产生。一种合成的疫苗，通过 D-酪氨酸替代 LHRH 第 6 位甘氨酸，成为有效、可逆的生育控制药物。该疫苗已进行的临床试验表明，它可能替代睾丸术，用于治疗进展期的前列腺癌。此外，还有用精子表面的酶或膜分子制成的精子表面抗原疫苗等。

7.1.5.4　负调疫苗与防止免疫病理损伤

已患病情况下用疫苗诱导所期望的免疫应答而进行特异性治疗是可行的。在慢性持续感染、肿瘤等疾病常需要上调免疫应答；相反，在自身免疫性疾病、变态反应与移植等情况需要下调免疫应答，这一类疫苗称为负调疫苗。负调疫苗的发展已经使疫苗成为治疗疾病的重要手段。

某些慢性感染导致的免疫病理损伤与免疫应答的类型有关，通过调整免疫功能有可能防止或减轻病理损伤。动物实验观察到血吸虫感染以 Th2 应答为主，常伴有肝的纤维化和结节形成。联合使用虫卵抗原和 IL-12 可诱导 Th1 应答，虽不能保护机体免受感染，但减轻了肝的损伤。使用人工的变应原肽段可封闭特异性 IgE，阻止肥大细胞脱颗粒，从而防止 I 型超敏反应的发生。

7.1.5.5　疫苗的副作用

由于疫苗一般用于正常个体，且大多数疫苗是给免疫系统发育尚不完全的婴儿和儿童使用，所以疫苗的"阴暗面"即疫苗所产生的不良反应尤其值得关注。最有争议的是包含完整灭活百日咳菌的百日咳疫苗的不良反应，其最普遍的反应就是发热、过敏、局部红肿痛、食欲减退和嗜睡等，严重不良反应是引起严重急性神经疾病。报道数据显示，自从美国使用百日咳疫苗，其发病率降低了 50 倍，伴有 1% 的脑损害和 0.1%～4% 的死亡率。疫苗的回报率还是令人欣慰的。

另一个值得关注的是脊髓灰质炎。由于有些国家脊髓灰质炎病例已多年没有出现，其疫苗的不良反应显得更为重要。不幸的是，脊髓灰质炎沙宾疫苗病毒存在神经毒的返祖现象，美国曾在 270 万个口服脊髓灰质炎病毒疫苗剂量中发生过一次，在 1985～1991 年的 7 年间，英格兰和威尔士的 1.84 亿个免疫剂量中有 9 次。由于麻痹性脊髓灰质炎的死亡率是 5%～10%，所以这个回报率还是有利于这种疫苗的使用。此外，麻疹疫苗、流行性腮腺炎疫苗和风疹疫苗等并不导致严重并发症，其不良反应相对较温和。此外，疫苗的辅料或佐剂也可引起炎症、脓肿等不良反应。更为严重的是疫苗偶尔导致过敏反应、血小板减少症和急性关节炎，这些严重并发症的发生率小于万分之一。

7.1.5.6　免疫预防与疾病控制前景

从历史的发展看，许多疾病的根除主要归功于预防。在与传染病斗争中，疫苗已经成为免疫预防传染病的主要手段和措施。全球成功地消灭了天花，就是人类向疾病作斗争取得彻底胜利的最好证明。世界卫生组织（World Health

Organization，WHO）从 2000 年开始领导全球根除脊髓灰质炎，通过国际免疫接种日等活动，使得脊髓灰质炎成为继天花之后第二个可能根除的疾病。麻疹是 WHO 列出的下一个全球消除的疾病目标，但是目前面临的挑战是麻疹疫苗对小于 9 个月的婴儿无效，消除麻疹的障碍可能是 4～6 个月（母体来源的被动免疫消退）与 9 个月之间的易感婴儿。

在疾病控制和根除计划实施过程中，婴幼儿和老人的疫苗接种是特别需要注意的问题，这两个极端年龄的人群为新型和改良疫苗的设计提出了特殊的要求。一些疫苗需在最早期接种，方能达到最佳的效果，包括针对母婴传播性疾病的疫苗，如乙肝疫苗、丙肝疫苗、HIV 等。也有一些适合老年人相应的疫苗，包括流感疫苗和肺炎球菌疫苗，而针对老人免疫系统的免疫接种也需要采用不同的策略。随着科技的进步，用于免疫预防的更好的新型疫苗还会不断问世，为保障人类的健康做出贡献。

7.2　佐　　剂

免疫佐剂（adjuvant）是指能够增强免疫应答或改变免疫应答类型的物质，可延长抗原在体内的存留时间，增加抗原刺激作用，更主要的是刺激网状内皮系统，使参与免疫反应的免疫活性细胞增多，促进 T 细胞与 B 细胞的相互作用，从而增强机体对抗原的细胞免疫和抗体的产生，通常对免疫原性差的抗原尤为重要。

7.2.1　佐剂的种类

7.2.1.1　人用疫苗的佐剂种类

铝佐剂：铝佐剂是最安全有效的疫苗佐剂，到目前为止已用于 80%以上的人用疫苗，如氢氧化铝、磷酸铝。铝盐佐剂也有许多不足，不适用于许多新疫苗：①不能冻干；②制备的凝胶批与批之间差异很大，既难控制质量，又难对佐剂效果作出准确评价；③只能增强体液免疫，不能增强细胞免疫（方鑫，2015）。

MF59：MF59 是一种水包油乳剂，由 4.3%的角烯鲨、0.5%的吐温 80（Tween 80）和 0.5%的山梨糖醇三油酸酯（Span 85）组成稳定的微滴（250nm）。MF59 的作用模式主要有以下几个方面：①促进呈递细胞对抗原的摄取；②激活巨噬细胞，促进巨噬细胞对抗原的吞噬作用，诱导巨噬细胞经淋巴回流分化为树突状细胞；③刺激巨噬细胞、单核细胞、粒细胞释放趋化因子，如 CCL2、CCL3、CCL4 及 CXCL8；④上调人单核细胞共刺激因子 CD86，下调单核细胞表面标志物 CD14，促进单核细胞分化为树突状细胞。

AS03（adjuvant system 03）：含α生育酚（α-tocopherol）、角鲨烯、Tween 80 的水包油乳化剂。

ISA51：含矿物油和表面活性剂，属于 Montanide ISA^{TM} 系列佐剂。

病毒体佐剂：Inflexal$^®$V 和 Epaxal$^®$中的病毒体佐剂是免疫增强性重组流感病毒体（immunopo-tentiating reconstituted influenza virosomes，IRIV），其 70%的成分是磷脂酰胆碱和磷脂酰乙醇胺，30%是提纯于流感病毒中的糖蛋白血凝素和神经氨酸酶。

AS01 和 AS04：含单磷酸酰脂 A 的复合佐剂。

纳米乳佐剂：是一个由表面活性剂和助表面活性剂、油相、水相组成，热力学稳定性和各向同性的、澄清或半透明的、粒度大小为 1100nm 的、高度热力学稳定的胶体分散系统（Xiang et al.，2015）。

7.2.1.2　免疫动物的佐剂种类

化合物：包括氢氧化铝、明矾、矿物油及吐温 80、弗氏不完全佐剂（羊毛脂与石蜡油的混合物），以及人工合成的多聚肌苷酸如胞苷酸（Poly I：C）、脂质体等。

生物制剂：①经处理或改造的细菌及其代谢产物，如卡介苗、短小棒状杆菌、百日咳杆菌，以及霍乱毒素（cholera toxin，CT）B 亚单位、革兰氏阴性菌细胞壁成分脂多糖（lipopolysaccharide，LPS）和类脂 A、源于分支杆菌的胞壁酰二肽等；②细胞因子及热激蛋白等。

迄今能安全用于人体的佐剂仅限于氢氧化铝、明矾、Poly I：C、胞壁酰二肽、细胞因子及热激蛋白等。最常用于动物实验的佐剂是弗氏完全佐剂（弗氏不完全佐剂加卡介苗）和弗氏不完全。表 7-1 列举了常规使用的各种佐剂，其中最常用的是弗氏佐剂（Freund's adjuvant）。弗氏佐剂有完全与不完全之分，不完全弗氏佐剂是液体石蜡与羊毛脂（组分比为 1～5：1，常为 2：1）混合而成，完全弗氏佐剂含分枝杆菌（卡介苗），用于首次免疫时，不完全弗氏佐剂不加分枝杆菌，在每次加强免疫时使用。

表7-1　常规使用的各种佐剂

种类	举例
油包水	弗氏不完全佐剂、弗氏完全佐剂
矿物质	氢氧化铝吸附抗原、明矾（硫酸铝钾）四价铵盐
细菌及其产物	卡介杆菌、百日咳菌、棒状杆菌、内毒素
多聚核苷酸	多聚次黄嘌呤核苷酸、多聚胞嘧啶核苷酸
细胞因子	白细胞介素 12（IL-12）
其他	脂质体、皂苷（QS-21）、免疫刺激复合物（ZSCOMS）

7.2.2　佐剂的作用机制

人用疫苗的佐剂作用机制因种类不同而变化。①铝佐剂普遍认为有 3 种作用模式：仓储效应，即铝佐剂吸附疫苗抗原后，可在注射部位缓慢地释放抗原，延长抗原与抗原呈递细胞（antigen presenting cell，APC）作用的时间，从而促进抗体的产生；多价颗粒效应，即在抗原呈递的过程中，颗粒状抗原通过胞吞或内吞作用、可溶性抗原通过胞饮作用被树突状细胞（dendritic cell，DC）摄取并呈递；免疫刺激效应被近年来多项研究证明，铝佐剂可刺激机体产生多种细胞因子或共刺激物，通过激活固有免疫系统促进获得性免疫反应。②AS03 可通过激活 NF-κB 途径刺激促炎细胞因子和趋化因子的产生，趋化单核细胞，促进抗原诱生高水平的抗体。③AS01 和 AS04 均为含单磷酸酰脂 A 的复合佐剂，其中单磷酸酰脂 A 是沙门菌 R595 脂多糖提取物的脱毒形式，通过 Toll 样受体 4 激活天然免疫系统，具有免疫增强活性（Shi et al., 2019）。

免疫动物用佐剂的作用机制极为复杂，至少包括：①可改变抗原的物理性状（例如，水溶性的抗原和油脂佐剂混合后能形成一种油包水或水包油的颗粒），有利于抗原缓慢释放，延长抗原在体内的停留时间，还能改变抗原的分布，延长抗原的局部吸收时间，增加局部刺激作用；②被佐剂吸附的抗原（尤其是可溶性抗原）易被巨噬细胞吞噬，促进对抗原的处理；③佐剂能刺激淋巴细胞增殖和分化，并增加细胞的通透性，从而增强和扩大免疫应答的能力；④佐剂能增加抗原的表面积，改变抗原的活性基团结构，从而增强抗原的免疫原性，使无或微弱免疫原性的物质变成有效的免疫原；⑤佐剂能改变抗体类型，使产生 IgM 转变为产生 IgG。

7.2.3　佐剂的制备和使用

除颗粒抗原可直接作为免疫原进行免疫外，多数抗原（特别是可溶性抗原）往往要与佐剂混合才可以使用。目前世界上应用最广泛的疫苗佐剂为金属盐类，即凝胶型佐剂，如 $Al(OH)_3$、$AlPO_4$、$Ca_3(PO_4)_2$ 等。

1）铝佐剂

铝佐剂是以硫酸铝钾为主的无机盐溶液，其起作用的成分是在一定条件下生成的 $Al(OH)_3$，配方为磷酸氢二钠 240mg、磷酸二氢钾 174mg、乙酸钠 100mg、氯化钠 11mg、硫酸铝钾 10mg、蒸馏水 100mL。铝佐剂和蛋白质抗原溶液（10mg/mL）的体积比为 25.6∶1。操作过程是将铝佐剂逐滴加入抗原溶液中，当蛋白质开始沉淀时，再用 30%磷酸氢二钠或 1mol/L 的氢氧化钠调节 pH 至 5.5，使大部分抗原蛋白质沉淀、离心，将沉淀悬浮于 pH 5.5 的溶液中，调整蛋白质最终浓度为 10mg/mL。与弗氏佐剂相比，铝佐剂的作用较弱，进入机体后寿命也比较短，而且如果注射不当，还会引起化脓和长期硬结等副作用。使用佐剂注射时，常采用皮下注射或腹腔注射的方式，每次注射的时间都在一周以上，不用佐剂的免疫注射，常用静脉注射的方式，每次间隔时间 3d 左右。

2）弗氏佐剂

弗氏佐剂（Freund's adjuvant）是最常用的佐剂之一，一般首次免疫实验动物时，抗原与完全弗氏佐剂混合后注射，而在加强免疫时则只需与不完全弗氏佐剂混合即可。常用的两种复合佐剂是油包水型佐剂，根据其成分的不同可以分为不完全佐剂和完全佐剂两种。弗氏不完全佐剂（Freund's incomplet eadjuvant，FIA）由 1～6 份油剂（石蜡油或花生油）与 1 份乳化剂（羊毛脂、吐温 80 或胆固醇）混合而成；弗氏完全佐剂（Freund's complet adjuvant，FCA）是在前者的基础上再加入卡介苗（用量为 2～20mg/mL）而成，高压灭菌后低温保存备用。

佐剂和抗原以 1∶1 的比例（体积比）充分混合成乳剂。具体的混合方法有两种。①研磨法先将弗氏不完全佐剂加热倒入研钵中，冷却后逐滴加入抗原溶液，边滴边研磨，直至完全变为乳剂为止，对于完全弗氏佐剂，可以在滴加抗原的同时加入卡介苗。②注射器混合法：用两支 5mL 左右的注射器，针头处用路厄（尼龙管）连通，一支注射器内装入抗原，另一支注射器装入佐剂，然后相互推注，经多次混合后逐渐变为乳剂（图 7-8）。

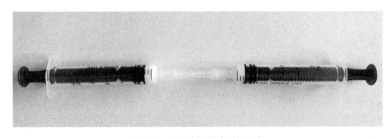

图 7-8　抗原与佐剂的混合

这两种方法各有优缺点：前者容易彻底乳化，但是容易浪费佐剂和抗原，较难实现无菌操作，有时为了防止污染可以加入一定量的抗生素，但是抗生素常有免疫抑制作用，所以应尽可能地进行无菌操作而不加入抗生素，该法适合于大量的抗原和佐剂混合；后者容易实现无菌操作，乳化后可以用注射器直接注射，节约抗原和佐剂，但是不容易乳化完全。除了上述两种方法外，也有人采用超声加快抗原和佐剂的乳化。

检验乳化是否完全，可以将一滴乳化后的溶液滴入水中，如立即散开，则表明还没有乳化好，需继续乳化，如果不散开而漂在水面上则表明已乳化完全。乳化完全彻底后，可以通过皮内注射法、皮下注射法、肌肉注射法、淋巴结注射法或几种方法的混合法免疫动物。加佐剂免疫时应注意，弗氏佐剂用量过大会在局部引起慢性炎症反应，引起巨噬细胞和淋巴细胞在佐剂注射局部浸润，形成肉芽肿和溃疡，甚至动物死亡。

7.2.4　佐剂的发展

随着合成多肽疫苗和重组抗原疫苗等的研制，含 CpG 结构的细菌 DNA 或人工合成寡核苷酸，能够促进 Th1 型免疫应答，具有免疫佐剂（特别是 DNA 疫苗佐剂）的应用前景。此外，免疫刺激复合物（immune stimulating complex，ISCOM）、脂质体、细胞因子（如 IFN-γ 和 IL-2 等）也是新型佐剂研究的热点。佐剂的研究不仅能促进基因重组疫苗、DNA 疫苗等新型疫苗的开发，而且在揭示免疫系统机制研究中具有重要的意义。

CpG 寡核苷酸是人工合成的一段含非甲基化胞嘧啶-鸟嘌呤的寡核苷酸链，其受体是 TLR9，能够诱导细胞因子的产生，活化 B 细胞、自然杀伤细胞（natural killer cell，NK）及树突状细胞（dendritic cell，DC），对蛋白疫苗和核酸疫苗均有明显的佐剂活性。寡核苷酸链的序列决定了佐剂活性的强弱，不同种属的最适基序不尽相同。

免疫刺激复合物（immune stimulating complex，ISCOM）是一种缓释的免疫制剂，主要含有胆固醇、磷脂、皂素及蛋白质，多为直径 30～40nm 的二十面体对称结构，能够捕获大量蛋白质抗原分子并释放给抗原呈递细胞（antigen-pesenting cell，APC）。对于免疫系统，ISCOM 更像一个易被 APC 吞噬的多价抗原，并且能够上调 MHC 分子的表达，促进细胞免疫尤其是 CTL 的细胞毒活性（孙晓敏，2018）。

随着研究的不断深入，今后疫苗佐剂的研究可以从以下入手：①对已知佐剂在基因、细胞、分子水平进行研究，为针对性研发出新的疫苗提供坚实的理论依据；②进一步寻找能够快速、高效、低毒地提高体液和细胞免疫应答水平的佐剂（蛋白类佐剂、核酸类佐剂、脂类佐剂和混合佐剂），将为研制出拥有自主知识产权、可人用的新型疫苗免疫刺激分子和递送系统等的新型人用佐剂提供新思路及新策略（喻吉，2018）。

7.3　免　疫　治　疗

在正常情况下，机体免疫系统能够发挥自身的免疫调节作用，抵抗外来病原体的感染，消灭机体发生的癌变细胞，及时清除自身反应性淋巴细胞，从而防止自身免疫性疾病的发生。机体免疫功能异常可以导致多种疾病的发生，如自身免疫性疾病、免疫缺陷病和肿瘤等。免疫治疗（immunotherapy）是应用免疫学原理和各种免疫学手段，针对机体低下或亢进的免疫状态，人为地增强或抑制机体的免疫功能，达到治疗疾病的目的（周光炎，2018）。

7.3.1　免疫治疗分类

7.3.1.1　根据对机体免疫应答的影响分类

1）免疫增强疗法

主要用于治疗感染、肿瘤和免疫缺陷等免疫功能低下的疾病。免疫增强疗法包括非特异性免疫增强剂、疫苗、抗体或淋巴细胞的过继免疫疗法、细胞因子疗法等。

2）免疫抑制疗法

主要用于治疗超敏反应、自身免疫性疾病、移植排斥、炎症等免疫功能亢进性疾病。免疫抑制疗法包括非特异性免疫抑制剂、淋巴细胞及其表面分子的抗体、诱导免疫耐受的疫苗的应用等。

7.3.1.2　根据治疗特异性分类

1）特异性免疫治疗

主要包括以下三种方式。

（1）接种疫苗

利用抗原可诱导特异性免疫应答的特点，在一定条件下，用抗原对机体进行免疫，使机体对该抗原产生特异性免疫应答或免疫耐受，达到治疗疾病的目的，如肿瘤疫苗诱导特异性抗肿瘤免疫应答。该疗法见效慢，但维持时间长。

（2）输注特异性免疫应答产物

直接给机体输注特异性免疫应答的产物——抗体或效应细胞，使机体立即获得针对某一特异性抗原的免疫力。该疗法见效快，但维持时间短。

（3）利用抗原特异性地剔除免疫细胞亚群或进行导向治疗

利用抗体反应的特异性，在体内特异性地去除某一类免疫细胞，如用抗 CD4 单克隆抗体剔除 $CD4^+$ T 细胞，以抑制机体的免疫功能；或者进行靶向性治疗（如肿瘤的靶向治疗），以提高疗效、降低毒副作用。

2）非特异性免疫治疗

包括非特异性免疫增强剂和免疫抑制剂的应用。其特点是作用没有特异性，对机体的免疫功能呈现广泛增强或抑制，易导致不良反应。

7.3.1.3　根据治疗所用制剂的特点分类

1）主动免疫治疗

主动免疫治疗（active immunotherapy）是指给机体输入抗原性物质，激活机体的免疫应答，使机体自身产生抵抗疾病的能力。例如，瘤苗的应用、创伤后破伤风类毒素的应用等均属于主动免疫治疗。

2）被动免疫治疗

被动免疫治疗（passive immunotherapy）是指将对疾病有免疫力的供者的免疫应答产物转移给受者，或自体免疫细胞体外处理后回输，以治疗疾病，该疗法又称过继免疫治疗（adoptive immunotherapy）。被动免疫治疗包括抗体、免疫效应细胞等的应用。

治疗性抗体和免疫效应细胞过继免疫肿瘤已经取得了举世瞩目的成就。肿瘤过继性细胞免疫治疗（adoptive celluar immunotherapy）是指向肿瘤患者输入具有抗瘤活性的免疫细胞，直接杀伤肿瘤或激发机体抗肿瘤免疫效应，从而达到治疗肿瘤的目的，可用于单独治疗或辅助治疗肿瘤患者，提高疗效，改善患者生存质量。

7.3.2　分子免疫治疗

7.3.2.1　抗体为基础的免疫治疗

以抗体为基础的免疫治疗，主要用于抗感染、抗肿瘤和抗移植排斥反应。治疗性抗体主要包括多克隆抗体、单克隆抗体和基因工程抗体。其原理涉及中和毒素、介导溶解靶细胞、中和炎症因子、作为靶向性载体（钱国英和陈永富，2012）。

1）多克隆抗体

用传统方法免疫动物制备的血清制剂，由于一种抗原（如细菌）有多个不同的抗原决定簇，每一个抗原决定簇都可以被一个 B 细胞克隆所识别，并产生出针对它的抗体，因此这种异种免疫血清中的抗体是多克隆抗体（polyclonal antibody）。

（1）抗感染免疫血清

抗毒素血清主要用于治疗和紧急预防细菌外毒素所致疾病；人免疫球蛋白制剂主要用于治疗丙种球蛋白缺乏症和预防麻疹、传染性肝炎等。

（2）抗淋巴细胞丙种球蛋白

用人 T 细胞免疫动物制备免疫血清，再从免疫血清中分离纯化免疫球蛋白，将其注入人体，在补体的参与下使 T 细胞溶解破坏，常用于器官移植受者，阻止移植排斥反应的发生，延长组织器官的存活时间，也可用于治疗某些自身免疫性疾病。

2）单克隆抗体

单克隆抗体（monoclonal antibody，McAb）作为免疫治疗的生物制剂，是由一个 B 细胞克隆，针对单一抗原表位产生的结构均一、高度特异的抗体。

（1）抗细胞表面分子的单抗

该类抗体在体内能识别和结合表达特定表面分子的细胞，在补体参与下细胞溶解。例如，抗 T 细胞及其亚类的抗 CD3 单克隆抗体可选择性破坏 T 细胞，用于临床急性心、肝、肾移植排斥反应的治疗；在骨髓移植时还可用于清除骨髓中的成熟 T 细胞，防止移植物抗宿主病（graft-versus-host disease，GVHD）的发生。

（2）抗细胞因子的单抗

IL-1 和 TNF-α 是重要的炎症介质，在类风湿关节炎等慢性炎性疾病的发生和发展中起重要作用。以抗 IL-1 或抗 TNF-α 单抗中和相应细胞因子的活性，可以减轻炎症反应。infliximab 是抗 TNF-α 单抗，能够迅速改善类风湿性关节炎的症状，促进 Crohn 病瘘管的愈合，但也会引起包括感染和自身免疫反应的不良作用，存在一定的风险。

（3）抗体靶向药物治疗

利用抗肿瘤单克隆抗体特异识别肿瘤细胞的特点，将它作为靶向载体与各种杀伤分子（如毒素、抗癌药物、放射性核素等）进行化学偶联，可以构建成一种对肿瘤细胞具有高度特异性的强杀伤活性的偶联分子，从而制备抗肿瘤单抗偶联物，又称免疫偶联物。根据偶联物中细胞毒性物质的不同可将免疫偶联物分为三种。

a. 放射免疫偶联物　　用于与抗肿瘤单克隆抗体偶联的放射性核素主要有 ^{90}Y、^{131}I、^{111}In 等。这种放射性免疫偶联物可用于肿瘤的诊断与治疗。标记了大量高能核素的抗肿瘤单克隆抗体与肿瘤细胞结合后，可以通过辐射损伤杀死靶细胞及其周围的肿瘤细胞，例如，由 ^{90}Y 偶联抗 CD20，用于治疗非霍奇金淋巴瘤，疗效是单抗 rituximab 的 2 倍。

b. 免疫毒素　　抗肿瘤单抗与毒素的偶联物又称免疫毒素（immunotoxin，IT）。用于制备 IT 的毒素主要有：植物毒蛋白，这类毒素主要有篦麻毒素（ricin）、相思子毒素（abrin）、苦瓜毒素（mormordin）、天花粉蛋白等，它们可以通过灭活核糖体阻断蛋白质合成，杀伤靶细胞；细胞毒素，主要有白喉外毒素（diphtheria toxin，DT）、绿脓杆菌外毒素（pseudomonas aeruginosa exotoxin，PE）等，它们主要通过抑制延长因子-2（eukaryotic elongation factor 2，eEF-2）阻断蛋白质合成，杀死靶细胞。目前仅有一种免疫毒素 Mylotarg 获得 FDA 批准用于急性髓样白血病的治疗。

c. 化学免疫偶联物　　抗肿瘤单克隆抗体与化疗药物的偶联物。用以制备这类靶向药物的化疗药物主要有阿霉素（adriamycin）、氨甲蝶呤（methotrexate，MTX）等，它们主要通过阻断 DNA 合成来杀死靶细胞。化疗药物杀细胞作用比毒素低得多，增加抗体分子携带的药物分子数，可以增强其杀伤活性，但常会导致抗体活性的下降与丧失。

3）基因工程抗体

目前所制备的单克隆抗体多为鼠源性的，治疗时人体可产生抗鼠源单抗的抗体（human anti-mouse antibody，HAMA），从而影响疗效，甚至发生超敏反应，限制了临床应用和疗效。为此产生了基因工程抗体，即重组抗体，主要是通过 DNA 重组和蛋白质工程技术在基因水平上去除鼠源免疫球蛋白中 Fc 段和可变区中的骨架区，保留抗体结合抗原的特异性，降低免疫原性，如人-鼠嵌合抗体、人源化抗体、小分子抗体等。近年来发展的基因工程人抗体，在临床应用中显示出其优越性。

7.3.2.2 抗原为基础的免疫治疗

抗原是引起免疫应答的始动因素，产生免疫保护。针对机体异常的免疫状态，人工给予以增强免疫应答或诱导免疫耐受来治疗疾病，称为以抗原为基础的免疫治疗。其策略主要有两种：一是增强机体对抗原的免疫应答，治疗感染、肿瘤等疾病；二是诱导免疫耐受，治疗自身免疫疾病、超敏反应性疾病等。

1）以抗原表位的形式进行免疫治疗

表位是抗原分子中决定抗原特异性的特殊化学基团，同时也是被 T 细胞抗原受体（T cell receptor，TCR）或 B 细胞抗原受体（B-cell receptor，BCR）识别和结合的部位，利用表位直接诱导免疫应答是有效的途径。但由于目前对大多数抗原的表位认识不足，其应用受到限制。此外，表位多为 8～12 个氨基酸组成的短肽或其他小分子，在体内容易降解。因此，抗原表位与载体结合作为疫苗。例如，热激蛋白（heat shock protein，HSP）具有"伴侣抗原肽"的作用，从肿瘤组织中提取的 HSP 可结合不同的抗原肽，形成多种 HSP-肽复合物，这种复合物免疫后可激活多个 CTL 克隆，产生较强的抗肿瘤效应。

2）抗原以分子或片段的形式进行免疫治疗

利用重组 DNA 技术，产生大量的微生物或肿瘤细胞某一特定的蛋白质或片段抗原分子的重组抗原疫苗，如重组乙肝表面抗原疫苗。将编码特异性抗原的基因插入到质粒中，构建重组载体，在体内表达相应抗原的 DNA 疫苗，如临床在研的 HIV 和疟疾 DNA 疫苗，还有重组病毒疫苗和转基因植物疫苗等都能够通过增强机体免疫效应成为基础免疫治疗的重要形式。此外，在动物模型中，通过口服抗原诱导免疫耐受治疗自身免疫性疾病也获得了成功，如口服髓磷脂碱性蛋白（myelin basic protein，MBP）治疗多发性硬化症。

7.3.2.3　细胞因子及其拮抗剂为基础的免疫治疗

细胞因子具有广泛的生物学功能，不仅在机体免疫应答中具有重要作用，而且调节许多基本的生命活动。体内细胞因子的变化明显影响机体的生理或病理过程，调整机体细胞因子网络的平衡已经成为免疫治疗的重要对策。补充外源性细胞因子或阻断内源性细胞因子的病理作用是临床常用的免疫治疗方法。

1）细胞因子疗法

重组细胞因子已经用于肿瘤、感染、造血障碍等疾病的治疗。例如，干扰素-α（interferon-α，IFN-α）对血液系统肿瘤毛细胞白血病的疗效显著，对病毒性肝炎、带状疱疹等也有一定疗效；IFN-β 主要用于治疗多发性硬化症；IFN-γ 的免疫调节能力较强，但治疗效果较弱。白细胞介素-2（interleukin-2，IL-2）、IL-4、IFN、TNE-α 及粒细胞-巨噬细胞集落刺激因子（granulocyte-macrophage colony stimulating factor，GM-CSF）等，具有直接或间接的抗肿瘤效应；α 肿瘤坏死因子（tumor necrosis factor-α，TNF-α）对多种肿瘤有免疫效应，与化疗药物联合局部用药对转移性黑色素瘤和结肠癌等疗效显著。GM-CSF 和 G-CSF 治疗各种粒细胞低下，降低化疗后粒细胞减少程度；红细胞生成素（erythropoietin，EPO）对治疗肾性贫血具有显著疗效；IL-11 用于肿瘤或化疗所致血小板减少症等。

2）细胞因子阻断疗法

其原理是通过抑制细胞因子的产生、阻止细胞因子与相应受体的结合或阻断结合后的信号转导，抑制细胞因子发挥生物学效应。例如，用 TNF-α 单抗治疗类风湿关节炎；重组可溶性I型 TNF 受体（sTNFR I）可减轻类风湿关节炎的炎症损伤，也可缓解感染性休克；重组可溶性 IL-1 受体（sIL-1R）能够抑制移植排斥和实验性自身免疫病；重组可溶性II型 TGF-β 受体（sTGFβR II）能够阻断 TGF-β 介导的免疫抑制和致纤维化，在抗肿瘤和抗纤维化实验中疗效较好。此外，IL-1 受体拮抗剂（interleukin-1 receptor antagonist，IL-1RA）对治疗炎症、自身免疫病等有一定疗效。

3）细胞因子基因疗法

该法是将细胞因子或其受体基因导入机体内，使其在体内持续表达并发挥治疗效应。该法在临床上常与其他疗法结合，如以细胞免疫为基础的细胞因子基因转染免疫效应细胞。

7.3.3　细胞免疫治疗

以细胞为基础的免疫治疗是指将自体或异体的造血细胞、免疫细胞或肿瘤细胞经体外培养、诱导扩增后回输机体，以激活或增强机体特异性免疫应答，如使用细胞疫苗、干细胞移植、过继免疫治疗等。

7.3.3.1　细胞疫苗

1）肿瘤细胞疫苗

包括灭活瘤苗、异构瘤苗等，是将自体或异体肿瘤细胞经物理、化学或生物学处理，使肿瘤细胞失去分裂增殖能力并保留其免疫原性而制成的瘤苗，但目前因其作用的有限性和潜在的危险性而停用。

2）基因修饰的瘤苗

是将肿瘤细胞用基因修饰的方法改变其遗传性状，降低致瘤性，增强免疫原性。例如，将编码 HLA 分子、协同刺激分子（如 B7）、细胞因子（如 IL-2、IFN-γ、GM-CSF）的基因转染肿瘤细胞，注入体内的瘤苗将表达这些免疫分子，从而增强抗肿瘤效应。

3）树突状细胞疫苗

树突状细胞（DC）是人体内最有效的抗原呈递细胞，能够刺激体内初始 T 细胞的活化。通过直接或间接的方式促进 B 细胞增殖活化，调节体液免疫应答，并可刺激记忆 T 细胞活化，诱导再次免疫应答。将肿瘤患者外周血单个核细胞（peripheral blood mononuclear cell，PBMC）在体外用 IL-4、GM-CSF 等诱导扩增为具有强大抗原呈递功能的 DC，再用肿瘤抗原、肿瘤抗原多肽负载回输患者体内，诱导机体产生大量具有特异性细胞毒功能的 T 细胞，对肿瘤细胞发挥特异性杀伤作用。

7.3.3.2　过继免疫治疗

过继免疫治疗是指自体的淋巴效应细胞经体外激活、增殖后回输患者机体，直接杀伤肿瘤细胞或激发机体抗肿瘤免疫效应，主要包括以下三种。

淋巴细胞激活的杀伤细胞（lymphokine activated killer cell，LAK）是肿瘤患者 PBMC 经体外 IL-2 刺激培养后诱导产生的一类杀伤细胞，其杀伤肿瘤细胞不需抗原致敏，且无 MHC 限制性。

肿瘤浸润淋巴细胞（tumor infiltrating lymphocyte，TIL）是从手术切除的患者肿瘤组织中分离出来的浸润淋巴细胞，它们在体外经 IL-2 活化并增殖后，再回输入患者体内，具有比 LAK 细胞更强的杀肿瘤活性。

细胞因子诱导的杀伤细胞（cytokine induced killer cell，CIK）是患者外周血单个核细胞（peripheral blood mononuclear cell，PBMC）经抗 CD3 单克隆抗体、

IL-2、IFN-γ、TNF-α 等细胞因子体外诱导分化获得的具有 $CD3^+$ $CD56^+$ 表型的杀伤细胞，其增殖效率或杀伤活性均明显强于 LAK，对白血病和某些实体瘤有较好的疗效。

7.3.3.3　造血干细胞移植

1）骨髓移植

取患者自体或健康志愿者的骨髓经处理后回输给患者，骨髓中的干细胞进入患者体内分化、增殖，帮助患者一定程度上恢复造血功能和免疫力，临床上用于治疗免疫缺陷病、再生障碍性贫血和白血病等。自体骨髓移植需要在回输前处理后再进行回输，但难以除尽残余的白血病细胞，影响疗效。异体骨髓移植干细胞来源于人类白细胞抗原（human leukocyte antigen，HLA）型别相配的供者，可采集骨髓、外周或脐带血，分离 $CD34^+$ 干/祖细胞移植。但 HLA 配型相同的供体很难得到，且移植物抗宿主病的发生率很高，因此临床治疗受到限制。

2）外周血干细胞

外周血中干细胞数量很少（$CD34^+$ 细胞仅占 0.01%～0.09%），但采集方便。采集前须用 GS-CSF 等细胞因子将干细胞从骨髓动员到外周血可引起供者发热、骨痛、白细胞升高等不良反应。该法同样存在 HLA 配型困难的问题。

3）脐血干细胞

脐带血中含有一定比例的干细胞，与骨髓相似（$CD34^+$ 细胞约为 2.4%），其增殖能力强，HLA 表达较低，免疫原性较弱，容易达到免疫重建，且来源方便，可部分代替同种异体骨髓移植。因此，脐带血被认为是极具潜力的干细胞来源。脐带血中的造血干细胞可以用来治疗多种血液系统疾病和免疫系统疾病，包括血液系统恶性肿瘤（如急性白血病、淋巴瘤等）、血红蛋白病（如地中海贫血）、骨髓造血功能衰竭、先天性免疫缺陷病、某些实体肿瘤（如神经母细胞瘤等）。

7.3.4　免疫调节剂

免疫调节剂是指可以非特异地增强或抑制免疫功能，广泛用于肿瘤、感染、免疫缺陷和自身免疫疾病治疗的制剂。它是一类分子结构和作用机制各不相同的物质，按其作用可分为免疫增强剂和免疫抑制剂。

7.3.4.1　免疫增强剂

免疫增强包括免疫刺激、过继免疫和免疫重建。具有促进和调节免疫应答作用的制剂称为免疫增强剂。

1）免疫因子制剂

免疫因子制剂是指包括细胞因子在内的具有传递免疫信号、调节免疫效应的蛋白分子，主要包括以下四种。

转移因子（transfer factor）：是由致敏的淋巴细胞经反复冻融或超滤获得的低相对分子质量混合物，包括游离氨基酸、核酸和多肽等，因其介导迟发性超敏反应的转移而称为转移因子，临床上主要用于治疗免疫低下的疾病。

免疫核糖核酸：是由抗原致敏的淋巴组织中提取的核糖核酸物质。免疫 RNA 具有传递特异性免疫信息的能力，并且通过过继转移的细胞免疫活性不受种属的影响。主要作用于 T 淋巴细胞、B 淋巴细胞，诱导特异性免疫应答，临床上用于治疗肿瘤及病毒、真菌感染。

胸腺肽：是从小牛或猪胸腺中提取的可溶性多肽混合物，包括胸腺素、胸腺生长素等，可促进胸腺内前 T 细胞转化为 T 细胞，并进一步分化成熟为多种功能 T 细胞亚群，提高免疫功能，常用于感染性疾病的免疫治疗。

细胞因子类：最早发现的是干扰素（interferon，IFN），具有抗病毒、抗肿瘤和免疫调节等功能。通过激活巨噬细胞和 NK 细胞杀伤肿瘤细胞；能够抑制多种致癌性 DNA 和 RNA 病毒复制，降低病毒诱发肿瘤的可能。肿瘤坏死因子（tumor necrosis factor，TNF）是一类能够直接诱导肿瘤细胞凋亡的细胞因子，主要分为 TNF-α 和 TNF-β，TNF-α 可用于肿瘤的辅助治疗。IL-2 是由多种免疫细胞分泌的参与多种免疫过程的细胞因子，它通过自分泌和旁分泌作用可促进自身活化增殖，产生免疫放大作用，引起强烈的免疫效应。

2）化学制剂

一些化学制剂具有明显的免疫刺激作用，如左旋咪唑、多聚核苷酸、西咪替丁、异丙肌苷等都能通过不同的方式刺激机体的免疫功能。

左旋咪唑（levomisole）原为一种驱虫药，具有免疫增强作用。其作用方式是刺激吞噬细胞的吞噬功能，促进 T 细胞产生 IL-2 等细胞因子，增强 NK 细胞的活性等。左旋咪唑对免疫功能低下的机体具有较好的免疫增强作用，对正常的机体作用不明显。

西咪替丁（cimetidine）是一种组胺拮抗剂，可与组胺 2（H2）受体结合，竞争性地抑制组胺的作用。西咪替丁通过与抑制性 T 细胞的 H2 受体结合，可以阻止组胺对抑制性 T 细胞的活化作用，从而增强机体的免疫功能。研究表明，西咪替丁可以增强正常或免疫缺损小鼠的免疫功能，并能明显抑制肿瘤的生长。

异丙肌苷（isoprinosine，ISO）为人工合成的免疫调节剂。体外试验表明，ISO 能促进免疫功能，如 T 细胞增殖、活化 T 细胞花环形成及活化巨噬细胞。在组织培养中可抑制 DNA 和 RNA 病毒的复制，这些病毒包括单纯疱疹病毒、腺病毒、牛痘病毒（DNA 病毒）。体内试验证实，ISO 具有增强细胞免疫和抗病毒感染作用。此外，由于 ISO 的免疫调节作用和抗人类免疫缺陷病毒（human immunodeficiency virus，HIV）活性，可能在获得性免疫缺陷综合征（acquired immune deficiency syndrome，AIDS）的治疗中有一定疗效。

3）微生物制剂

微生物及其提取的某些成分具有非特异地刺激免疫功能的作用。

卡介苗（bacille Calmette-Guerinvaccine，BCG）：为牛型结核杆菌的减毒活疫苗。它具有强的非特异性免疫刺激作用，可活化巨噬细胞，增强 NK 细胞的活性，促进 IL-1、IL-2、IL-4、TNF 等多种细胞因子的产生，提高 APC 对抗原的摄取和呈递能力，增强 T 细胞对肿瘤抗原的识别能力，激发其细胞毒活性。BCG 目前已用于多种肿瘤的免疫治疗。

短小棒状杆菌（corynbacterium paruum，CP）：是一种革兰氏阳性小型棒状杆菌，可以非特异地刺激机体免疫功能，其作用方式主要是活化巨噬细胞，促进 IL-1、IL-2 等细胞因子的产生，临床用于治疗黑色素瘤、肝癌、肺癌等有一定疗效。

CpG DNA：是细菌 DNA 片段中具有免疫激活作用的特定碱基序列，也称为 CpG 基序。含有 CpG 基序的寡核苷酸可活化 NK 细胞、APC、T 细胞等免疫细胞，诱导产生 IL-2、IFN-γ、TNF-α 等细胞因子，促进 APC 上调表达 MHC II 类分子和共刺激分子并增强其抗原呈递能力，产生特异性细胞免疫和体液免疫。它作为佐剂或 DNA 疫苗的组分，应用于多种免疫治疗。

OK-432：是从溶血性链球菌弱毒株中提取的一种免疫增强剂。它可通过激活体内的 NK 细胞、CTL 细胞、巨噬细胞等多种免疫细胞，起到增强免疫功能的作用，在肿瘤免疫治疗中具有一定的作用。

4）中药及其有效成分

许多药用植物，如黄芪、人参、枸杞、刺五加等都有明显的免疫刺激作用。一些中药方剂，从植物中提取的多糖，如黄芪多糖、枸杞子多糖、刺五加多糖等可增加抗体产生，促进 IL-2、IL-3、IFN-γ 等细胞因子的分泌，明显提高机体的细胞免疫和体液免疫功能。

7.3.4.2　免疫抑制剂

免疫抑制剂是指在可接受剂量的范围内产生明显抑制效应的一类药物，常用于抑制器官移植的排斥反应和自身免疫疾病及过敏性疾病的治疗。因其作用靶点不同，临床常采用联合用药，以提高疗效，减少不良反应。

1）抗体

应用针对细胞表面抗原的抗体，可通过激活补体而介导补体依赖的细胞毒效应，选择性清除特定细胞亚群。例如，抗淋巴细胞 γ 球蛋白、抗 CD3 单克隆抗体、抗胸腺细胞抗体可杀伤 T 细胞，抗 CD25 抗体可杀伤激活的 T 细胞。此外，抗 IL-1 或抗 TNF 可减轻炎症反应，用于治疗类风湿关节炎等慢性炎症性疾病。

2）化学制剂

用于免疫抑制治疗的化学制剂大部分来源于抗肿瘤药物，主要有烷化剂和抗代谢药两大类。

（1）烷化剂

常用的烷化剂包括氮芥、苯丁酸氮芥、环磷酰胺等。它们的作用主要是抑制 DNA 的复制和蛋白质合成，阻止细胞增殖分裂。淋巴细胞被抗原活化后，进入增殖、分化阶段，对烷化剂的作用敏感，因此可以达到抑制免疫应答的作用。依分裂速度不同，B 细胞比 T 细胞敏感，Ts 细胞比 Th 细胞敏感，因此对体液免疫作用更强。此外，环磷酰胺有直接的抗炎作用，对治疗自身免疫疾病和器官移植排斥反应是有益的。

（2）抗代谢药

用于免疫抑制的抗代谢药主要有两大类，即嘌呤和嘧啶的类似物、叶酸拮抗剂。前者如硫唑嘌呤，主要通过干扰 DNA 复制而起作用，小剂量能够明显抑制 T 细胞免疫，抑制细胞免疫强于体液免疫，临床主要用于抑制器官移植排斥反应；后者有氨甲蝶呤等，主要通过干扰蛋白质合成起作用，对体液免疫和细胞免疫均有抑制作用，氨甲喋呤还可抑制中性粒细胞趋化，减少 IL-1、IL-2、IL-6 的产生，具有较强的抗炎作用，临床主要用于治疗自身免疫性疾病和肿瘤。

3）激素

许多激素都可以通过神经-内分泌-免疫网络参与免疫应答的调节。糖皮质激素具有明显的抗炎和免疫抑制作用，对单核-巨噬细胞、中性粒细胞、T 细胞、B 细胞均有较强的抑制作用，因此在临床广泛应用于抗炎及各型超敏反应性疾病的治疗。在器官移植中，糖皮质激素也是常用的免疫抑制剂。

4）真菌代谢产物

一些真菌的代谢产物具有选择性较好的强免疫抑制作用，主要有环孢素 A 和 FK-506。

环孢素 A（cyclosporin A，CsA）：环孢素 A 是从真菌代谢产物中分离的含 11 个氨基酸的环形多肽。作为一类作用强、毒性小的细胞免疫制剂，环孢素 A 尤其对 Th 细胞活化呈高度选择性抑制作用，主要通过阻断 T 细胞内 IL-2 基因转录，抑制 IL-2 依赖的 T 细胞活化。

FK-506：是从真菌代谢产物中分离的大环内酯类抗生素。与环孢素 A 作用机制相似，FK-506 可选择性地抑制早期 T 细胞活化和细胞毒性 T 细胞的产生，且作用比环孢素 A 强 10～200 倍。FK-506 与环孢素 A 合用具有明显的协同作用。

中药及其有效成分：一些中药具有不同程度的免疫抑制作用。目前我国研究开发的雷公藤多苷是效果较为肯定的免疫抑制剂。研究证明，雷公藤多苷能明显抑制小鼠的细胞免疫和体液免疫功能，可作用于免疫应答的感应阶段即 T 淋巴细胞识别抗原的早期，抑制淋巴细胞转化；能明显延长皮肤、心和肾等移植物的存活时间，在骨髓移植中能降低移植物抗宿主反应（graft-versus-host reaction，GVHR）的强度，并与环孢素 A 具有协同作用。

7.4 本章小结

疫苗是机体采用主动免疫获得特异性免疫的主要制剂，常规疫苗包括灭活疫苗、减毒疫苗、类毒素疫苗、亚单位疫苗和基因工程疫苗。疫苗的基本组分有抗原、佐剂、防腐剂、稳定剂和灭活剂。疫苗的制备技术包括大规模组织培养技术和原核及真核细胞发酵技术。疫苗已不再是单纯的预防制剂，将来会发展成治疗性制剂。

佐剂能够增强机体对抗原的细胞免疫和抗体的产生。目前最常用的佐剂是弗氏佐剂。

免疫治疗是通过调整机体的免疫功能，达到治疗目的所采取的措施，包括分子免疫治疗、细胞免疫治疗和免疫调节剂。

思 考 题

1. 常用的人工免疫制剂有哪些？
2. 活疫苗和灭活疫苗各有何特点？
3. 试述新型疫苗的发展方向。
4. 试述新型佐剂的发展方向。
5. 免疫分子治疗和免疫细胞治疗各有哪些措施？

参 考 文 献

方鑫. 2015. 人用疫苗佐剂作用机制的研究进展[J]. 中国生物制品学杂志, 28（8）：866-870.
贺稚非, 车会莲, 霍乃蕊. 2018. 食品免疫学[M]. 北京：中国农业大学出版社：243.

金伯泉. 2009. 医学免疫学[M]. 北京：人民卫生出版社：241.

钱国英，陈永富. 2012. 免疫学与免疫制剂[M]. 杭州：浙江大学出版社：72.

宋宏新. 2009. 食品免疫学[M]. 北京：中国轻工业出版社：89.

孙晓敏. 2018. 人用疫苗佐剂的安全性[J]. 微生物学免疫学进展，46（1）：67-73.

王玉炯，祁元明. 2016. 免疫学原理与技术[M]. 北京：高等教育出版社：220.

喻吉，林彩，李海波，等. 2018. 人用疫苗佐剂及其免疫学机制研究现状[J]. 免疫学杂志，34（9）：
811-817.

周光炎. 2018. 免疫学原理[M]. 北京：科学出版社：315.

Shi S，Zhu H，Xia X，et al. 2019. Vaccine adjuvants: Understanding the structure and mechanism of
adjuvanticity[J]. Vaccine，37（24）：3167-3178.

Xiang J，Xu L，Gong H，et al. 2015. Antigen-loaded upconversion nanoparticles for dendritic cell
stimulation，tracking，and vaccination in dendritic cell-based immunotherapy[J]. ACS Nano，23，
9（6）：6401-6411.

第8章 食物营养与免疫调节

免疫，即免除疫病的含义。作为人体重要的生理功能之一，免疫功能通过人体免疫系统识别自身与异己物质，从而通过免疫应答排除破坏和排斥进入人体的抗原性异物、人体本身所产生的损伤细胞和肿瘤细胞等，抵抗或防止异物感染或生物侵入等状态，以此维持机体生理平衡。

而营养物质作为人体生命活动最重要的支撑，同样也是维持人体正常免疫功能的物质基础。不同的营养物质对人体免疫功能的影响体现在不同的方面，如免疫系统的物理屏障结构（皮肤、肠黏膜等）、体内微生物组、人体先天免疫系统（如巨噬细胞功能和极化）和适应性免疫系统（淋巴器官的组织形态功能、免疫活性细胞的数量、分布与功能）等。同样，人体免疫功能对人体营养代谢和需求及对食物的生理反应起到一定的反馈作用。总体来说，营养失调或者营养不良，会对人体免疫系统造成物理上及功能上的损伤，进而引起对外在病原体及有害因素抵抗能力的减弱，从而导致疾病与感染的易于发生，而疾病与感染会增加免疫系统对营养物质的消耗和需求，导致营养失调和营养不良的加深，进一步损害人体免疫系统；相反，全面与适当的营养物质补充，可以使人体免疫系统的运作模式更加全面而有效，对外在病原体及有害因素具有更强的抵抗能力。

正如此次新冠疫情期间，在没有特效药物与疫苗的情况下，增强人体自身免疫能力成为保证人民群众应对病毒侵袭的一种重要手段。钟南山院士也多次强调改善饮食结构、增强营养物质摄入对于应对疫情的积极作用；我国临床营养的权威专家组织——中华医学会肠外肠内营养学分会（CSPEN）也提出一系列饮食营养建议，包括每天摄入高蛋白物质、新鲜蔬菜与水果，多喝水，丰富食物种类来源与保证充足营养等。

营养健全的免疫系统对于人体健康具有积极作用。

8.1 营养素与免疫系统

8.1.1 营养免疫学

营养免疫学是研究食物营养素及人体免疫系统功能与能力之间联系的一门科学。营养学通过研究各种营养素的功能与作用，深化对其性质的理解与研究。而在对营养素具体功能的探究过程中，人们发现营养素不仅仅可以满足人体对于能量与发育的需求，而且合理地摄入营养素同样有助于提高机体免疫力、增强免疫系统的功能。因此，研究营养素与免疫系统之间的相互作用关系，有利于通过均衡的营养摄入来改善人体免疫系统的工作状态，增强人体对于外在有害因素的抵抗能力，从而预防疾病的发生。

对于人体所需营养素而言，主要可以分为六类，包括碳水化合物（糖类）、油脂、蛋白质、维生素、水和无机盐，而近年膳食纤维也被称为第七大营养素。其中碳水化合物、油脂与蛋白质是人体的主要产能营养素，同时也是人体组成的主要物质基础。对于人体来说，一方面，免疫系统的组成，包括免疫器官的发育、免疫细胞的生产与免疫活性物质的制备都离不开脂质、糖类与蛋白质的物质组成；另一方面，免疫功能的运行与实施同样依赖于产能营养素在人体内部通过新陈代谢活动的能量供给。水是人体内生化反应进行的主要基质，对免疫系统发挥功能也必不可少。而维生素与无机盐主要对人体起到调节作用，保证人体代谢稳定，同时作用于人体免疫系统，确保免疫系统正常发育、生理功能顺利进行，也参与一定的物质构成过程。

在本节内容中，我们将主要介绍各类营养素对人体免疫系统的作用及评价，同时简单介绍营养摄入对免疫系统的影响。

8.1.2 碳水化合物类物质

碳水化合物又称为糖类，是人体最主要的能量来源，在人体内参与许多生命活动，同时也是细胞膜及部分组织的组成部分，在维持人体正常的神经功能，促进脂肪、蛋白质在体内的代谢等方面具有重要的作用。糖类物质根据能否水解和水解后的生成物可分为单糖类、低聚糖类和多糖类物质。其中人体不可消化的部分非淀粉多糖具有一定的特殊保健功能，被进一步分为膳食纤维和活性多糖。

除了为人体免疫系统运行提供能量保证与物质基础之外，糖类物质还可以直接维持人体免疫系统的动态平衡。多糖和低聚糖可以刺激免疫细胞的成熟、分化与繁殖，研究表明当血液中葡萄糖水平升高时，可以触发蛋白质和脂质的非酶糖化，产生糖基化终末产物，从而激活相应的识别受体并启动核转录因子 NF-κB、链激酶、活性氧自由基的产生，最终促进白细胞介素-1β 和前炎性细胞活素的产生，以此提升免疫系统功能，提高对于外源性异物的抵抗能力。此外，所摄入的糖类还可以改变人体肠道的微生物系统（菌落数量及分泌成分的改变等）和肠道屏障的正常功能（肠道上皮细胞连接的紧密性与完整性、肠道通透性等），从而影响机体免疫能力。

8.1.2.1 寡糖类物质

寡糖又称为低聚糖，是指由 2～10 个单糖脱水缩合后由糖苷键聚合而成的糖类化合物。根据其生物学功能上的差异，又可以进一步分为普通寡糖与功能性寡糖。普通寡糖主要为人体直接吸收消化提供能量，如蔗糖、麦芽糖、乳糖等。功能性低聚糖难以被肠胃消化吸收，甜度低、热量低，基本不增加血糖和血脂，但具有一定的特殊生理功能，如作为双歧杆菌增殖因子有效地促进双歧杆菌生长繁殖，抑制腐败菌生长，从而改善肠道微生态环境；提高营养吸收率；改善乳制品中乳糖消化性和脂质代谢；改善血糖含量等。

对于免疫系统的调节，寡糖的作用主要集中在改善人体肠道微生态环境方面。通过促进双歧杆菌和其他有益菌的增殖，进而经微生物代谢降低肠道环境的 pH。寡糖可以抑制肠内沙门氏菌和腐败菌的生长从而减弱有害菌群，使得肠道黏膜组织保持健康以维持较强的黏膜免疫功能。健康的肠道微环境还可以抑制肠内腐败物质的产生，促进维生素的合成，进一步提高人体免疫功能。

对于体液免疫方面，经过研究发现甘露寡糖对于机体血液与肠道黏膜体系中的抗体（Ig A、Ig G、IgM）含量和白细胞介素-2 水平均具有一定的提升效果，表明甘露寡糖可以有效地增强 T 淋巴细胞的功能和小肠原始淋巴细胞的活性，调节体内巨噬细胞、体液、抗体与白细胞介素等移动到外界异物入侵的场所，从而对入侵机体的病原物质进行有效的抵抗。

对于细胞免疫功能，甘露寡糖可以显著提高淋巴细胞的总数、转换率、吞噬细胞的吞噬能力，同时可以提高超氧化物歧化酶和谷胱甘肽过氧化物酶的活性。

寡糖对于细胞因子的影响，目前的研究主要集中在母乳中寡糖对于婴幼儿的作用方面。母乳中含有丰富的游离寡糖成分，含量只低于乳糖和脂肪，具有重要的非营养生理功能，如抑制病原体与受体结合、促进白细胞介素-10 生成、选择性分化 T 细胞并强化其产生细胞因子等。

而寡糖对于免疫促生长作用的机制主要体现在如下几个方面：通过与入侵异物的相互连接，在增强对这些抗原物质效价的基础上，减缓吸收能力，起到免疫佐剂的功能；促进肠道双歧杆菌的增殖，提高肠道黏膜免疫力，强化免疫屏障作用，起到阻止异物黏附、溶解细菌、免疫排除等功能；通过增强非特异性免疫功能，起到免疫调节剂的作用等。

总之，对于寡糖类物质，不仅可以起到改善肠道微生态环境的作用，还对细胞因子的产生、免疫细胞的发育与成熟具有十分重要的意义。

8.1.2.2　多糖类物质

多糖一般由 10 个以上单糖脱水缩合后由糖苷键聚合而成。淀粉作为一类重要的营养物质，也属于多糖类物质。除了供能作用之外，具有一定特殊生理作用的多糖大多为不可消化的非淀粉多糖物质，可以细分为膳食纤维与活性多糖两大类。活性多糖包括植物多糖、动物多糖和微生物多糖，不同的活性多糖具有不同的生理活性，可以广泛参与人体内部的各种生命现象，对生理过程具有一定的调节功能。对于免疫系统来说，活性多糖作为一种免疫调节剂，对于机体的特异性免疫、非特异性免疫、体液免疫、细胞免疫均具有一定的影响，包括免疫受体激活、免疫细胞间信息的呈递、免疫细胞的转化和分裂及再生、细胞因子生成等，同时具有安全性高、毒副作用小等优点，成为近年来的研究热点。

对于免疫系统信号转导的作用：多糖类物质可以通过影响淋巴因子等信号分子的分泌、细胞内 Ca^+ 浓度、环磷酸腺苷浓度等方式，对机体免疫信号的传输进行影响。例如，银耳多糖可以增强脾细胞内游离 Ca^+ 浓度，引起细胞增殖、分化和功能的改变；羧甲基茯苓多糖具有诱生细胞因子-2、细胞因子-6 和肿瘤坏死因子的功能；牛膝多糖可以提高 T 淋巴细胞的增殖能力与细胞因子-2 的分泌水平。

对于体液免疫：多糖类物质的调节作用大多具有剂量依赖的双向作用，即低浓度下起促进作用而高浓度下起抑制作用。例如，绞股蓝多糖在低浓度下可以明显增加血清溶血素的含量水平，而高剂量情况下作用不明显；鹿茸多糖可以调节体液中溶血素含量水平与抗体分泌细胞的数量，且在低浓度含量下调节效果更好，而高浓度含量下效果不佳；枸杞多糖对小鼠脾细胞的增殖具有明显的促进作用。而从当归、艾叶、柴胡等植物中发现的功能多糖具有抗补体活性，可以调节机体补体活性，从而协同抗体或吞噬细胞对入侵病原微生物进行破坏和杀灭。

对于细胞免疫功能：多糖的调节功能集中表现为对脾淋巴细胞增殖的促进、对有丝分裂原 PHA 或 ConA 促进 T 细胞增殖转化的协同促进功能，以及促进胸腺内 T 细胞的成熟和向外周淋巴组织的释放。

对于细胞因子：多糖类物质对细胞因子的产生和分泌都具有一定的促进作用。在动物实验中，牛膝多糖在小鼠体内可以显著提高 T 细胞、血清中肿瘤坏死因子-α 和-γ 的产生；灵芝多糖可以明显提高小鼠淋巴细胞的增殖能力；西洋参多糖可以促进脾淋巴细胞的转化能力。

对单核-巨噬细胞功能的影响：不同的功能多糖对于单核-巨噬细胞功能的影响能力各不相同。云芝多糖可以明显激活网状内皮系统对细菌的吞噬能力，同时诱导小鼠腹腔巨噬细胞过氧化物酶系活性的增强，提高其抗氧化能力；海带多糖则可以激活巨噬细胞并增强其溶解细胞的能力；灵芝多糖对清除活性氧自由基具有较好的效果。

8.1.2.3 膳食纤维类物质

膳食纤维多来源于植物体，属于非淀粉多糖，是肠内营养的活力刺激物。膳食纤维以纤维素、半纤维素和木质素等纤维状物质为主，按照是否溶解于水，分为可溶性膳食纤维和不可溶性膳食纤维两大类，其共同的特征有不消化、不产能、有利于胃肠蠕动、刺激肠道有益微生物生长繁殖。

膳食纤维具有消化道黏膜保健的生理功能，人体所摄入的膳食纤维部分可以在肠道内被厌氧菌酵解生成人类必需的营养物质短链脂肪酸（SCFA），从而对肠道黏膜起到营养作用，促进黏膜细胞的增殖，增强上皮屏障功能，抑制病原体诱导的细胞毒性和防止病原菌定植，维持肠道内稳态，减少外界异物入侵。

膳食纤维摄入也可以改善人体各器官的病理状态。高纤维饮食有利于微生物的多样性和 SCFA 的产生，并防止不利底物（如蛋白质和氨基酸）的发酵，从而降低结肠癌、直肠癌和克罗恩病的风险。此外，SCFA 通过血液循环被吸收并分布在全身，因此，也可以防止肠道外的病变。长期富含纤维的饮食已被证明可以改善肺功能，降低慢性阻塞性肺病的风险。

8.1.3 脂类物质

与碳水化合物类似，脂类物质也是人体重要的能量来源之一，除了为人体提供必需的热量之外，部分脂类物质在人体内部也具有一定的生理活性功能。脂类主要包括油脂和类脂。油脂即甘油三酯，由甘油和脂肪酸脱水合成而形成，而类脂主要包括磷脂、糖脂和胆固醇及其酯三大类。不同的脂类物质对人体免疫系统的作用各不相同。总体来说，油脂是人体必需脂肪酸的主要来源，人体脂肪酸的缺乏会导致淋巴组织萎缩，免疫功能下降。类脂中的磷脂是人体细胞膜的基本组成成分，因而类脂物质的缺乏会引起免疫细胞自身稳定性的破坏；适当含量的胆固醇及高密度脂蛋白胆固醇具有重要的免疫调节功能，过度则会影响淋巴细胞的功能性，造成人体免疫力下降。相对来说，脂类物质对免疫系统的作用主要集中在脂肪酸类物质上，而脂肪酸对先天免疫系统的影响因其分子结构而异。饱和脂肪酸通常存在于动物脂肪中，由于其在脂多糖（LPS）中含量丰富，可引起炎症和胰岛素分泌。相反，在橄榄油、植物油、坚果和鳄梨中发现的不饱和脂肪酸具有抗炎特性，对新陈代谢有益。

人体内的脂肪类物质对免疫系统的调节主要集中在如下几个方面。

（1）对于细胞因子的作用

人体摄入的脂肪类物质一方面可以影响白细胞前列腺素释放，另一方面可以调控细胞因子的产生。

例如，ω-3 多不饱和脂肪酸（PUFA）可以改变免疫细胞细胞膜的流动性，使免疫细胞膜表面的膜结合蛋白的移动速度发生改变。部分免疫细胞膜结合蛋白是细胞重要的激素受体和抗原受体，在生物活性由于细胞膜流动性改变而发生变化后，可能会导致免疫细胞的功能紊乱，引起由受体及信号转导途径介导的对外感应性及反应性的下降，当机体受到细菌刺激时，就会导致肿瘤坏死因子、细胞因子-1、细胞因子-2 和-6 分泌的显著减少，从而使得免疫细胞的免疫活性降低。

而当细胞膜表面受体被活化后，磷脂会被分解生成磷脂酰肌醇，继而分解为1,2-二酰甘油和肌醇（1,4,5）三磷酸，这两种物质具有第二信使的作用，可能介导多种细胞的活化和分泌过程，如 T 淋巴细胞分泌细胞因子-2、胰岛素细胞分泌胰岛素等，从而参与淋巴细胞的调节功能。

亚油酸在机体内部可以转化为花生四烯酸及花生酸，其中花生酸是一种可以有效传递细胞间信息的生化介质，可以调节细胞免疫和体液免疫，涉及机体的炎症、感染、组织损伤和免疫系统调节。

此外，共轭亚油酸具有增强免疫的生理功能，而反式脂肪酸则可能引起人体内胆固醇含量的上升，进而诱发脑血栓、动脉粥样硬化和冠心病的发生。

除了上述长链脂肪酸之外，一些短链脂肪酸也对细胞因子的产生具有一定的调节作用，如乙酸、丙酸和丁酸等短链脂肪酸，可以影响免疫系统的功能和代谢。乙酸、丙酸和丁酸对 T 淋巴细胞增殖具有一定的抑制作用。其中 Th1 细胞可以产生细胞因子 IL-2 和 IFN-γ，从而触发炎症反应，而丁酸可以显著地抑制 Th1 细胞的应答作用，从而对慢性肠炎具有一定的治疗作用。乙酸和丙酸则只具有不是很显著的调节作用，在某些情况下和丁酸的作用相反。将这些短链脂肪酸联合使用，可以使辅助性 T 细胞更倾向于分化为抗炎的表现型。

（2）促进抗体产生与增强抗体对抗原的免疫应答反应

必需氨基酸的缺乏会导致淋巴组织的萎缩，进而引起体内抗体含量的降低、免疫反应减弱等问题。

ω-3 多不饱和脂肪酸的适当摄入可以避免免疫功能的损伤，同时增强机体应激和抗感染能力，主要原因可能是由于其一方面可以以竞争的方式影响花生四烯酸的代谢，改变部分炎性介质的类型，从而生成一些效能不高的前列腺素及白三烯，进而减轻机体炎性反应，具有抗炎症的作用；而相对的 ω-6 多不饱和脂肪酸具有引发炎症的作用。这些功效对于创伤或感染引起的机体体液免疫与细胞免疫受损，如中性粒细胞杀菌功能与吞噬功能降低，吞噬细胞功能受损，IgG、IgA、IgM 等抗体数目减少，淋巴因子介导反应减弱等均具有一定的修复功能。

饱和脂肪酸的过量摄入会抑制某些抗原与抗体之间的识别和应答反应，使免疫系统的杀菌能力受到损伤。

（3）增强淋巴细胞增殖分化

脂肪酸类物质可以使体内淋巴细胞的数量和辅助性 T 细胞与抑制性 T 细胞的比值升高。

例如，亚油酸的摄入，可以通过体内转化生成花生酸物质，对巨噬细胞的生成具有重大的影响。前列腺素是一类有生理活性的不饱和脂肪酸，在与特异的受体结合后，在介导细胞增殖、分化、凋亡等一系列细胞活动，以及血小板聚集、心血管系统平衡中发挥关键作用。此外，前列腺素也参与炎症、癌症、多种心血管疾病的病理过程，可以通过提高细胞内 cAMP 和 cGMP 的水平，介导对机体的细胞免疫抑制，主要表现为 T 细胞和 NK 细胞功能的低下。在人体内前列腺素主要前体物质是花生四烯酸和亚油酸，高比例不饱和脂肪酸的摄入可以为前列腺素的合成提供充足的前体，从而影响免疫反应。

（4）提升免疫细胞介导的细胞毒作用

脂肪酸可以提高免疫细胞介导的细胞毒作用，即免疫细胞释放细胞毒素，溶解并杀死靶细胞。

8.1.4　蛋白质与氨基酸

氨基酸作为机体第一营养要素——蛋白质的基本单位，在人体免疫系统中发挥重要作用。组成人体蛋白质的基本氨基酸有 20 种，其中亮氨酸、异亮氨酸、甲硫氨酸、苯丙氨酸、苏氨酸、色氨酸、缬氨酸、组氨酸是人体自身无法合成的，需要从食物中获取。它们除了提供营养作用外，还参与蛋白质的合成，进而起到调控人体生长发育的功能，缺乏必需的氨基酸会导致营养不良、生长迟缓甚至机体生理功能异常。氨基酸还参与机体 NO、酶及多胺等多种生物活性物质合成，还可转化为糖或脂肪进入三羧酸循环进而发挥供能作用。此外，研究显示氨基酸在免疫细胞因子产生及免疫器官发育方面具有重要作用。正常情况下，当抗原进入机体后，刺激机体产生不同水平的免疫反应，即细胞免疫和体液免疫，无论是生成各种免疫细胞还是合成抗体，都需要蛋白质和氨基酸的参与。

8.1.4.1　谷氨酰胺的免疫调节作用

谷氨酰胺（glutamine，Gln）是研究最广泛的氨基酸，因为它对肠道和肠道相关淋巴组织（GALT）有影响。它是人和动物体内含量最丰富的游离氨基酸，是机体内氮和碳元素的重要运载工具，在糖代谢中维持血糖浓度，在氨代谢中维持体内酸碱平衡。研究表明，Gln 具有免疫增强效应，可以被不同的免疫组织利用，增强巨噬细胞和淋巴细胞的分化，促进免疫细胞因子及白细胞介素-1（interleukin-1，IL-1）等的产生，并为肠黏膜细胞及淋巴细胞供能，进而修复肠上皮，维持肠屏障功能，修复创伤，化解脓毒血症。因此，Gln 对调节细胞免疫及肠道免疫功能有重要作用。

GALT 被认为是黏膜免疫系统的一个组成部分，由聚集的组织组成，包括派尔集合淋巴结（PP）和孤立的淋巴滤泡，以及固有层、肠上皮细胞（IEC）、上皮内淋巴细胞（IEL）和肠系膜淋巴结（MLN）中的非聚集细胞。总体而言，GALT 在系统免疫反应的发展中起着关键作用。作为抗原暴露的主要部位，它启动 T 和 B 淋巴细胞，这些淋巴细胞发育成效应细胞，从肠道迁移到身体的其他部位，以防止病原体的入侵。

PP 是排列在肠和结肠内的淋巴聚集体，是黏膜体液免疫反应的主要诱导部位。PP 的滤泡相关上皮层（FAE）包含微褶细胞或 M 细胞的高度专业化的细胞，这些细胞不断地采样肠道内容物，使它们与常驻免疫细胞（主要是 B 细胞和少量的巨噬细胞、树突状细胞和 T 细胞）接触。树突状细胞也可以通过肠上皮细胞延伸，直接取样抗原。抗原呈递细胞，特别是树突状细胞，从 PP 或上皮迁移到肠系膜淋巴结 MLN，在那里培养 T 细胞。MLN 作为外周免疫系统和肠道之间的界面，被认为是口服耐受诱导的主要部位。口服耐受是指树突状细胞将肽呈递给

CD4$^+$ T 细胞，通过一系列信号（细胞表面和分泌的）诱导调节性 T 细胞产生对抗原/肽的耐受过程。

在应激期和发育的关键阶段，外源性谷氨酰胺的重要性现在已经得到了很好的证实，它有助于幼年动物的生长和健康。

作为免疫和上皮细胞的前体及能量底物，谷氨酰胺是免疫细胞和肠细胞中其他氨基酸及衍生物的重要能量底物和前体（表 8-1）。事实上，如果缺少一种或一种以上外源谷氨酰胺，这两种细胞都不能发挥作用。

在免疫细胞，特别是淋巴细胞、中性粒细胞和巨噬细胞中，谷氨酰胺被迅速利用并代谢成谷氨酸、天冬氨酸、乳酸和二氧化碳。有研究证明了断奶仔猪肠细胞中谷氨酰胺的主要代谢产物是氨、谷氨酸、丙氨酸、天冬氨酸和 CO_2。作为谷氨酸的前体，谷氨酰胺促进谷胱甘肽（GSH）的产生，谷胱甘肽是肠细胞和淋巴细胞氧化还原的重要调节因子。它还为淋巴细胞增殖和产生细胞因子等信号所需的核酸及蛋白质的合成提供氮。谷氨酰胺对肠道功能的影响除了作为能量底物外，对肠道的发育和功能也很重要，包括维持肠道屏障的完整性、肠道黏膜的结构和氧化还原动态平衡（表 8-1）。

表8-1 氨基酸在肠道和肠道相关淋巴组织中的作用

氨基酸	功能
谷氨酰胺	·免疫细胞和 IEC 的氧化底物
	·谷氨酸/谷胱甘肽（GSH）的前体
	·肠的生长、结构和功能（年轻的动物和疾病状态）
	·支持增殖率并减少 IEC 的凋亡
	·防止大肠杆菌/LPS 引起的肠结构和屏障功能受损
	·降低炎症并增加免疫调节细胞因子的产生
	·改善 IEL 和 MLN 细胞的增殖反应
	·肠道 IgA 水平
	·增加 PP、固有层和 IEL 中的淋巴细胞数量
谷氨酸	·免疫细胞和 IEC 的氧化底物
	·谷胱甘肽（GSH）和其他氨基酸（如精氨酸）的前体
	·肠的生长、结构和功能
	·充当树突状细胞和 T 细胞之间的免疫递质
	·促进 T 细胞增殖以及 Th1 和促炎性细胞因子的产生

氨基酸	功能
精氨酸	· IEC 和免疫细胞中 NO 及谷氨酸的前体
	· 肠的生长、结构和功能
	· 支持肠黏膜微血管
	· 增加 HSP70 的表达以保护肠黏膜
	· 防止 E.coli/LPS 引起的肠结构和屏障功能受损
	· 通过 iNOS 介导的 NO 产生促进中性粒细胞和巨噬细胞杀伤
	· 增加肠道 IgA 水平
	· 降低肠道炎性细胞因子水平
	· 增加固有层、PP、上皮内 T 淋巴细胞
甲硫氨酸和半胱氨酸	· 谷胱甘肽、牛磺酸和半胱氨酸的前体
	· 减少肠道氧化应激
	· 肠结构
	· 增加杯状细胞和增殖隐窝细胞
	· 通过降低炎症、隐窝损害和肠道通透性，防止 DSS 引起的肠道损害（结肠炎模型）
苏氨酸	· 黏蛋白合成
	· 肠道结构与功能
	· 肠道 IgA 水平

8.1.4.2　精氨酸的免疫调节作用

精氨酸是一种碱性氨基酸，在我们的饮食中以 3～5g/d 的剂量自然摄取。精氨酸在某些食品中特别丰富，如肉类和坚果。据报道，精氨酸对幼年啮齿动物的生长是必需的。精氨酸最初被发现是一种非必需氨基酸，因此，给出了精氨酸作为半必需氨基酸的初步分类。研究表明，炎症刺激诱导髓系细胞和其他类型细胞表达一种特定的一氧化氮合酶（iNOS）亚型。iNOS 在不同的疾病过程中有多种作用。诱导型一氧化氮合酶的刺激物包括辅助性 T 细胞 1（Th1）、细胞因子（IL-1、TNF-α、IFN-γ）和内毒素。精氨酸是所有 NOS 异构体产生 NO 的唯一氨基酸底物。精氨酸酶 I 是一种将精氨酸代谢成鸟氨酸和尿素的酶，实际上可以起到这个作用。精氨酸酶 I 由辅助性 T 细胞因子 2（Th2）诱导，如 IL-4 和 IL-13，也受IL-6、IL-10、TGF-β、前列腺素（PGE）和儿茶酚胺诱导。因此，iNOS 或精氨酸酶（或两者）的激活反映了非特异性疾病过程中的炎症反应类型。例如，脓毒症与诱导型一氧化氮合酶（iNOS）的优势有关，但创伤表现出对精氨酸酶的优先诱导。

iNOS 或精氨酸酶 I 对精氨酸的新陈代谢产生完全不同的产物。诱导型一氧化氮合酶在生理条件下大量产生一氧化氮，在杀死寄生虫、细菌、病毒和癌细胞及产生血管扩张方面起着重要作用。精氨酸酶 I 产生鸟氨酸和尿素。鸟氨酸是不同产物的前体，包括多胺和脯氨酸，因此可能在细胞增殖和伤口愈合中发挥重要作用。iNOS 和（或）精氨酸酶 I 在髓系细胞中表达的调控见表 8-2。经典的促炎细胞因子 IL-1、TNF-α、IFN-β 和 IL-2 诱导 iNOS。反过来，体液抗炎细胞因子 IL-4、IL-10、IL-13 和 TGF-β 诱导精氨酸酶 I 的表达。内毒素似乎同时诱导诱生型一氧化氮合酶和精氨酸酶 I。诱生型一氧化氮合酶诱导后，通过产生一氧化氮的中间产物羟基精氨酸来调节精氨酸酶活性。精氨酸酶 I 反过来通过消耗精氨酸来调节 NO。

表8-2　诱导型一氧化氮合酶和精氨酸酶I的表达调控

酶	细胞因子刺激	其他刺激
iNOS	IL-1、TNF-α、IFN-α、IFN-β、IFN-γ	内毒素、脂多糖
精氨酸酶 I	IL-4、IL-6、IL-10、IL-13、TGF-β	前列腺素 E1（PGE1）、前列腺素（PGE2）、儿茶酚胺

有部分研究报道，诱导型一氧化氮合酶和精氨酸酶 I 被相反的刺激调节，这使研究者至少在理论上能够确定疾病过程中产生的炎症状态。如果观察到 iNOS 表达和高 NO 产生，可能是炎性（细胞）刺激占主导地位。相反，如果检测到精氨酸酶 I 的显著表达，而 iNOS 的表达很少或没有增加，那么这种情况似乎有利于体液反应。这在严重创伤和脓毒症中确实是如此，两者都与严重危害疾病和器官功能障碍有关。

精氨酸缺乏也可能是手术和创伤后 T 细胞功能障碍的原因，增强了感染的易感性。精氨酸酶表达的髓系抑制细胞（MSC）有效地消耗精氨酸并产生鸟氨酸。通过精氨酸耗竭，MSC 可能控制 NO 的产生，调节其他依赖精氨酸的生物过程。同时，T 淋巴细胞的增殖依赖于精氨酸，也依赖于 ζ 链肽和 T 细胞受体复合物的表达，并依赖于记忆的发育。

病理性精氨酸缺乏症也可被称为精氨酸缺乏症（ADS）。ADS 中的一组体征是：精氨酸酶 I 病理性增加，精氨酸可获得性降低，NO 生成减少，以 ζ 链丢失为特征的 T 细胞功能异常。有害的生物学后果见表 8-3。

表8-3　病情和精氨酸缺乏情况

疾病（健康）状况	精氨酸水平	精氨酸酶活力	异常生物标志物
癌症	下降	MSC 中上升	ζ 链含量下降
			T 细胞增殖减弱

续表

疾病（健康）状况	精氨酸水平	精氨酸酶活力	异常生物标志物
外伤（创伤）	下降	MSC 中上升	ζ 链含量下降
			T 细胞增殖减弱
慢性感染（结核）	下降	MSC 中上升	ζ 链含量下降
			T 细胞增殖减弱
肝坏死	下降	血清中上升	肺动脉高压下降
溶血性疾病	下降	血清中上升	肺动脉高压下降

8.1.4.3　其他氨基酸的免疫调节作用

色氨酸（tryptophan，Trp）是动物体内唯一通过非共价键和血清蛋白结合的氨基酸，广泛参与蛋白质及核酸合成，是维持动物体内细胞活化和增殖所必需的氨基酸。

甘氨酸（glycine，Gly）为自然界中结构最简单的氨基酸，是内源性抗氧化还原物谷胱甘肽的组成氨基酸，主要用于机体发生严重应激时的外源补充，具有抗氧化应激及免疫调节作用。Gly 参与蛋白质及代谢性生理分子的合成，同时它还是一种重要的神经递质，对中枢神经系统发育具有重要功能。

8.1.5　维生素

维生素是机体为维持正常的生理功能，必须从食物中获得的一类微量有机物质。按照溶解性它们主要分为水溶性（维生素 B、C）和脂溶性（维生素 A、D、E、K）这两大类。以"生物学作用"为标准，维生素可分为五类：作为辅酶的维生素 B_1（硫胺素）、B_2（核黄素）、B_3（烟酸）、B_5（泛酸）、B_6（吡哆醇）和 B_7（生物素）；抗氧化维生素 E（α-生育酚）和 C（抗坏血酸）；显示荷尔蒙功能的维生素 A（视黄醇）和 D（钙化醇）；促进细胞增殖的维生素 B_9（叶酸）、B_{12}（钴胺）；涉及凝血的维生素 K 或叶绿醌。

维生素 A 是维持机体正常免疫功能的重要营养物质，它能够增加伴刀豆球蛋白、植物红细胞凝集素、T 细胞有丝分裂原、依赖型 B 细胞有丝分裂原诱导的淋巴细胞的增殖，从而影响发育和免疫。缺乏维生素 A 时，细胞的免疫反应下降，此时机体对细菌、病毒、寄生虫等抗原成分产生的特异性抗体明显减少。

B 族维生素在细胞水平具有协同作用，它们与许多催化这些代谢反应的酶密切相关，对神经功能和中枢新陈代谢是必不可少的。其中一种或一种以上的摄入量不足，可能会阻碍 B 族其他维生素的使用。而且，抗氧化维生素可保护细胞免受自由基活性氧（ROS）、活性氮（RNS）氧化攻击造成的细胞损伤，避免对人体组织的破坏。这组维生素可防止与衰老和氧化应激相关的神经退行性疾病的发展，如阿尔茨海默病、帕金森病、多发性硬化症、癌症和心肌梗死（心脏病发作）等。此外，一些维生素还具有额外的内分泌调节功能。

维生素 D 作为一种新的神经内分泌-免疫调节激素，具有介导单核细胞进一步分化为成熟的巨噬细胞的免疫调节作用。缺乏维生素 D 会导致小儿患佝偻病，这种疾病通常伴随免疫功能低下，引起反复呼吸道感染性疾病。由于维生素 D 对免疫功能的影响是一种调控机制，即使轻微缺乏也足以损伤正常的免疫功能，但这种损伤是暂时且可逆的，及时补充维生素 D，免疫功能可以恢复正常。各类维生素对于机体的生理影响见表 8-4。

表8-4　维生素主要生物学功能及临床缺乏/过多体征

维生素	生物学功能	临床缺乏体征	摄入过多副作用
维生素 A	细胞修复和维持免疫反应	干眼症、夜盲、角膜上皮角化、黏膜干燥	厌食、体重减轻、极度易怒、复视、脱发、头痛、骨骼异常、肝脏损伤、出生缺陷
维生素 D	缓解骨骼和牙齿矿化、促进钙和磷的吸收及代谢	佝偻病（儿童）、骨软化症（成人）和骨质疏松	高钙尿和高钙血症伴随软组织钙化、肾和心血管损害
维生素 E	强力抗氧化剂，促进血红素基团的合成，具有解毒功能	周围神经病变、脊髓小脑性共济失调和色素视网膜病变	出血性毒性、头痛、乏力、恶心、复视、肌肉疼痛、肌酐、胃肠不适
维生素 K	促进血液凝结、蛋白质合成	失血过多	甲萘二酮（合成形式）会导致新生儿肝损伤、黄疸和溶血性贫血
维生素 B$_1$	促进大量营养元素的新陈代谢，维持神经系统	韦尼克-科尔萨科夫综合征、多发性神经炎、心力衰竭、厌食与胃力减退	尚无相关研究证明
维生素 B$_2$	能量代谢、维护黏膜、促进抗体和红细胞的形成，对眼睛有益（角膜）	口腔-眼-生殖器综合征	尚无相关研究证明
维生素 B$_3$	促进大量营养元素的新陈代谢、性激素的产生及糖原合成	皮炎、痴呆症和腹泻	肝毒性、潮红、恶心、视力模糊和糖耐量降低
维生素 B$_5$	促进能量代谢、抗体合成、皮质类固醇合成、胆固醇合成	高血压、胃肠紊乱、肌肉痉挛、过敏、神经紊乱	尚无相关研究证明
维生素 B$_6$	促进脂肪和蛋白质代谢、DNA和RNA合成、血红蛋白合成、抗体的产生、电解质平衡	神经病变（感觉异常）、婴儿出现癫痫样抽搐、低色性贫血、脂溢性皮炎和舌炎	感觉神经病和皮肤病

续表

维生素	生物学功能	临床缺乏体征	摄入过多副作用
维生素 B_7	能量代谢、细胞生长，以及脂肪酸、氨基酸和糖原合成	皮炎、结膜炎、脱发和中枢神经系统异常（抑郁、幻觉和感觉异常）	尚无相关研究证明
维生素 B_9	DNA 和 RNA 的合成、生长和细胞分裂、白细胞和红细胞的形成与成熟	巨噬细胞性贫血	维生素 B_{12} 缺乏症患者的神经系统并发症
维生素 B_{12}	脂肪和蛋白质代谢、红细胞成熟、铁元素的吸收、DNA 和 RNA 合成、神经元功能	血液学（大细胞性贫血）、感觉异常	尚无相关研究证明
维生素 C	具有多种辅酶、铁质吸收功能，伤口愈合抗氧化剂，皮质类固醇合成	干燥综合征、牙龈发炎、呼吸困难、水肿和疲劳、骨骼异常、出血症状和贫血	腹泻和其他肠胃不适

8.1.6 微量元素

常量元素（钙、磷、钾、钠、氯、镁、硫等）不仅是机体组织的重要组成部分，也是体液的重要组分，参与体内许多至关重要的代谢途径，与机体免疫功能密切相关；微量元素作为机体必需的营养物质，可调整体内的 pH，维持渗透压、细胞膜和酶系统的稳定。微量元素在组织中含量低，通常以金属酶和辅酶因子或作为内分泌激素的某一成分发挥作用。体内微量元素的变化不仅影响机体本身，而且也会影响机体内微生物的生长繁殖、代谢及毒素的产生。机体缺乏微量矿物元素锌、铁、硒、铜、铬等均会影响免疫系统，降低对疾病的抵抗力。

8.1.6.1 铁与免疫

缺铁是常见的营养病，铁缺乏时容易引起贫血，降低抗感染能力，预防缺铁对婴儿、儿童及生育期妇女具有重要意义。铁是人体必需的微量元素，较易缺乏，它影响机体免疫系统的发育。铁对机体组织和血液内的转铁蛋白及卵运铁蛋白有着重要的影响，是体内多种酶类的组成部分，具有多种生物活性。缺铁会导致核糖核苷酸还原酶活力减弱、DNA 前体合成减少，是导致细胞免疫功能减弱的原因之一。

缺铁对免疫器官、细胞免疫及体液免疫都有影响。第一，这会造成胸腺萎缩，胸腺内淋巴组织分化不良，不成熟的 T 细胞增多。第二，组织内大量 T 细胞和吞噬细胞异常，吞噬细胞、巨噬细胞趋向细菌，吞噬和杀灭细菌的能力均降低；虽然中性粒细胞的吞噬能力未受影响，但是杀菌能力下降。第三，影响免疫球蛋白和 B 细胞数量、免疫球蛋白亚类，降低抗体滴度及其抗体和局部体液免疫功能。另外，缺铁者对破伤风类毒素和单纯疱疹抗原所引起的反应降低，补充铁元素后明显改善。

8.1.6.2　锌与免疫

锌是许多酶的辅因子，包括胸苷激酶、核糖核酸酶、RNA 和 DNA 聚合酶。所有这些酶对细胞分裂都很重要。此外，锌是胸腺蛋白的重要辅助因子，胸腺蛋白是一种在 T 细胞成熟过程中起关键作用的肽类激素。缺锌时细胞内 cAMP 和 cGMP 水平降低，破坏了免疫器官细胞内 RNA 及蛋白质的正常合成，从而抑制细胞的正常分裂、分化，损害机体的免疫功能。

缺锌会增加对传染病的易感性。对免疫器官的影响主要表现在会导致胸腺变小，补锌后可使萎缩的胸腺逆转。对细胞免疫的影响主要表现在脾脏中的巨噬细胞和淋巴细胞耗尽，淋巴细胞凋亡增多，外周 CD3$^+$细胞数和细胞毒性 T 细胞活性下降，巨噬细胞杀菌能力受损，B 细胞本身功能影响不大，但是由于缺乏 T 细胞的辅助而不能产生足够的特异性抗体。研究证明，过量的锌对免疫系统具有抑制作用，包括多形核白细胞活性降低、T 细胞对有丝分裂原的增殖能力降低、抗体产生减少。因此，锌的过量和缺乏都会对免疫功能产生不利影响。对体液免疫的影响主要表现在缺锌会减少外周血单核细胞合成干扰素、白细胞介素、肿瘤坏死因子及抑制刀豆蛋白 A 刺激的细胞增殖。

8.1.6.3　硒与免疫

硒是谷胱甘肽过氧化物酶活性中心的一个组成部分，是人体生命活动过程中必不可少的微量元素。它具有强的抗氧化作用和增强免疫反应的能力，在体内，硒以硒蛋白的形式发挥其生理功能。硒还参与辅酶 A、辅酶 Q 的合成，与糖类代谢、生物氧化、能量产生、蛋白质合成等密切相关。流行病学调查显示体内硒缺乏可能增加某些肿瘤疾病的风险，包括结肠癌、胃癌、肺癌和前列腺癌，以及心血管、骨和神经系统疾病。硒除了具有防癌和抗氧化作用外，还能保护人体免受重金属的有害影响，并决定免疫系统的正常功能。虽然硒在生理需要量内具有抗癌作用，但是过量时又具有致癌作用。

8.1.6.4　其他微量元素与免疫

铜缺乏可能通过影响免疫活性细胞的铜依赖性酶而介导其免疫抑制作用。铬能调节体液 pH，维持渗透压稳定，保证细胞膜、酶系统及激素功能的正常运转。钙是补体的激活剂，对免疫系统具有多方面的作用。锰和钙在激活淋巴细胞作用方面具有协调作用。

8.1.7　核酸和核苷酸

核酸一般指生物大分子 DNA 和 RNA，而核酸类物质（NAS）还包括核苷酸及其衍生物等小分子物质。核苷酸对细胞免疫的影响主要是通过影响靶细胞，包括 T 细胞及辅助 T 细胞的亚群，它对体液免疫的影响则是通过细胞免疫介导的。

核酸营养是指外源核酸类物质（NAS）被分解、吸收和利用，具有为生物体提供材料、能量和调控因子的功能。NAS 被分解后主要以核苷的形式被人体吸收，少量以寡核苷酸、核苷酸和碱基的形式吸收。研究表明，缺乏 NAS 虽然不足以致命，但会对生物体的健康产生较大影响。食物中缺乏核苷酸可以损害肝脏、心脏、肠道和免疫系统。例如，新生儿出生时免疫系统发育相对不成熟，免疫器官尤其是胃肠道的淋巴器官迅速成熟增大，淋巴细胞的活化和功能使用需要更多的核苷酸供给，然而淋巴细胞本身合成的核苷酸相对不足，机体合成的核苷酸已经不能满足需要，因此需要补充外源性核苷酸，促进淋巴细胞的成熟、激活和增殖，另外也能够改善巨噬细胞的吞噬作用。

8.1.8　食物中的一些活性成分

植物的初级代谢产物是蛋白质、脂肪和碳水化合物，同时也含有多种低分子质量的次级代谢产物，它们是生物进化过程中植物维持其与周围环境相互作用的生物活性分子，统称为植物化学物质。这些物质帮助植物免于紫外线的伤害，让植物可以长高、长壮。研究证明，植物中的植物营养素含量越高，对人体越好，且植物营养素能够提升人的免疫功能。植物性食物具有抵抗疾病的能力归因于化合物的共同作用，即抗氧化剂、植物营养素和多糖体，这些化合物仅在自然界中能找到。常见化合物的作用及其来源见表 8-5。

表8-5　食物中可以增强免疫活性的成分

活性成分	来源	作用
异黄酮	广泛存在于豆类、谷类、水果、蔬菜等300多种植物中。日常饮食中，除大豆及其制品外，小麦、黑米、扁豆、洋葱、苹果、石榴、银杏、葵花子和橙汁等食物中含量相对较多	能够降低胆固醇指数，预防骨质疏松症、心脏病、阿尔茨海默病，缓解更年期症状
低聚原花青素	蓝莓叶、葡萄籽等提取物	天然的抗氧化剂，能够清除人体内的自由基，治疗心血管、视网膜疾病
人参皂苷	存在于人参属药材中	具有镇静、抑制作用，能够抗疲劳，增加肠胃蠕动，促进血液循环，增加免疫力，对抗白血病细胞等
多糖体	动植物中都含有多糖体,菇类多糖体成分较纯,如香菇、猴头菇、银耳、海带、猕猴桃、人参、冬虫夏草等食品中含有多糖复合物	有助于增加人体内免疫细胞的活力，具有抗病毒、抗癌功效

8.1.9 营养不良对免疫的影响

通过长期的探索与研究，对于营养素与免疫系统之间的相互关系已经有了一定的深入了解。合理的营养素摄入是维持机体正常免疫功能的重要条件，当营养素摄入发生障碍时，即使机体的生理功能与生化指标仍然表现正常，但其实内部的免疫功能已经发生一定的异常变化，如淋巴器官组织结构异化、免疫细胞数量与功能发生改变等。前文中介绍过各种营养素在维护机体免疫系统正常运行过程中所发挥的各种作用，不管是在胃肠道、淋巴器官、免疫细胞、细胞因子等各个水平上都可以起到调节的功能，且各种营养素之间的相互协调作用可以将此功能进一步放大。

而当机体出现营养不良的症状时，体内的抗原特异性免疫反应与非特异性免疫反应都会受到一定程度的破坏和损伤，这一类与营养不良有关的免疫功能障碍即营养获得性免疫缺陷综合征。营养不良包括营养缺乏和营养过剩两种情况，营养缺乏是指机体内缺乏必需的营养素而在临床上引起各种表现的疾病，而营养过剩是指机体摄入能量远超过机体消耗的能量，造成能量储备的现象。

当机体处于营养缺乏的状态时，免疫反应被下调，为必要的器官功能保存能量供应，使有机体得以生存。此时体内淋巴器官，包括胸腺及其周围淋巴器官、脾和淋巴结的大小、结构和细胞密度都会出现明显的变化，主要体现在淋巴细胞数量的减少上，对淋巴结的副皮质胸腺依赖区的损伤比较明显，引起生发中心的变小、淋巴细胞数量的减少、浆细胞和吞噬细胞数量的相对增加。这类现象的主要引发机制现在还不是很清楚，可能是由于营养不良会导致机体激素分泌异常所引起，如肾上腺皮质素、肾上腺素、胰岛素和甲状腺素等，这些激素对于具有免疫功能的白细胞有一定影响作用。同时，营养缺乏时，机体内部的肠道屏障功能也会受到损伤，如肠道碱性磷酸酶下调，从而导致肠道屏障的破坏，引起微生物群的侵犯，使得机体更容易被致病菌感染。羟丁酸的产量增加，会减少促炎细胞因子的产生。特别是当机体由于营养缺乏而对蛋白质和脂类等营养素需求不足时，对于一系列免疫细胞、抗体、补体等免疫物质的合成都会起到一定程度的抑制作用。营养缺乏时，机体白细胞数量会轻度增加，但免疫效果却会下降，淋巴细胞总数及其占白细胞总数的百分比可能会有一定减少，T 淋巴细胞数量降低，但在改善营养后会得到一定程度的恢复。蛋白质摄入不足时，机体的体重、血红蛋白和血清蛋白的含量都会开始降低，血清免疫球蛋白的合成量也随之降低，但一般情况下抗体的表达量受蛋白摄入不足的影响较小。机体内的补体有放大免疫应答作用，对免疫系统的免疫附着、吞噬作用、中和病毒和小免疫细胞分化功能都有影响。但机体处于营养缺乏状况时，体内补体的合成速率受限，合成总数降低，使得补体的功能发挥受到限制。吞噬细胞的吞噬效果也同样受到机体营养状况的影响，营养缺乏环境下的吞噬细胞的吞噬作用变化不大，但是对已吞噬细菌的杀菌力和杀菌速度会有所减慢。同时，血浆和白细胞中的溶菌酶活性也会降低。溶菌酶主要作用于革兰氏阴性菌的细胞壁黏多糖，通过破坏细胞壁中的 N-乙酰胞壁酸和 N-乙酰氨基葡萄糖之间的 β-1,4 糖苷键，使细胞壁不溶性黏多糖分解成可溶性糖肽，导致细胞壁破裂内容物逸出而使细菌溶解。溶菌酶还可与带负电荷的病毒蛋白直接结合，与 DNA、RNA、脱辅基蛋白形成复合体，使病毒失活。而溶菌酶活性的降低意味着黏膜表面对入侵异物的防御能力的降低。

　　与营养缺乏相比，营养过剩现象出现的时间较短，主要由于现代生活中人们"吃得好"，但吃得好并不代表着吃得健康。营养过剩往往由饮食不当所引起，营养素的不合理摄入会导致机体免疫系统的运转不平衡，从而引起疾病的发生。单纯能量的过量摄入，如碳水化合物和脂肪物质等，极易引起机体储存过量的饱和脂肪酸和碳水化合物，最直观的表现则是肥胖症。过度肥胖会对免疫活性细胞起到抑制的作用，肥胖者体内的细胞介导免疫应答系统通常会受到一定的损害，中性粒细胞杀菌作用偏弱，也更容易引起自身免疫反应。通常肥胖症患者还有着偏食的习惯，导致微生物、微量元素、纤维素等营养素的缺乏，同样会引起机体免疫器官发育、免疫细胞数量与功能、免疫信号相应等各个方面的问题。通过饮食摄入过量的胆固醇会导致体内胆固醇过剩，会损害机体内部淋巴细胞和网状内皮细胞的功能，阻止细胞膜胆固醇的合成，从而抑制淋巴细胞对抗原刺激产生免疫应答，抑制巨噬细胞吞噬功能和清除抗原能力。而过量的多不饱和脂肪酸会引起免疫抑制反应，如对皮肤移植物的排斥延迟，淋巴细胞对促分裂原和抗原刺激的反应及应答减弱，中性粒细胞的趋化作用和吞噬作用减弱。饱和脂肪酸过多同样会抑制淋巴细胞对某些抗原和促分裂原的应答。脂蛋白是一类由富含固醇脂、甘油三酯的疏水性内核，以及由蛋白质、磷脂、胆固醇等组成的外壳构成的球状微粒，对细胞外脂质的包装、储存、运输和代谢起着重要作用，脂蛋白代谢异常（通常伴随着脂质组分和蛋白质组分的改变）与动脉硬化症、糖尿病、肥胖症及肿瘤发生密切相关。在机体免疫调节中，脂蛋白可以参与淋巴细胞代谢，从而调节免疫反应。低密度脂蛋白是富含胆固醇的脂蛋白，主要作用是将胆固醇运送到外周血液，可以调节淋巴细胞的生物合成，但当氧化修饰的低密度脂蛋白过量时，会使得胆固醇积存在动脉壁上引起动脉硬化；高密度脂蛋白的主要作用是将肝脏以外组织中的胆固醇转运到肝脏进行分解代谢，可以与淋巴细胞相结合，以此调节淋巴细胞膜胆固醇的浓度，改变细胞膜稳定性和淋巴细胞功能，同时其含量与动脉管腔狭窄程度呈显著的负相关，是一种抗动脉粥样硬化的血浆脂蛋白，是冠心病的保护因子；极低密度脂蛋白功能与低密度脂蛋白类似，是运输内源性甘油三酯的主要形式，可以抑制淋巴细胞内蛋白质和 DNA 的合成，抑制细胞免疫功能。某些脂蛋白与补体竞争占据细胞膜表面，阻止补体对细胞膜的破坏，对其含量需要通过饮食进行一定程度的控制。

　　单纯的碳水化合物过剩会引起机体血糖含量的升高，而高血糖对淋巴细胞和吞噬细胞功能有明显的损害。高血糖导致糖代谢紊乱，打破了系统代谢平衡，进而往往导致体内的蛋白质、脂肪均出现代谢紊乱，致使整个代谢系统出现问题，引起各种并发症。高血糖和由高血糖引发的代谢紊乱，使白细胞吞噬和杀菌力下降，使免疫球蛋白、补体等生成能力降低，减弱血液杀菌力。同时，细胞和器官的活力下降，机体自愈能力下降，造成了免疫功能失调和下降。此外，高血糖会使大量葡萄糖随尿排泄，引起渗透性利尿，导致机体脱水，脱水使得细胞外液渗透压增高，水分由细胞内向细胞外转移引起细胞内失水，导致机体脱水及高渗状态。而高血糖状态下，葡萄糖不能够被机体有效吸收利用，而是从尿中大量丢失，机体通过分解脂肪、蛋白质来提供能量，结果导致机体免疫力下降。

8.2　功能食品与免疫预防

8.2.1　功能食品

功能食品是近年来世界食品发展的主要趋势之一。随着社会的进步和人类生活水平的提高，人类对健康和防范疾病的认知普遍增长。因此，近年来针对儿童和老龄化人群、亚健康人群的各类功能食品的研发和生产得到快速发展。2018 年，功能食品的全球销售额达到 2675 亿美元。预计在随后 5 年，增长速度大约为 5% 左右。2018 年，中国功能食品的销售额约为 798 亿美元，占世界总销售额的 29%，其在食品中的地位越来越重要。

1962 年日本最先提出了功能食品的概念，但是由于世界各国对功能食品的认识不同，所以对功能食品的定义也不一致（Smith and Charter，2010）。我国学者认为，功能食品（functional food）不仅应具备营养和感官功能，还应该具备普通食品不具备的调节人体生理功能的特点。与普通食品不同，功能食品除了能满足人类对食品的营养和感官这两个基本需求之外，还能提供人体用于调节生理功能、提高免疫功能、减低疾病风险等保健功能，比如提高记忆力、美容、降血脂、抗疲劳等。具有这些功能的食品被称为"第三类食品"，即"功能食品"（李八方，1997）。功能食品实质上包含了保健食品，也包括营养强化食品、适用于不用年龄和不同职业的食品，并部分纳入普通食品管理。

必须注意的是，我国关于功能食品的定义在不断变化。1997 年颁布的国家标准《保健（功能）食品通用标准》（GB 16740—1997）中认为，保健食品和功能食品的概念等同。而在后续替代标准《食品安全国家标准 保健食品》（GB 16740—2014）中没有延续这种概念等同性。保健食品是要通过国家食品药品监督管理总局批准的功能性食品，并有相应的保健食品国家标准（GB 16740—2014）约束。我国的保健食品主要分为两大类。第一类是减轻某些疾病的症状、辅助药物治疗及降低疾病风险的保健食品。第二类是与增强体质和增进健康有关的保健食品。

我国现有批准的保健食品有 28 种,抗疲劳类的保健食品占据我国保健食品的主要地位, 约占总体市场的 10%左右。而功能食品包含了保健食品, 保健食品以外的功能食品按照普通食品要求管理。

8.2.2　免疫与免疫预防

人类生活的自然环境中充满各种致病、致命的因素, 如病毒、细菌、寄生虫等微生物。因此, 在漫长的进化过程中, 人体建立了复杂、精密而有效的防御功能, 即免疫 (许国章和张学军, 2006)。免疫是人体的一种生理功能, 人体依靠这种功能识别"自己"和"非己"成分, 从而破坏和排斥进入人体的抗原物质 (如病菌等), 或人体本身所产生的损伤细胞和肿瘤细胞等, 以维持人体的健康。机体的免疫系统受抗原刺激后, 免疫活性细胞 (T 淋巴细胞、B 淋巴细胞) 识别抗原, 产生免疫应答 (活化、增殖、分化等) 并将抗原破坏和 (或) 清除。通过有效的免疫应答, 机体得以维护内环境的稳定。免疫使人体具备了防御功能, 可以抵御微生物造成的感染。同时, 免疫可以使人体自身稳定, 不断地从人体中清除衰老和死亡细胞。另外, 人体的免疫系统还可以监控人体功能, 随时发现并清除人体内的突变细胞, 防止发生癌变。

免疫包括天然免疫和获得性免疫, 而获得性免疫包括被动免疫和主动免疫。天然免疫是指人体对不同疾病具有天然抵抗力, 又称"自然免疫"或者"非特异性免疫" (许国章和张学军, 2006)。获得性免疫不是人体天生就有的, 而是后天在人体中主动产生的。人体患病后或者接种疫苗后产生了免疫, 称为主动获得性免疫。婴儿通过母体获得免疫, 以及人体通过注射免疫球蛋白、免疫血清获得的免疫, 称为被动获得性免疫。获得性免疫又称为"特异性免疫", 我们通常所指的免疫即特异性免疫。

除传染病外, 人体的多数疾病都是由于机体天然免疫功能低下造成的。免疫功能低下会导致免疫预防的反应异常, 对机体健康产生极大危害, 会提高各种疾病的发病率与死亡率, 尤其是自身免疫性疾病和肿瘤。除了免疫缺陷, 营养缺乏等原因是引起免疫功能低下的主要原因, 营养均衡关系到人体免疫系统的正常功能。当营养不良发生时, 会表现出免疫系统的退化, 如免疫器官出现退化、免疫反应减弱、细胞免疫功能降低、巨噬细胞等吞噬作用减弱、延迟超敏性丧失、体液免疫功能降低。蛋白质缺乏会导致免疫功能障碍。

通过食用具有增强免疫作用的食品, 可以增强机体免疫系统的免疫应答, 提高对各种疾病的防御能力, 成为提高机体免疫预防能力的另一主要方法。

8.2.3　提高免疫能力的功能食品

天然免疫功能一般由天然免疫支持剂获得。天然免疫支持剂可包括维生素 D、微量元素硒、矿物质、核苷酸、植物提取物谷甾醇及从酵母中提取的 1-3,1-6-葡聚糖，或者从蘑菇中提取的葡聚糖等。因此，这些天然免疫支持剂可作为营养强化剂用于第一类免疫增强功能食品（Smith and Charter，2010）。

然而，普通消费者更希望能够通过天然的食物获取天然免疫支持剂，而不是药粉或者药片。因此，研究者和消费者更喜爱一些具备一定生理功能的食物，如某些种类的蔬菜、水果、浆果、香草、香料或坚果等天然食物。这些食物被称为第二类免疫增强食品（Smith and Charter，2010）。

肠道作为人体最大的免疫器官，在内部环境与外界环境间提供了一个保护界面。能够提高肠道功能，从而间接起到提高免疫力的物质被称为第三类免疫增强食品（Granato et al.，2020），如益生原、乳酸菌、双歧杆菌等。

8.2.4 营养强化剂

营养强化剂主要包括构成免疫系统的物质，如氨基酸、蛋白质、维生素和矿物质，还包含如 β-葡聚糖等一些功能性物质。这里所指的营养强化剂功能食品并不是指营养强化剂本身，而是指添加了此类营养强化剂的食品。

8.2.4.1 维生素

维生素 C 是人体免疫系统必需的维生素，又名抗坏血酸，具有高度的还原性和抗氧化性，也是被研究最多的维生素。维生素 C 能提高白细胞的吞噬功能，促进淋巴细胞生成，促进抗体和干扰素的合成，具有一定的抗病毒感染的作用（李八方，1997）。很多水果和蔬菜都是维生素 C 的良好来源，如番石榴、猕猴桃、红辣椒、草莓、番茄等，而且用这些果蔬制成的果蔬汁还可以添加维生素 C 进行营养强化。

维生素 A 与机体免疫功能的关系密切（Wirth et al.，2017）。维生素 A 对皮肤和黏膜等的免疫力有增强作用，同时也会促进特异性抗体的产生。维生素 A 缺乏会导致免疫功能低下，如淋巴器官萎缩，对细菌、病毒、寄生虫等产生的抗体减少。关于维生素 A 与肿瘤发生的关联机制并不明确，但有研究表明维生素 A 的缺乏导致患癌症的概率增加。

维生素 E 是有效的免疫调节剂，而且具有很强的抗氧化作用（Traber and Stevens，2011）。维生素 E 可以阻断致癌自由基的反应，降低亚硝胺生成，降低诱变物质活性，抑制癌症基因 *p53* 的表达。维生素缺乏的人患肺癌的比例是正常人的 2.5 倍。每日补充维生素 E 会降低口腔、咽喉和肠道的癌症发病率。维生素 E 能刺激免疫器官发育，增加动物胸腺质量，产生杀伤细胞，促进 B 细胞产生，提高淋巴细胞转移活性，提高免疫能力。多数人通过传统膳食很难补充到每日需要的维生素 E。推荐食用富含维生素 E 的食物，如全麦、冷榨橄榄油、水果、深绿色叶蔬菜、鱼、肉类、鸡蛋、生坚果等。

维生素 D 在体内的活性产物 1,25-$(OH)_2D_3$ 有抑制肿瘤作用,可以促进肿瘤细胞分化和诱导肿瘤细胞凋亡(Sassi et al.,2018)。另外,1,25-$(OH)_2D_3$ 可以调节淋巴细胞增殖和细胞因子分泌,预防非肥胖型糖尿病向 1 型糖尿病转化。另外,1,25-$(OH)_2D_3$ 可预防由 T 细胞介导的免疫型疾病——硬化病,还可以通过抑制炎症因子如 IL-2、TNF-α 等预防关节炎的发生。

牛磺酸,又叫牛胆碱,是淋巴细胞和粒细胞中最丰富的游离氨基酸,其含量和食物中的牛磺酸摄入量有关(Wu,2020)。牛磺酸可以促进人体淋巴细胞的增殖,并且呈现显著的剂量-效应关系。牛磺酸缺乏会导致中性粒细胞功能紊乱,并有可能患慢性肉芽肿疾病。

8.2.4.2 微量元素

锌是免疫系统调节剂,能够调控 γ 干扰素、白细胞介素-1 和-6、肿瘤坏死因子 TNF-α 等免疫因子的合成与分泌,增强胸腺、淋巴、脾脏的功能,提高 T 细胞的杀伤力及机体免疫力(Skrajnowska and Bobrowska-Korczak,2019)。锌广泛存在于各种食物中,包括瘦肉、鱼、牛奶和其他奶制品、蛋黄、豆类、全谷物、葵花籽、山核桃等。

铁是人体必需的微量元素,对免疫器官、免疫细胞的发育都有重要影响(Nairz et al.,2014)。人体比较容易出现铁缺乏,使免疫球蛋白含量下降,外周淋巴细胞、中性粒细胞吞噬功能下降。人和动物实验都证明,铁缺乏会引起抗感染能力降低。铁与其他微量元素可相互作用,缺铁可致锌、钴、镁、铅的代谢障碍。铁与锌在肠道内竞争性吸收,并可能存在共同的转运通道。还可能有另外的转运系统调节锌的吸收,它可能受体内血铁水平的影响。

硒是人体必需的微量元素,几乎存在于所有免疫细胞之中,可以增强人体免疫系统调节能力(Avery and Hoffmann,2018)。补硒后可以使机体产生较高水平的 IgM 和 IgG,协同巨噬细胞激活因子激活巨噬细胞,降低对淋巴细胞增殖反应的抑制。硒可以增加天然的杀伤细胞,激活抗癌细胞,并作为抗氧化剂起到抗肿瘤的作用。在宿主体内缺硒的情况下,病毒容易突变,如脊髓灰质炎病毒、肝炎病毒、流感病毒和艾滋病病毒等。因此,硒可以增强人体免疫系统调节能力,阻止病毒突变,降低多种病毒感染性疾病的发生。在各种具有免疫调节功能的营养素(包括维生素 C、维生素 E、维生素 A、锌、镁等)中,硒是目前已知的唯一与病毒感染有一定直接关系的营养素。最好的硒天然食物来源是金枪鱼、红鲷鱼、虾、全谷物、蔬菜(取决于它们生长的土壤中硒的含量)、蛋黄、葵花籽、大蒜、巴西坚果等。

8.2.4.3　氨基酸与核苷酸

氨基酸与核苷酸都是免疫系统的组成成分，其中一些氨基酸能够提高机体免疫能力，所以被用于强化食品。精氨酸与维生素 B 一起服用，可以刺激垂体分泌生长激素，进一步调节免疫功能。精氨酸还能促进胸腺产生 T 细胞，增强身体的愈合能力，帮助预防癌症（Ren et al.，2014）。谷氨酰胺能够动员淋巴细胞和巨噬细胞，并可以抵抗传染性（Rogeri et al.，2020）。

补充核苷酸可以促进免疫功能，扭转营养不良和免疫抑制，增强 T 细胞功能，改善皮肤过敏，协助抵抗致病微生物，提高免疫系统对疫苗的反应速度（Vigano et al.，2019）。人们可以从动物蛋白、豌豆、酵母、豆类和牛奶中摄取核苷酸。

8.2.4.4　蛋白质

很多蛋白质在消化水解后可能产生过一些促进免疫功能的活性肽，如大豆蛋白、螺旋藻蛋白。另外，乳铁蛋白会调节免疫球蛋白的分泌，参与调节机体免疫耐受力，激活已有补体途径（Wang et al.，2019）。免疫球蛋白、金属硫蛋白等有调节免疫作用，但是对其消化降解后的产物对机体作用的研究并不充分。

8.2.4.5　脂类

食品中的脂肪酸含量及饱和程度可以通过改变细胞膜的结构，调节脂肪酸合成而影响免疫细胞活性。例如，花生四烯酸、DHA、EPA 等多不饱和脂肪酸都有一定调节免疫的作用（Manson et al.，2019）。Omega-3 脂肪酸通常在鱼类如鲑鱼、沙丁鱼、鲭鱼和金枪鱼，以及亚麻籽油、坚果和种子中含量较高。有研究表明（Wall et al.，2010），鱼类中的 omega-3 脂肪酸可以降低 PG2 和 LBT4 的生成，减缓或阻止肿瘤的生长。n-3 系列多不饱和脂肪酸可以防止肿瘤的发展和转移。相反，n-6 系列的多不饱和脂肪酸似乎有增强肿瘤发展和转移的作用。磷脂会提高大鼠淋巴细胞转化率，促进 T 细胞增殖，激活巨噬细胞，提高免疫力。共轭亚油酸可使小鼠脾脏致敏因子 LBT4 和 IgE 含量降低，提高 T 细胞的增殖反应，提高免疫力。DHA、EPA 有抑制肿瘤的作用。另外，高胆固醇会抑制小鼠免疫功能。

8.2.4.6　低聚糖

大豆低聚糖是大豆中所含寡糖化合物的总称。大豆低聚糖可以直接作用于脾淋巴细胞和 NK 细胞，促进脾淋巴细胞转化，提高 NK 细胞杀伤力，也可以通过双歧杆菌间接刺激肠道免疫细胞，诱导免疫反应，增强机体免疫力（Ma et al.，2020）。

低聚木糖是 2～7 个木糖分子组成的低聚糖，有明显的肠道双歧杆菌增殖作用，通过刺激双歧杆菌增加提高肠道免疫力（Aachary and Prapulla，2011）。同样，低聚半乳糖、低聚异麦芽酮糖等也有刺激产生 T 细胞和 B 淋巴细胞、提高免疫力的功能。

8.2.4.7　多糖

多糖（polysaccharide）是由糖苷键结合的糖链，至少是由超过 10 个单糖组成的聚合糖高分子碳水化合物。多糖来源于动物、植物、食用菌等，很多种类的多糖都有生物活性功能。植物多糖对淋巴细胞的调节作用主要体现在对其增殖能力的调节，一定浓度的植物多糖可以促进淋巴细胞增殖，改善淋巴细胞亚群结构，从而调节机体免疫功能（Xie et al.，2016），如当归多糖、茯苓多糖、酸枣仁多糖等均可激活补体系统。茶多糖可增强单核吞噬细胞的吞噬功能，从而增强免疫力。

β-葡聚糖是在所有已知的可以刺激先天免疫系统的天然化合物中最早有文献记载且最有效的物质。β-葡聚糖通常从啤酒酵母中提取，能够激活人类和其他哺乳动物、禽类、鱼类甚至甲壳类动物的天然免疫系统。β-葡聚糖的作用效果与从灵芝和香菇中提取的多糖一致，可以增强巨噬细胞、中性粒细胞、自然杀伤细胞、T 细胞和 B 细胞的活性，增强体液和细胞免疫体系对微生物及肿瘤抗原的非特异性抵抗力。

具有增强免疫活性的主要是食用菌多糖，如香菇多糖（Ren et al.，2012）、灵芝多糖（Ferreira et al.，2015）、茯苓多糖（Li et al.，2018）、猴头菇多糖（Wu et al.，2018）等。香菇多糖是典型的 T 细胞激活剂，在体内和体外都可以促进 T 淋巴细胞生成，增强其活性。另外，香菇多糖可以提高巨噬细胞的吞噬功能，促进 T 淋巴细胞的功能恢复，刺激抗体的生成，进而提高免疫力。香菇多糖对癌症细胞有强烈的抑制作用，对小白鼠肉瘤 180 的抑制率为 97.5%。灰树花多糖能极大提高细胞免疫功能，刺激机体各种免疫活性细胞的成熟和分化，进而提高免疫力。灰树花多糖具有强烈抗癌活性，促进免疫细胞因子分泌白细胞介素-12 等各种抑制癌症的因子，防止和抵抗肿瘤。茯苓多糖可以诱导产生干扰素和白细胞介素，调节人类 B 淋巴细胞分泌免疫球蛋白，并对 IL-1 等细胞激素起到调节作用。茯苓多糖可以显著增强巨噬细胞和 T 细胞功能，有强烈的抗肿瘤作用。金针菇多糖可以刺激 T 细胞，激活淋巴细胞和吞噬细胞。灵芝多糖能显著促进小鼠脾细胞和 T 细胞增殖。灵芝多糖可以活化小鼠腹腔巨噬细胞，提高其吞噬能力。同时，灵芝多糖还可以抑制受损细胞增殖，实现抗癌作用。猴头菇多糖可以显著增强小鼠腹腔巨噬细胞吞噬功能，促进溶血素生产和脾淋巴细胞增殖，增强免疫。平菇多糖和草菇多糖等也具有一定的提高免疫和抗肿瘤作用。虫草多糖能拮抗免疫抑制剂，提高血清中 IgG 含量，刺激淋巴细胞增生，促进淋巴母细胞转化，增强单核巨噬细胞的吞噬功能，具有一定的抗癌效果。

来自海藻类的多糖一般能够起到膳食纤维作用，如阿拉伯胶、卡拉胶、琼脂等，很少有提高免疫力的报道，但是有研究表明褐藻硫酸多糖可促进脾淋巴细胞增殖（Ale et al.，2011）。提取自海参的刺身黏多糖可改善小鼠胸腺指数和脾指数，提高吞噬细胞的吞噬功能（Shi et al.，2016）。

8.2.5　免疫增强天然功能食物

一些天然食品本身含有一些生物活性物质，具有增强机体功能的作用。这些食物通常包括水果、蔬菜、坚果、草药等。

8.2.5.1　水果与蔬菜

一些水果能够刺激免疫系统、调节免疫的价值已经得到了证实。刺梨产于我国西南部，贵州最多。刺梨可以显著提高小鼠 NK 细胞活性，促进淋巴细胞增殖。临床已经证实，刺梨对非特异性免疫功能具有增强作用，并可增强体液免疫。无花果含有多种氨基酸和维生素，并且硒含量高，能够刺激免疫系统。蔓越莓有助于预防尿道感染（尤其是女性膀胱炎），并且具有抗真菌和抗病毒的作用（Jepson et al.，2012）。研究者发现连续食用香蕉的受试者体内白细胞数量比对照组显著上升，具有提高免疫力的作用（Yang et al.，2019）。

许多蔬菜具有一定的增强免疫功能（Chen et al.，2012；Milani et al.，2017；Altundag et al.，2020）。苦瓜含有抑制细胞癌变的物质，是一种蛋白质类的物质，可以阻止癌症细胞的生长和扩散，并能激发体内免疫系统的防御功能，增强免疫细胞的活性。芦笋不但可以帮助机体抵御各种癌症，还可以改变体内淋巴亚群之间的比例，提高各种免疫细胞的活性，提高机体免疫力。卷心菜、花椰菜、甘蓝菜等含有一种叫做异硫氰酸酯的活性化合物，从而抑制癌细胞的增生。番茄可以提高儿童免疫力，番茄红素升高可以增强 T 细胞的增殖，从而缓解淋巴细胞的氧化损伤，保护吞噬细胞，增强巨噬细胞、T 细胞杀伤肿瘤能力。洋葱富含槲皮素，可以抑制引发炎症的酶。洋葱和大蒜也含有硫化合物，可通过促进自然杀伤细胞和 T 辅助细胞的活性增强免疫系统。大蒜具有抗真菌和抗病毒特性，有抗癌的潜力。大蒜素可以阻止致癌物质的形成，促进抗癌酶的产生，抑制癌细胞的扩散。茶叶中含有丰富的茶多酚和茶多糖，可使小鼠胸腺和脾脏重量及细胞数显著升高，促进胸腺和脾脏淋巴细胞增殖。

多种蘑菇含有生物活性多糖，具有调节免疫和抗癌作用，在此不再赘述。

8.2.5.2　薯类

山药是薯蓣科植物薯蓣的根茎，其所含的黏多糖能促进脾脏中 T 细胞的增生和杀伤细胞对淋巴癌细胞的抑制作用，提高网状内皮系统的吞噬能力，可以刺激和调节人体免疫系统，增强机体免疫功能（Obidiegwu et al.，2020）。芋头中的多糖物质在剂量合适时会明显提高 T 淋巴细胞和 NK 细胞的活性，可提高血清 IgG

的含量，从而提高免疫力，对癌症治疗起到辅助作用（Nassr-Allah et al.，2009）。

8.2.5.3　坚果

种子和坚果含有多种矿物质及维生素，可以增强机体免疫功能（Wu et al.，2019；Park et al.，2013）。核桃仁含有 omega-3 脂肪酸，以及其他有益健康的化合物，包括维生素 E，能够强烈刺激免疫系统。巴西坚果富硒，南瓜籽是锌和维生素 A 的重要来源，对免疫有增强作用。松子中的松子油能够促进干扰素和淋巴细胞因子释放，活化 NK 细胞，抗病毒、抗癌。

8.2.5.4　草药

一些无毒的植物含有一些功能性物质，可以作为功能食品提高免疫力，主要是一些可以作为药食同源的草药。

很多中草药都有增强免疫的功效，如人参、黄芪等。人参中含有丰富的皂苷，可以提高小鼠血清中特异性抗体水平，增强小鼠脾脏淋巴细胞受 ConA 和 LPS 刺激的增殖能力，使小鼠的非特异性的免疫能力得到增强（Biondo et al.，2008）。甘草多糖也可以起到类似作用。黄芪中含有丰富的黄芪甲苷、黄芪多糖、黄芪黄酮，IL-6、IL-1β、TNF-α、NO 含量及 IL-6、IL-1β、TNF-α、iNOS mRNA 表达水平均极显著升高，从而显著提高巨噬细胞数量和吞噬能力（Zhang et al.，2020；Toshkova et al.，2007）。枸杞子中含有大量枸杞多糖，可以显著提高血清溶菌酶活力，提高人体吞噬细胞的吞噬能力（Masci et al.，2018），临床上可以增强淋巴细胞转化，提升中老年人细胞免疫功能。金钗石斛提取物均能促进 RAW264.7 巨噬细胞吞噬中性红和分泌 NO，促进 ConA 诱导的小鼠脾淋巴细胞增殖，提升 NK 细胞杀伤活性。垂丝海棠花多糖可提高小鼠脾脏指数、胸腺指数、脾淋巴细胞增殖能力，显著提高细胞因子 IL-2、IL-6、IFN-γ 含量及 mRNA 表达水平。高剂量的蜂胶能够显著增强小鼠产生抗体生成细胞的能力、小鼠腹腔巨噬细胞的吞噬能力，以及小鼠 NK 细胞活性的作用（Orsolic et al.，2005）。从黄芪、板蓝根、山药、牛膝中提取的多糖均能提高细胞培养液中一氧化氮的含量、一氧化氮合酶的活力，促进淋巴细胞增殖，提高淋巴细胞 IL-4、IFN-γ 的 mRNA 表达水平，增强巨噬细胞的吞噬功能，提高溶血空斑及溶血素水平，提高机体免疫力。从白芷中提取的多糖能显著提高细胞的吞噬活性和分泌细胞因子（TNF-α、IL-6）水平，也能显著上调 IL-6、TNF-α 的基因表达水平（Hu et al.，2017）。另外，能增强机体免疫力的中草药还有姜黄、穿心莲、接骨木、白芍、淫羊藿、红景天等。

在世界范围内，草药也被广泛应用于人体补益。北美紫锥菊被平原印第安人广泛用于治疗和预防许多疾病。研究发现，紫锥菊通过增强机体对感染的保护，增强免疫功能（Sharifi-Rad et al.，2018）。紫锥菊可以降低 58% 的感冒发病率，并将感冒时间缩短至 1.4 天。此外，紫锥菊能刺激人体产生更多抗感染的白细胞，如 T 淋巴细胞和杀伤白细胞，并刺激干扰素的释放。紫锥菊似乎还能杀灭一些病毒，如普通感冒和流感病毒，因此紫锥菊的制剂被广泛用作预防上呼吸道常见感冒感染的替代疗法。其他能增强免疫力的植物还有芹叶草、芳草、豆瓣菜等。

8.2.5.5 牛初乳

牛初乳是母牛在生产后 72h 内产出的牛乳。初乳含有丰富的免疫球蛋白，特别是 IgA 和 IgG，还有 IgD 和 IgE（Hurley and Theil，2011）。牛初乳已被证明不仅能增强人体的免疫力，而且还包含有价值的生长因子，促进组织修复。初乳中含有高浓度乳铁蛋白，具有抗细菌、抗病毒、抗真菌、抗炎和抗氧化作用。初乳还含有溶菌酶和乳过氧化物酶，具有抗菌性能。

初乳通常被添加到奶粉中，但根据传统理论，牛初乳中的免疫球蛋白是不能被肠道直接吸收的，因为肠道只能吸收少于 4 个氨基酸的小肽或者氨基酸。但也有最新报道表明，婴儿肠道中存在一种转运蛋白 FcRn（Baker et al.，2014）。FcRn 可以将免疫球蛋白转运到血液中，但是研究表明成年人肠道中没有 FcRn。

8.2.6 间接提高免疫力的食品

8.2.6.1 抗氧化剂

抗氧化剂是最常用的补充剂之一，如特定的维生素（维生素 C 和维生素 E）或植物和动物化合物（生物类黄酮，如葡萄籽提取物、槲皮素、辅酶 Q10、银杏叶、虾青素）等。从理论上讲，它们并不能直接增强免疫力，但是可以通过缓解氧化应激作用间接提高免疫力（Rajendran et al.，2014）。

8.2.6.2 益生菌

人体的消化道中存在数以亿计的微生物，其中一些对人体有益，可以帮助人体消化，并可以合成维生素等必需物质。另外，益生菌的代谢产物还可以对致病菌起到抑制作用。双歧杆菌、乳酸菌是人类肠道中重要的益生菌（Soccol et al.，2010），可以提高 NK 细胞和巨噬细胞的活性，其代谢产物乳酸能抑制和杀灭有害和耐药细菌，刺激免疫细胞产生特异性抗体。

8.2.6.3 益生元

益生元是一些不能被消化和吸收的食物，但是可以允许某些肠道内细菌选择性生长，促进益生菌的生长和繁殖（Gibson and Roberfroid，1995）。碳水化合物具有使双歧杆菌增强的特性。双歧杆菌带有 β-果糖激酶，可以分解和利用果糖低聚糖。所以含果糖成分的低聚糖是主要的益生元，其他益生元如半乳低聚糖、葡萄低聚糖等，已经被成熟商业化。

8.2.7　增强免疫的功能食品的评价

　　对于增强免疫的保健食品，首先，应按照《食品安全法》的要求，参照《食品安全性毒理学评价程序和方法》进行第一阶段和第二阶段毒理学实验（李八方，1997）。以普通食品原料和药食两用的原料制造的功能食品，可以不进行毒理学实验。

　　其次，要对保健食品的功能进行动物或人体的功能性实验，加以评价确认。《保健食品功能性评价程序和检验方法》中规定了保健食品的免疫调节评价项目和指标。免疫增强食品实验项目主要分为两类：动物实验项目有免疫脏器与体重的比值、细胞免疫功能的测定、体液免疫功能的测定、单核-巨噬细胞功能测定、NK 细胞活性测定；人体实验项目有细胞免疫功能测定、体液免疫功能测定、非特异性免疫功能测定、NK 细胞活性测定。

8.3　食源性疾病与免疫预防

8.3.1　常见食源性疾病及特征

　　致病性大肠杆菌（*E. coli* O157：H7）的常见食物来源有不熟的牛肉、未灭菌乳及乳制品、污染的水及出芽类食物。该菌具有强耐酸性和低耐热性，普遍存在于环境中。肉品受到污染的主要原因是酮体落地及加工环境受到粪便污染，蔬菜和水果在生长、收获及加工销售过程中受到污染。发病时间通常在感染后的 12～72h，常见的症状为腹泻或者急性肠炎，严重者出现出血性结肠炎或出血腹泻、腹部痉挛，有些病例继续发展为急性尿路感染和尿路脓毒症，也能引起新生儿脑膜炎和败血症，溶血性尿毒综合征（HUS）可引起患者肾机能衰竭，严重时可能会致命。

　　葡萄球菌属（*Staphylococcus*）是引起创伤化脓的常见致病性球菌，在适合的条件下产生肠毒素，引起人发生食物中毒。其中，金黄色葡萄球菌是葡萄球菌中致病性最强的，也是与食物中毒关系最为密切的。金色葡萄球菌的常见食物来源有肉、禽、蛋制品、马铃薯、沙拉酱、冰淇淋及各类罐头等营养丰富并含水分较多的食品。

　　金黄色葡萄球菌（*Staphylococcus aureus*）食物中毒是最急性的，特征是突然发病，来势凶猛。通常进食有毒素食物后 0.5～8h 内发病。症状和流感较为相似，持续 24～48h，伴随腹泻、恶心、呕吐、腹部痉挛，严重者呕吐物和大便内有血和黏液。通常在急性阶段就会很快恢复，但食欲减退和腹泻症状会持续 1～2 天。

　　诺沃克病毒（*Norwalk virus*），也被称为小圆结构化病毒，大小为 28～38nm，特性与动物微小 DNA 病毒相似，无囊膜，二十面体对称，衣壳约由 32 个长 3～4nm 的壳粒构成，单股线状 DNA；能够耐高温、耐受脂溶剂，具有较强的感染性。常见的食物性来源主要有水生贝壳类、凉拌菜、莴苣和水果等，该病毒可以在冰冻食品中存活很长时间。感染诺沃克病毒最普遍的方式是通过食物或水引起疾病，但食物并不是人们感染诺沃克病毒的唯一途径，它也很容易在人与人之间传播。通常发病症状在食用受污染食物后短短 12h 到 2 天内出现。感染后的症状和其他病毒性胃肠炎相似，主要症状为呕吐、腹泻、发热、恶心和痉挛性腹痛，同时还可能伴随肌肉酸痛、食欲减退等症状。

沙门氏菌属（Salmonella）是肠杆菌科中的一个大属，包括 2000 个以上的血清型别。它们是形态结构、培养性状、生化特征和抗原构造等极为相似的一群革兰氏阴性杆菌，具有复杂的抗原结构，一般可分为菌体 O 抗原、鞭毛 H 抗原和表面 Vi 抗原三种。菌体一般无荚膜，大多有周身鞭毛，耐热性低，在 60℃ 下 15min 即可被杀灭，在水中可存活 2～3 周。沙门氏菌属细菌广泛存在于家禽、野禽及鼠类等各种动物的肠道和内脏中，以及被动物粪便污染的水和土壤中。沙门氏菌会引起沙门氏菌病和肠热病，感染后通常会在 6～48h 内发病。沙门氏菌病通常以恶心、呕吐、腹泻、痉挛和发烧为特征，症状通常持续几天，并在一周内逐渐消失。肠热病包括伤寒和副伤寒，表现为高烧、腹泻或便秘、疼痛、头痛和嗜睡。

李斯特菌（Listeria）又名单核球增多性李斯特菌，是一种需氧或兼性厌氧型细菌，它属于细胞内寄生的革兰氏阳性无芽孢杆菌。该菌具有耐低温、耐高盐、耐酸的特性。它广泛分布于自然环境，如土壤、污水、饲料、动物及食品中，常见的食物性来源有生肉及熟肉制品、速冻米面食品、奶酪、蔬菜、沙拉和海产品。单核细胞增生李斯特菌是一种人畜共患病的病原菌，可以通过食用被污染的食物在人畜间传播。感染李斯特菌的症状包括发烧、食欲不振、恶心、呕吐、腹泻、肌肉疼痛，以及眼白和皮肤发黄。虽然食源性李斯特菌病并不常见，但它是导致食源性疾病死亡的主要原因之一。李斯特菌可引起两种形式的人类疾病：第一种的症状是从轻微到强烈的恶心、呕吐、疼痛、发烧，有时还会腹泻，通常会自行消退；第二种是侵袭性李斯特菌病，这是一种更致命的形式，当感染侵入肠道以外的部位，如血液或大脑时，就会发生这种情况。这可能会导致血液感染，脑组织受到感染则会引发脑膜炎及一些其他潜在的致命问题。在孕妇中，李斯特菌感染可导致流产、死产、早产和新生儿严重疾病或死亡。

弯曲杆菌（Campylobacter）是一种近年来受到国内外广泛重视的食源性人畜共患病原菌，可以引起人和动物发生多种疾病。其中最常见的菌株之一是空肠弯曲杆菌。空肠弯曲杆菌是革兰氏阴性微需氧杆菌，有鞭毛，无芽孢，无荚膜；有侵袭力，既有内毒素，也分泌外毒素。该菌耐寒、耐酸、耐碱，故易在胃肠道中生存；对热敏感，在室温下仅可存活数天。与其他肠道传染病一样，弯曲杆菌通常是从食物中获得的。食物性来源主要有生的或未煮熟的家禽、未经巴氏灭菌的生牛奶或未经处理的水（包括由未经处理的水制成的冰块）。一般在进食受污染食物或接触受污染动物后 2～5 天内出现症状，但有时潜伏期可短至 1 天或长达 11 天。其典型症状是出现恶心、呕吐、腹泻，甚至是出血、痉挛及发烧。腹泻和呕吐可能导致脱水，短暂的轻度脱水是常见的，通常可通过大量喝水改善。大多数人感染后，症状相对较轻，在 2～3 天内就会好转，每 10 名受调查的人中约有 9 人在一周内康复。

志贺菌属（*Shigella*）是一类革兰氏阴性短小杆菌，无芽孢，无荚膜，无鞭毛，多数有菌毛。它是人类细菌性痢疾最为常见的病原菌，主要流行于发展中国家，通称痢疾杆菌。其具有很强的抗药性和耐寒性，在冰块中能生存 3 个月，而在人体外活力较弱，于 10～37℃水中可生存 20 天。它能在普通琼脂培养基上经过 24h 生长，形成直径达 2mm、半透明的光滑型菌落。我国分布最多的是福氏志贺菌，其次是宋内氏志贺菌。志贺菌食物中毒主要由这两种志贺菌引起。食物性来源以冷盘和凉拌菜为主，多发于夏、秋两季。志贺菌感染的体征和症状通常在接触志贺菌 1～2 天后开始出现，但可能需要长达一周的时间才能发展。体征和症状可能包括：腹泻（通常含有血液或黏液）、腹痛或抽筋及发烧。幼儿感染志贺菌可引起急性中毒，死亡率很高。虽然一些人在感染后没有症状，但他们的粪便可能在几周内仍然具有传染性。

肉毒梭菌（*Clostridium botulinum*）属于厌氧性梭状芽孢杆菌属，革兰氏染色呈阳性，老龄菌是阴性。多单链，偶见成双或短链，两侧平行，两端钝圆，直杆或稍弯曲，芽孢为卵圆形，大于菌体宽度，位于次极端，使菌体呈网球拍状。有 4～8 根周生鞭毛，运动迟缓，无荚膜。正常情况下在机体内不能生长繁殖，即使进入消化道也随粪便排出，但在适当营养的厌氧环境中可生长繁殖并产生肉毒毒素。该菌对酸性反应比较稳定，对碱性反应较敏感并且不耐高温，一般煮沸 1min 或者 75℃加热 5～10min 毒素都能被完全破坏。食物性来源有奶制品，尤其是新鲜挤压的奶制品，以及辣酱、豆瓣酱等罐头食品和密封淹渍的食物。由于肉毒梭菌通常栖息在弱酸性土壤和灰尘中，且在土壤中肉毒杆菌的存活率和繁殖能力更强，因此，直接生长在土壤里的蔬菜容易受到污染。人误食含有该毒素的食物后发生复视、眼肌麻痹、吞咽困难、膈肌麻痹等特殊神经症状，并常因呼吸困难和心力衰竭而死亡。此外，肉毒梭菌也可致牛、禽等中毒。

8.3.2　食源性疾病研究及防治

8.3.2.1　空肠弯曲杆菌

空肠弯曲杆菌的鞭毛在其毒力、生物膜的形成和肠道定植力中扮演着重要角色。它特殊的鞭毛结构及螺旋形细胞形状使得它能够在高黏度的环境中保持较高速度，从而可以有效地定植在宿主肠道中。而大肠杆菌和沙门氏菌在这种环境中则无法运动。研究表明，生物膜的形成与一些鞭毛基因的表达有关，其鞭毛形成时，受σ^{28}调节的非鞭毛蛋白 FlaC 和 Cj0391c 蛋白的表达上调。空肠弯曲杆菌可与鞭毛调节子共同调节分泌型和非分泌型毒力因子，鞭毛具有分泌非鞭毛蛋白（CiaB、CiaC、CiaI、FlaC 及 FspA）从而调节毒力的作用，其中一些非鞭毛蛋白具有入侵人肠道细胞群的能力。CiaC 和 CiaI 的表达可影响空肠弯曲杆菌的毒力作用，而其分泌需要一个最小鞭毛结构，包括鞭毛钩蛋白 FlgE。自身凝结性是指细菌在液体环境中形成的絮状聚集体，反映细菌毒性的强弱。空肠弯曲杆菌鞭毛的高度糖基化和多糖组分的改变影响其自身凝结性及在肠上皮细胞中小菌落的形成。目前关于空肠弯曲杆菌鞭毛的研究大多集中在基因缺失突变导致的鞭毛相关变化及差异化表达上。例如，敲除 *cj1075*、*cj0440c*、*cj0549* 基因会导致鞭毛断裂从而丧失运动性，敲除 *cj1293*、*cj00769c* 基因会导致鞭毛消失而丧失运动性。

在日常生活中需要彻底蒸煮食物、食用经巴氏杀菌的牛乳。食品从业人员要搞好厨房内的卫生，要注意洗手，尤其在便后。准备食物前应彻底洗手。处理宠物粪便后应洗手。儿童不得接触动物粪便。空肠弯曲杆菌可以通过饮水在鸡群中扩散，故可感染鸡后间接感染人类，因此应给鸡群提供清洁的、经过加氯消毒的饮用水，这样可以有效预防家禽空肠弯曲杆菌感染。

8.3.2.2　志贺菌

志贺菌携带的毒力大质粒编码的 T3SS（type 3 secretion system，T3SS）是志贺菌对抗宿主的"武器"。首先，志贺菌无法与正常肠道菌竞争营养物质，因为它的基因组中没有编码能够降解纤维素和多糖物质的酶。其次，正常的上皮细胞代谢很快，受伤细胞快速脱落被新生细胞替代。然而在感染初期，它能够通过肠道派尔结中特有的上皮细胞——M 细胞（microfold cell）的胞吞作用进入黏膜下层，从上皮细胞的基底面进行侵袭，同时利用胞内的营养物质繁殖。最后，入侵黏膜下淋巴组织后，志贺菌被巨噬细胞吞噬，但是却凭借 IpaB 逃避巨噬细胞的溶解作用，IpaB 进而与 Caspase-1 结合并激活其作用，导致巨噬细胞凋亡触动 IL-1β、IL-8、IL-18 等致炎因子释放。IL-18 可以募集中性粒细胞（PMN），激活 NK 细胞，促进 INF-γ 生成，清除病原菌。志贺菌通过 T3SS 分泌的效应蛋白 OspF 和 OspC1 促进 PMN 向炎症部位迁移。但是该菌进化出的一系列蛋白质能够抑制上皮细胞的自噬脱落及致炎因子的表达。T3SS 可分泌蛋白 IpaA、IpaB、IpaC、IpaD 及 OspE。一方面，效应分子 IpaB 参与控制其他效应蛋白的分泌和转运，它能够与细胞周期末期 APC 复合物的抑制蛋白 Mad2L2 相互作用，使细胞周期停滞在 G_2/M 期；另一方面，OspE 蛋白与整合素连接激酶（ILK）相互作用，抑制上皮细胞间黏着斑的解离，达到抑制宿主细胞的目的。

志贺菌经紫外线或阳光照射 30min 即可杀死，或者 58～60℃加热 10～30min

即可死亡。在日常生活中讲究个人卫生，保持厨房用具的清洁，尤其是冰箱要经常擦洗，冰箱中的剩饭剩菜加热以后再食用，不能食用的尽快清理掉。

8.3.2.3 沙门氏菌

沙门氏菌的感染过程与志贺菌类似，都是通过侵染上皮黏膜细胞，引起肠炎，随后在宿主巨噬细胞内复制，并随着感染的巨噬细胞传播到全身造成器官病变。与志贺菌不同的是，在入侵肠上皮细胞的过程中依赖的毒力因子是由沙门致病岛1（*Salmonella* pathogenicity island 1，SPI-1）上的基因编码。SPI-1 的表达涉及多种调控蛋白与环境信号复杂的相互作用。调控蛋白包括 Hi1D、Hi1C、Hi1A。其中，Hi1A 是最主要的 SPI-1 调控因子。

生吃食物并非人们所想象的那样更加营养、健康，未经加工的生牛乳、生鸡蛋等营养丰富，却常常受到沙门氏菌等病原微生物的侵染，一些病原体甚至可以通过蛋壳的气孔进入到鸡蛋内部。在日常生活中，建议将食物，尤其是动物源食品充分加热，中心温度应高于 70℃，避免喝生乳、吃生鸡蛋等。

8.3.2.4 李斯特菌

李斯特菌溶血素（LLO）是由 *hly* 基因编码的产单核细胞李斯特菌的重要毒力因子，其相对分子质量为 60 000，属于胆固醇依赖细胞溶素家族，参与产单核细胞李斯特菌一级和次级吞噬小体的逃离。具有 LLO 的单核细胞李斯特菌有致病性，无 LLO 则无致病性。*actA* 与产单核细胞李斯特菌基于肌动蛋白的运动性有关，也参与李斯特菌的细胞黏附和侵袭。无害的李斯特菌中 *actA* 的表达可以促进该细菌入侵上皮组织，这一入侵过程和内化素 A、B（inlAB）有关，在细胞内扩散能力则由毒力基因 *plcA*、*hly*、*mpl*、*actA*、*plcB* 介导。

在日常生活中应食用彻底蒸煮的食物，食用巴氏杀菌乳。冰箱里摆放的食物注意生熟分开，平时处理生食和熟食的刀具、砧板也要分开，避免相互感染细菌。夏天尽量少吃冰淇淋、雪糕等冷冻制品。

8.3.2.5 大肠杆菌 O157∶H7

大肠杆菌 O157∶H7 能产生一种细胞毒素——志贺毒素（Stx），可导致危及生命的溶血性尿毒症综合征（HUS）。与人类疾病相关的志贺毒素有三种，包括 Stx1、Stx2 和 Stx2c，每一种都编码在不同的 λ 噬菌体上，在 O157∶H7 中形成稳定的溶原体。Stx 的产生与诱导 Stx 噬菌体复制的裂解周期有关，并对应激源做出反应。感染大肠杆菌 O157∶H7 后，其严重程度的差异可能是 Stx2 表达差异所致。研究表明，Stx2 的存在与 HUS 发生频率相关。体外组织培养试验表明，Stx2 在体外可被 Stx2c 抗体完全中和，但是 Stx2c 只能被 Stx2 抗体部分中和。仅有少数患者产生包含有 IgG、IgA、IgM 的 Stx1 抗体。造成抗体数量产生较少的原因可能有如下几点。第一，Stx 对蛋白质合成具有抑制作用，从而导致抗体产生受阻。第二，Stx 可能会破坏处理抗原的细胞以阻止免疫反应的发生。第三，对 Stx 的免疫反应本身有限，正如破伤风毒素一样，引起生物效应的 Stx 最小量不足以产生可靠的免疫反应。此外，毒素可能对 B 淋巴细胞有毒性。

在日常生活中，主要的预防手段包括两个方面。一方面，需要控制食品中致病菌的繁殖，低温储存食品，生熟食分开保存；食物的所有部分均加热至 75℃，即可消灭大肠杆菌；肉类应彻底煮至 75℃达 2～3min；加工后的熟制品长时间放置后，应再次加热才能食用；禽蛋类则需要将整个蛋洗净后带壳煮或蒸，煮沸 8min 以上。另一方面，应加强对肉类、禽蛋类食品生产企业的卫生监督、家畜或家禽宰前或宰后的卫生检验，以及加强卫生管理，保持环境及器皿清洁，防止肉类食品在储藏、运输、加工、烹调或销售等环节受到污染。

8.3.2.6　肉毒梭菌

肉毒毒素（botulinum toxin，Bt）由肉毒梭菌产生，是由含有肉毒神经毒素的蛋白质和各种无毒蛋白质组成的复杂混合物。肉毒梭菌神经毒素由一条重链和一条轻链通过一个二硫键连接在一起。它是一种相对活性较低的单链多肽，分子质量约为 150kDa。当多肽链被蛋白水解为 100kDa 的重链和 50kDa 的轻链时，它被激活。肉毒神经毒素存在于 A、B、C、D、E、F 和 G 七种不同的血清型中。虽然所有这些血清型都抑制神经末梢的乙酰胆碱释放，但它们的细胞内靶蛋白、作用特征和效力有很大的不同。

当运动神经元动作电位使轴突末端去极化时，乙酰胆碱从胞浆释放到突触间隙。这种十六烷基胆碱的释放是通过运输蛋白链实现的，即可溶性 N-乙基马来酰亚胺敏感因子附着蛋白受体（SNARE）复合物。当 Bt 注射到靶组织中时，由于肉毒杆菌神经毒素的重链与胆碱能神经（cholinergic nerve）末梢上特异发现的糖蛋白结构结合，导致 BT 对胆碱能突触（cholinergic synapse）具有高选择性。在内化后，肉毒神经毒素的轻链与 SNARE 蛋白复合物具有高度的特异性结合。这种机制阻碍了乙酰胆碱释放，影响神经冲动的传递，导致肌肉迟缓性麻痹。

在日常生活中应注意食用罐装合格的低酸食品，不要食用已经泄漏、凹陷、胀起或破损的罐头。家庭自制的发酵食品中可提高发酵温度以抑制肉毒梭菌的产生，同时要经常日晒，充分搅拌。若不幸感染，应根据患者的症状尽早做出判断，并迅速注射相应的抗毒素，直至症状消失。尤其要注意预防呼吸肌的麻痹和窒息，控制呼吸道的继发感染。切忌注射抗生素，不但无效甚至可能加重病情，因为注射后大量的肉毒梭菌突然死亡，毒素释放被短期内大量吸收后会加重病情。

8.3.2.7　金黄色葡萄球菌

金黄色葡萄球菌通过产生各种毒力因子，实现对宿主细胞的黏附、侵染和散播。这些毒力因子的表达受群体感应系统 Agr、SarA 家族蛋白的转录调节因子，以及双组分调节系统 SarRS 等调节。目前对金色葡萄球菌致病机制研究最深入的是 Agr（accessory gene regulator，Agr）系统，具体影响机制如下。首先，AgrB 加工形成 AgrD 前肽，随后生成 AIP，由信号肽酶 SpsB 介导分泌至细胞外。其次，胞外的 AIP 与跨膜蛋白 AgrC 结合后，引起 AgrC 胞质部分的组氨酸残基自磷酸化，随后该磷酸基转移至 AgrA 的天冬氨酸残基上，AgrA 因此被磷酸化。最后，P2 和 P3 启动子的活性被磷酸化的 AgrA 激活，启动基因的转录。AgrA P2 操纵 AgrA、AgrB、AgrC、AgrD，AgrA P3 控制转录单元 RNA III 分子的表达，该分子主要负责执行 Agr 系统对毒力因子的调控功能。启动子激活后上调了 AgrABCD 和 RNA III 的表达，由于 AgrABCD 的上调使 Agr 系统形成信号增益回路，进一步放大了 RNA III 的调控效应。这个过程帮助细菌从定植阶段向感染后期的入侵和获取宿主营养物质阶段过渡，对于金黄色葡萄球菌的致病力具有重要作用。

在日常生活中，应该使用清洁的加工手段，彻底地蒸煮并及时正确冷藏食物。定期对生产加工人员进行健康检查，患局部化脓性感染或上呼吸道感染的人员要暂时停止其工作或调换岗位。对肉制品加工厂，患局部化脓感染的禽、畜尸体应除去病变部位，经高温或其他适当方式处理后进行加工生产。

8.3.3　食源性疾病检测

快速检测方法可分为基于生物传感器的方法、免疫学方法和基于核酸的方法。简单聚合酶链反应（PCR）、多重 PCR、实时 PCR、核酸序列扩增（NASBA）、环介导等温扩增检测（LAMP）和寡核苷酸 DNA 微阵列被归类为基于核酸的方法。基于生物传感器的方法包括光学、电化学和基于质量的生物传感器。酶联免疫吸附试验（ELISA）和横向免疫分析被认为是基于免疫学的方法。随着新方法的发展，基于免疫学的方法和 PCR 被归类为检测病原体的常规技术。

基于核酸的方法通过检测目标病原体中的特定脱氧核糖核酸（DNA）或核糖核酸（RNA）序列，并将目标核酸序列与目标序列互补的合成寡核苷酸杂交来发挥作用。PCR 广泛应用于单核细胞增生性李斯特菌、大肠杆菌 O157：H7、金黄色葡萄球菌、沙门氏菌等的检测。靶分子数量、靶模板的纯度、含有潜在抑制化合物的食物基质的复杂性都可能影响 PCR 扩增的可靠性。

近年来，PCR 技术得到了显著改进，通过实时 PCR 检测 PCR 扩增产物。多重 PCR 检测和寡核苷酸 DNA 微阵列等同时检测存在 5 个或更多病原体，如肠炎沙门氏菌、金黄色葡萄球菌、福氏志贺氏菌、单核细胞增生李斯特菌和大肠杆菌 O157：H7。

　　使用基于核酸方法检测食源性病原体的商用试剂盒是一种有效的检测方法。然而，虽然这些技术都是自动化的，结果可靠，而且具有高灵敏度和高特异性的特点，但它们也有一些缺点，如不能从非培养细胞中区分活的细胞、引物的设计有缺陷等。在某些情况下，这需要专业的科研人员操作以最大限度地减少交叉污染的发生。核酸的等温扩增方法、NASBA 和 RNA 分析物（如病毒基因组 RNA、mRNA 或 rRNA）扩增系统可以从病毒诊断扩展到基因表达和细胞活力。尽管这些方法成本低，而且不需要热循环系统，但 NASBA 后的产品检测仍被认为是劳动密集型的。另外，环介导等温扩增检测（LAMP）在等温条件下可以提供大量的 DNA，效率比 PCR 高得多，与传统 PCR 相比，检测下限更低，并且由于使用了针对 6 个专一性区域的 4 个引物，LAMP 方法可以提供更高的特异性。

　　免疫学方法是检测细菌细胞、孢子、病毒和毒素领域应用最广泛的技术。该检测方法更快、更强大，但是与基于核酸的检测相比，它们的特异性和敏感度较低。与传统的计数方法相比，基于抗体的方法产生的检测时间较少，但如果病原体的数量不足，可能出现的问题是检测的灵敏度低，抗体对被测病原体或其他分析物的亲和力低。

　　在其他免疫学方法中，ELISA 和侧向流动免疫分析法主要用于食源性致病菌的检测。ELISA 具有特异性和高效性，处理样本量大。但是，这项技术也存在一些缺点。首先，免疫分析依赖于抗体与抗原的特异性结合，因此测试的反应取决于样本中抗原的数量和结合位点的可用性。这项技术在食源性病原体检测时需要预先富集待检物质，以达到样本中可检测的抗原水平。其次，由于与抗原类似物发生交叉反应，有可能出现假阴性结果。最后，需要标记抗原和抗体，同时对操作人员专业要求更高。此外，侧向流动法成本低、可靠、操作简单、灵敏、特异，可以检测细菌毒素，但仍需要标记抗原和抗体。

　　目前生物传感器在食品病原菌检测领域的应用越来越广泛，与标准方法相比，生物传感器更有利于在整个生产过程中检查食品安全，因为它们具有实时响应的特性。生物传感器装置由两个主要部分组成：生物感受器（识别分析物的生物材料）和换能器（将生物识别能量转换为光或电信号）。生物受体可以是微生物、细胞、酶、抗体、核酸、适体或仿生体。信号换能器可以是光学的、电化学的、测温的、压电的、磁的和微机械的，或者上述技术的组合。目前，用于检测食源性病原体的商用生物传感器很少。已有免疫磁分离与基质辅助激光解吸/电离飞行时间质谱（MALDI-TOF）相结合检测葡萄球菌肠毒素 B，以及免疫磁分离与流式细胞术相结合检测单核细胞增生李斯特菌的报道。

思　考　题

1. 营养物质是维持人体正常免疫功能的物质基础，人体主要产能营养物质包括哪几类？它们对于免疫系统调节的作用分别是什么？

2. 肠道相关的淋巴组织（GALT）由哪些细胞构成？谷氨酰胺在肠道免疫功能调节中如何起作用？

3. 水溶性维生素中促进细胞增生的维生素有哪些？维生素 A 在维持机体正常免疫功能过程中如何发挥作用？

4. 缺铁、缺锌对人体免疫器官及功能有什么不利影响？

5. 简要说明"非特异性免疫"和"特异性免疫"的区别，以及"获得性免疫"的主要分类。

6. 食源性疾病的检测方法包括哪些？

参 考 文 献

李八方. 1997. 功能食品与保健食品[M]. 青岛：中国海洋大学出版社.

许国章，张学军. 2006. 实用免疫学[M]. 上海：复旦大学出版社.

Aachary AA，Prapulla SG. 2011. Xylooligosaccharides（XOS）as an emerging prebiotic：microbial synthesis，utilization，structural characterization，bioactive properties，and applications. comprehensive reviews in food science and food safety[J]. Comprehensive Reviews in Food Science and Food Safety，10（1）：2-16.

Ale MT，Mikkelsen JD，Meyer AS. 2011. Important determinants for fucoidan bioactivity：A critical review of structure-function relations and extraction methods for fucose-containing sulfated polysaccharides from brown seaweeds[J]. Mar Drugs，9（10）：2106-2130.

Altundag EM，Gencalp D，Ozbilenler C，et al. 2020. In vitro antioxidant，anti-inflammatory and anti-cancer activities of methanolic extract of *Asparagus horridus* grows in North Cyprus[J]. Turkish Journal of Biochemistry-Turk Biyokimya Dergisi，45（4）：365-72.

Avery JC，Hoffmann PR. 2018. Selenium，selenoproteins，and immunity[J]. Nutrients，10（9）：20.

Baker K，Rath T，Pyzik M，et al. 2014. The role of FcRn in antigen presentation[J]. Front Immunol，5（6）：408.

Biondo PD，Goruk S，Ruth MR，et al. 2008. Effect of CVT-E002（TM）（COLD-fX（R））versus a ginsenoside extract on systemic and gut-associated immune function[J]. Int Immunopharmacol，8（8）：1134-1142.

Carr AC，Maggini S. 2017. Vitamin C and immune function[J]. Nutrients，9（11）：25.

Chen J，Zhang Z，Luo J，et al. 2012. Research advances in healthy functions of bitter gourd[J]. Food Science，33（1）：271-275.

Ferreira I，Heleno SA，Reis FS，et al. 2015. Chemical features of Ganoderma polysaccharides with antioxidant，antitumor and antimicrobial activities[J]. Phytochemistry，114：38-55.

Gibson GR，Roberfroid MB. 1995. Dietary modulation of the human colonic microbiota - introducing the concept of prebiotics[J]. J Nutr，125（6）：1401-1412.

Granato D，Barba FJ，Bursa D，et al. 2020. Functional foods：product development，technological trends，efficacy testing，and safety. Annu Rev Food Sci Technol，11：93-118.

Hu ZY，Zhou HL. 2017. Research progress on extraction，separation and biological activity of polysaccharides from *Angelica dahurica* [J]. China Condiment，42（12）：174-177.

Hurley WL，Theil PK. 2011. Perspectives on immunoglobulins in colostrum and milk[J]. Nutrients，3（4）：442-474.

Jepson RG，Williams G，Craig JC. 2012. Cranberries for preventing urinary tract infections[J]. Cochrane Database Syst Rev，10：82.

Li XJ，Zeng BH，Chen ML，et al. 2018. Extraction process optimization of acidic tuckahoe polysaccharides[J]. China Brewing，37（10）：158-161.

Ma Y，Peng X，Yang JY，et al. 2020. Impacts of functional oligosaccharide on intestinal immune modulation in immunosuppressive mice[J]. Saudi J Biol Sci，27（1）：233-241.

Manson JE，Cook NR，Lee IM，et al. 2019. Marine n-3 fatty acids and prevention of cardiovascular disease and cancer[J]. N Engl J Med，380（1）：23-32.

Masci A，Carradori S，Casadei MA，et al. 2018. Lycium barbarum polysaccharides：Extraction，purification，structural characterisation and evidence about hypoglycaemic and hypolipidaemic effects. A review[J]. Food Chemistry，254：377-389.

Milani A，Basirnejad M，Shahbazi S，et al. 2017. Carotenoids：biochemistry，pharmacology and treatment[J]. Br J Pharmacol，174（11）：1290-1324.

Nairz M，Haschka D，Demetz E，et al. 2014. Iron at the interface of immunity and infection[J]. Front Pharmacol，5：152.

Nassr-Allah AA，Aboul-Enein AM，Aboul-Enein KM，et al. 2009. Anti-cancer and anti-oxidant activity of some Egyptian medicinal plants[J]. Journal of Medicinal Plants Research，3（10）：799-808.

Obidiegwu JE，Lyons JB，Chilaka CA. 2020. The dioscorea genus（Yam）-An appraisal of nutritional and therapeutic potentials[J]. Foods，9（9）：1304.

Orsolic N，Terzic S，Sver L，et al. 2005. Polyphenolic compounds from propolis modulate immune responses and increase host resistance to tumour cells[J]. Food and Agricultural Immunology，16（1-4）：165-179.

Park S，Lim Y，Shin S，et al. 2013. Impact of Korean pine nut oil on weight gain and immune responses in high-fat diet-induced obese mice[J]. Nutrition Research and Practice，7（5）：352-358.

Rajendran P，Nandakumar N，Rengarajan T，et al. 2014. Antioxidants and human diseases[J]. Clin Chim Acta，436：332-347.

Ren L，Perera C，Hemar Y. 2012. Antitumor activity of mushroom polysaccharides: a review[J]. Food Funct，3（11）：1118-1130.

Ren WK，Chen S，Yin J，et al. 2014. Dietary arginine supplementation of mice alters the microbial population and activates intestinal innate immunity [J]. J Nutr，144（6）：988-995.

Rogeri PS，Gasparini SO，Martins GL，et al. 2020. Crosstalk between skeletal muscle and immune system：Which roles do IL-6 and glutamine play?[J]. Frontiers in Physiology，11：1286.

Sassi F，Tamone C，D'amelio P. 2018. Vitamin D：Nutrient，hormone，and immunomodulator[J]. Nutrients，10（11）：14.

Sharifi-Rad M，Mnayer D，Morais-Braga MFB，et al. 2018. Echinacea plants as antioxidant and antibacterial agents：From traditional medicine to biotechnological applications[J]. Phytother Res，32（9）：1653-1663.

Shi SJ，Feng WJ，Hu S，et al. 2016. Bioactive compounds of sea cucumbers and their therapeutic effects[J]. Chin J Oceanol Limnol，34（3）：549-558.

Skrajnowska D，Bobrowska-Korczak B. 2019. Role of zinc in immune system and anti-cancer defense mechanisms[J]. Nutrients，11（10）：2273.

Smith J，Charter E. 2010. Functional food product development[M]. A John Wiley & Sons，Ltd.，Publication.

Soccol CR，Vandenberghe LPD，Spier MR，et al. 2010. The potential of probiotics：A review[J]. Food Technol Biotechnol，48（4）：413-434.

Toshkova RA，Krasteva IN，Wesselinova DW，et al. 2007. Influence of purified saponin mixture from Astragalus corniculatus Bieb. on phagocytic cells in Graffi-tumor bearing hamsters[J]. Journal of Ethnopharmacology，109（3）：394-399.

Traber MG，Stevens JF. 2011. Vitamins C and E：Beneficial effects from a mechanistic perspective[J]. Free Radic Biol Med，51（5）：1000-1013.

Vigano S，Alatzoglou D，Irving M，et al. 2019. Targeting adenosine in cancer immunotherapy to enhance T-cell function[J]. Front Immunol，10（30）：925.

Wall R，Ross RP，Fitzgerald GF，et al. 2010. Fatty acids from fish：the anti-inflammatory potential of long-chain omega-3 fatty acids[J]. Nutr Rev，68（5）：280-289.

Wang B，Timilsena YP，Blanch E，et al. 2019. Lactoferrin：Structure，function，denaturation and digestion[J]. Crit Rev Food Sci Nutr，59（4）：580-596.

Wang HY，Zhang YQ. 2019. The main active constituents and detoxification process of *Ginkgo biloba* seeds and their potential use in functional health foods[J]. Journal of Food Composition and Analysis，83（11）：103247.

Wang YY，Hung MY，Sun RL，et al. 2015. Extraction，characterization of a Ginseng fruits polysaccharide and its immune modulating activities in rats with Lewis lung carcinoma[J]. Carbohydrate Polymers，127：215-221.

Wirth JP，Petry N，Tanumihardjo SA，et al. 2017. Vitamin A supplementation programs and country-level evidence of vitamin A deficiency[J]. Nutrients，9（3）：18.

Wu GY. 2020. Important roles of dietary taurine，creatine，carnosine，anserine and 4-hydroxyproline in human nutrition and health[J]. Amino Acids，52（3）：329-360.

Wu YJ，Jiang HH，Zhu EP，et al. 2018. Hericium erinaceus polysaccharide facilitates restoration of injured intestinal mucosal immunity in Muscovy duck reovirus-infected Muscovy ducklings[J]. Int J Biol Macromol，107：1151-1161.

Wu ZK，Zhao ZW，Wang YL，et al. 2019. Effects of three different ways of eating fresh betel nut on immune function in mice[J]. Food Research and Development，40（7）：40-54.

Xie JH，Jin ML，Morris GA，et al. 2016. Advances on bioactive polysaccharides from medicinal plants[J]. Crit Rev Food Sci Nutr，56：S60-S84.

Yang JL，Tu JM，Liu HL，et al. 2019. Identification of an immunostimulatory polysaccharide in banana[J]. Food Chemistry，277：46-53.

Zhang WN，Zhang MX，Cheng AY，et al. 2020. Immunomodulatory and antioxidant effects of *Astragalus* polysaccharide liposome in large yellow croaker（*Larimichthys crocea*）[J]. Fish Shellfish Immunol，100：126-136.

第9章 食物过敏

　　食物过敏，也称为食物变态反应或消化系统变态反应、过敏性胃肠炎等，是由于某种食物或食品添加剂等引起的 IgE 介导和非 IgE 介导的免疫反应，从而导致消化系统内或全身性的变态反应。

　　近年来，由于食物引起的过敏性疾病呈上升趋势，因此，已经有越来越多的关于食物过敏的文献报道，食物过敏反应越来越受到公众的重视。现如今，食物过敏问题俨然已经成为了一项非常严重的公共卫生问题。理论上来说，任何食物都能导致过敏，然而按照美国食品药品监督管理局（FDA）的统计，有超过 160 种食物能够引起过敏，其中最主要的有 8 种：牛奶、鸡蛋、花生、坚果（如杏仁）、大豆、小麦、鱼、某些海鲜（如螃蟹、虾）。随着经济的发展，人们的生活方式和日常环境也发生了巨大的改变，个人食物的日常摄入趋于复杂化，而食品中农药残留超标及非法添加物等食品安全问题屡见不鲜，由此导致了食物致敏现象的不断增加。食物的种类有成千上万种，其成分也复杂多样，个人每日摄入的食物少则几种，多则数百种，所以食物已成为诱发过敏性疾病的重要因素之一。近年来食物过敏性疾病频发主要是由于人们饮食结构的改变，除了蛋白质摄入增加，婴儿期食用大量添加蛋白质的辅食也是引起食物过敏的一个主要原因。

　　在 20 世纪，食物过敏在食品安全领域一直得不到应有的重视，人们对它的了解也处于相对浅薄的状态。然而，近些年来，食品安全成为了人们日渐关注的话题，同时全世界食物性过敏的发病率逐年增加，随着转基因技术的发展、食品添加剂的种类快速增多，人们开始重新评价食物过敏的问题，食物过敏对大众健康的影响才开始受到重视，成为全球关注的公共卫生问题之一。

9.1　食物过敏的机理与致敏原

9.1.1　过敏与超敏反应

　　正常情况下，免疫应答在人体内起到重要的防卫作用，然而当免疫系统攻击进入体内的无害物质时，这种情况不属于正常的免疫应答，因此被称为超敏反应。它是机体与抗原性物质在一定条件下相互作用，产生致敏淋巴细胞或特异性抗体，如与再次进入的抗原结合，可导致机体生理功能紊乱和组织损害的特异性免疫应答，又称变态反应。变态反应是异常的、有害的、病理性的免疫反应。

　　超敏反应是一个复杂的、多因素效应的自然现象，除外界影响（如药物半抗原、微生物感染）外，还与机体自身的遗传因素密切相关，特别是可能与主要组织相容性系统中的免疫应答基因和免疫抑制基因的异常有关。1963 年，Gell 和 Coombs 根据超敏反应中抗体或细胞的参与、抗体的类型、抗原与抗体或细胞反应的方式，以及有无补体参与而将其分为 4 型：I型超敏反应，即速发型超敏反应，又称变态反应（allergy）或过敏反应（anaphylaxis）；II型超敏反应，即细胞毒型或细胞溶解型超敏反应；III型超敏反应，即免疫复合物型或血管炎型超敏反应；IV型超敏反应，即迟发型超敏反应。

过敏原即致敏原或变应原，是指能够使人发生过敏反应的物质。它们虽然可能属于不同的种类，但其共同的特点是：人体接触过敏原一定时间后会产生过敏反应。致敏期的时间可长可短，这段时间内没有临床症状，当再次接触过敏原后，方可发生过敏反应。在过敏的发生过程中，过敏介质起着直接的作用，过敏原是过敏病症发生的必要条件，引起过敏反应的抗原物质常见的有 2000～3000 种，医学文献记载接近 2 万种。

过敏原可以是完全抗原（如微生物、螨虫、寄生虫、花粉、异种动物血清等），也可以是半抗原（如药物和一些化学制剂）。有时变性的自身成分作为自身抗原，也可引起变态反应发生。超敏反应的临床表现多种多样，可因变应原的性质、进入机体的途径、参与因素、发生机制和个体反应性的差异而不同。

9.1.2　食物过敏

世界上首次发现食物可以引起过敏的医生是 Hippocrates，他发现奶酪可以诱发过敏症状。1921 年，Prausnitz 等发现了对鱼产生特异性反应的致敏因子即反应素（即血清特异性 IgE）。

食物过敏其实就是食物引起机体免疫系统的异常反应。由免疫介导的食物过敏反应一般为 IgE 介导，虽然在某些情况下 IgG4 和细胞介导的免疫也起到一定的作用，但以 IgE 介导的过敏反应为经典致敏反应。一般来说，食品过敏与其他反应的区别是免疫球蛋白、嗜碱性粒细胞和肥大细胞的参与（后者可以产生介导物质，包括介导即刻反应的组胺和缓激肽，以及介导迟发反应的前列腺素和白三烯），以及以前暴露过这种变应原或者与该变应原有交叉反应的变应原。因此，大部分的食物过敏反应属于I型超敏反应。

I型变态反应为狭义的超敏反应，也就是过敏反应，由于它起病迅速，与机体内的 IgE 有关，又称为 IgE 介导的速发型超敏反应。IgE 介导的变态反应发病较快，可发生于进食后几分钟到 1～2h，有时极微量就可引起十分严重的过敏症状。例如，组胺等原发性介质的释放，使平滑肌收缩、血管扩张、渗出增加，这些症状可在几分钟内出现，消失也快。临床表现主要为过敏性休克、支气管哮喘、变应性眼炎、荨麻疹等，严重时可致死。

I型超敏反应的基本过程：当过敏反应发生时，呼吸道和消化道的固有层淋巴组织中的 B 细胞被激活，迅速增殖分化为浆细胞并产生 IgE 抗体，因此，这些部位也最容易产生过敏反应。然后，IgE 抗体与分布在血管、神经周围及皮下的肥大细胞，以及分布在外周血的嗜碱性粒细胞，通过细胞表面表达的 IgE 高亲和力 FcεR I 受体结合，使机体处于致敏状态。与此同时，IgE 抗体介导肥大细胞和嗜碱性粒细胞胞质内的嗜碱性颗粒脱颗粒，从而释放活性介质。这些介质作用于效应组织和器官之后，就会引起局部或全身发生过敏反应。活性物质有预先存在于细胞内的介质（如组胺、激肽原酶、类胰蛋白酶、嗜酸性粒细胞趋化因子），也有新合成的介质（如白三烯、前列腺素 D_2、血小板活化因子、细胞因子）。组胺能够引起毛细血管扩张、通透性增强，使平滑肌痉挛、腺体分泌增加，作用于神经末梢引起痒感。激肽酶原可以促进血浆中的缓激肽和其他激肽类物质的转换及释放，导致平滑肌收缩，毛细血管扩张、通透性增强，引起刺激痛觉神经产生疼痛。嗜酸性粒细胞趋化因子会吸引嗜酸性粒细胞向局部聚集，对反应起负调节作用。白三烯是由细胞膜磷脂代谢产物花生四烯酸衍生而成的，可使平滑肌强烈持久收缩、痉挛且不能被抗组胺药缓解。血小板活化因子是花生四烯酸的代谢产物，可凝聚和活化血小板而使之释放组胺、5-羟色胺等物质，使毛细血管扩张、通透性增强。前列腺素 E 也是花生四烯酸的代谢产物，能使平滑肌收缩、毛细血管扩张，并调节组胺的释放（高浓度抑制、低浓度促进）。细胞因子如 IL-4 是诱导 B 细胞产生特异性 IgE 的重要因子（图 9-1）。

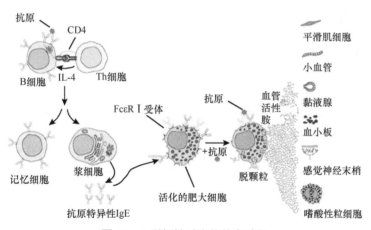

图 9-1　I 型超敏反应的基本过程

过敏反应的发生可分为两个阶段：致敏阶段，当机体初次接触变应原后，需要有一个潜伏期（1～2 周），免疫活性细胞才能产生相应抗体或致敏淋巴细胞，在此期间机体无任何异常反应，但已具备了发生变态反应的潜在能力；变态反应发生阶段，当致敏机体再次与同一变应原接触，变应原与相应抗体或致敏淋巴细胞结合，引起机体生理功能紊乱或组织损伤，也就是异常免疫反应出现，此过程出现较快，少则几秒至几十秒，多则 2～3 天。变态反应发生的原因：一是个体的免疫机能状态；二是进入机体的抗原性质、纯度及途径等。这两个因素中的主要因素是前者，即个体免疫应答的差异。使用同一种药物后发生变态反应者只是少数，而且出现的临床症状也不相同：重者可出现过敏性休克，轻者出现荨麻疹。但也有些变态反应类型，如结核菌素迟发型变态反应与个体差异关系不大。变态反应发生的特点是：必须有变应原的刺激；具有严格的针对性，即两次接触的变应原必须相同；有一定的潜伏期，必须经历从致敏到变态反应发生两个阶段；必须有过敏体质者存在。

9.1.3 食物致敏原

食物致敏原指的是能引起免疫反应的食物抗原分子。几乎所有的食物致敏原都是蛋白质，大多数为水溶性糖蛋白，相对分子质量为 1 万～6 万。

任何食物都可能致敏，但约 90%的过敏反应是由少数食物引起。成人主要为花生、坚果、鱼和贝类；幼儿主要为牛奶、鸡蛋、花生和小麦。用皮试比较牛奶和鸡蛋的致敏性，结果鸡蛋是最常见的致敏性食物，而牛奶的致敏原性更强。此外，每种食物蛋白质可能含有几种不同的致敏原。过去相当长时间认为大豆是低致敏性食物，相对来说不大可能引起过敏反应，常被用作对牛奶过敏者的代用品。后来发现大豆对某些人仍然可能具有强致敏性，因此选择大豆作为牛奶代用品时也应谨慎。通过人乳传递的致敏原中，第一是牛奶，第二是鸡蛋，第三是大豆（Hodge et al.，2009）。致敏食物也因各地区饮食习惯不同而异。花生既是儿童常见的致敏原，也是成人常见的致敏原；海产品是诱发成人过敏的主要致敏原；坚果诱发的过敏在小儿比较少见。

一般来说，致敏原对热、酸和蛋白酶环境较稳定。致敏原的生化性质至今还知道得很少。有专家认为动物性食品中存在某些化学物质，食用后进入人体被吸收，会产生一种激素，导致机体的免疫能力下降。

在人的不同生长时期，主要致敏原的种类也会有所不同。在儿童时期，常见的食物致敏原有牛奶、鸡蛋、大豆等，而牛奶和鸡蛋因其较强的致敏性成为引起幼儿过敏的主要原因。1 岁以下的婴儿，鸡蛋是最常见的引起荨麻疹的原因，其次是牛奶；对学龄前儿童，花生和坚果为较常见的致敏原，而鱼和贝类过敏一般到年长一些才发生（Ye et al.，2014）。有些食物（如鸡蛋、牛奶、花生和海味食品）具有强致敏原性。对牛奶过敏者中有 20%、对鸡蛋过敏者中有 50%、对花生过敏者中有 80%是荨麻疹患者。对这些食物过敏的患儿到了成年再接触这些致敏食物之后仍然可能有持续症状。

据统计，目前常见的大约有 160 多种含有可导致过敏反应过敏原的食物，其中90%的过敏反应是由联合国粮食及农业组织（FAO）1995 年所列出的 8 类过敏食物，即蛋类、牛奶、花生、大豆、小麦、坚果、鱼类和甲壳类食物所引起的（聂凌鸿等，2002）。下面对这八类高致敏性食物及食品添加剂和转基因食品进行详细介绍。

9.1.3.1 蛋类及其产品

蛋类食品是日常饮食的重要营养物质和食品加工业的常用原料，随着该类食品生产和消费量的增长，由其引起的过敏性疾病的发病率也不断上升。蛋类食品所引起过敏的主要症状表现为腹痛、恶心、呕吐和皮肤瘙痒等。尽管该类食品所引起的过敏一般不致命，但发病率无论在儿童还是成人中都较高。研究发现，蛋类食品的过敏原有卵清蛋白（ovalbumin）、溶菌酶（lysozyme）、卵类黏蛋白（ovomucoid）、卵转铁蛋白（ovotransferrin）和卵黏蛋白（ovomucin）等。卵类黏蛋白是蛋类过敏的主要过敏原且蛋白比蛋黄的变应性更强。经高温处理过的禽蛋，致敏性有明显减弱但不会消失的事实证明蛋类过敏原具有耐高温特性。

9.1.3.2 牛奶及其制品

作为婴儿和儿童的主要食品及成人餐饮主要构成部分的牛奶与奶制品的质量和安全备受关注。由于婴儿和儿童的耐受力有限，过敏一旦发生，结果往往比较严重。牛奶及其制品引发的儿童过敏发生率为 0.3%～7.5%，成人则小于 1%，总体趋势是随着年龄的增长发病率显著降低。牛奶及奶制品中所含过敏原有酪蛋白（casein）、乳球蛋白（lactoglobulin）、乳清蛋白（lactalbumin）和牛血清白蛋白（BSA）等。酪蛋白的免疫原性与抗原性最强且具有相对稳定性，在经历一系列工业加工后仍具有过敏活性。

9.1.3.3 花生及其制品

花生过敏是一种较为普遍、引起死亡率最高且不易随年龄增长而产生免疫耐受性的食品过敏性疾病。据国际免疫协会联盟（IUIS）的过敏原命名委员会最近列出的数据，花生所含过敏原有 11 种，命名从 Ara h1 到 Ara h11（Cabanos et al.，2010），如 Ara h1（vicilin）、Ara h2（conglutin）、Ara h3（glyeinin）、Ara h4（glyeinin）、Ara h5（profilin）、Ara h6（conglutin）和 Ara h7（eonglutin）等。Ara h1 和 Ara h2 是目前最受关注、展开研究最多的花生过敏原，90%的花生过敏患者的过敏反应都是其所引起。花生过敏原具有热稳定性，加工方式对过敏原有一定的影响但很难完全消除，如煮炸花生引起过敏反应的比例远小于烘焙花生。

9.1.3.4 大豆及其制品

大豆是人类主要的植物蛋白来源之一，人体所需蛋白质的 80%来源于植物蛋白，其中 16%来源于大豆（林苏霞等，2010）。早在 1934 年 Duke 等（1934）就发现大豆会引起人类的过敏反应。大豆过敏原包括种子储藏蛋白、结构蛋白和防御相关蛋白，Ogawa 等（1991）采用免疫印迹技术，检测到大约 15 种大豆过敏原，其中存在 7S 球蛋白组分的 3 种为主要过敏原（Gly m Bd 28K、Gly m Bd 30K 和

Gly m Bd 60K）。大豆过敏可导致胃部不适或过敏性皮炎，主要症状表现为口周红斑、唇肿、口腔疼痛、舌咽肿、恶心和呕吐等，严重时会引起休克。豆类过敏尽管发病率较高，但一般不会构成生命威胁。

9.1.3.5　小麦及其制品

富含淀粉和蛋白质的小麦是世界主要粮食作物之一。早在 1908 年就有关于患哮喘病的面包师对小麦粉产生皮肤反应的报道。小麦过敏主要表现为皮肤、内脏和呼吸道方面的症状，如麸质敏感性肠病，其发病率高达 0.5%，且该病常常会发展为肠癌，死亡率较高。分子质量 28～55kDa、约占小麦蛋白总量 40%的单体蛋白质醇溶蛋白（gliadin）是小麦主要过敏原。醇溶蛋白主要以储藏蛋白的形式存在于小麦胚乳中，据其在低 pH 条件下电泳图谱上迁移率的不同分为分别占醇溶蛋白总量 25%、30%、30%和 15%的 α-、β-、γ-和 ω-四种类型。据国际免疫学会命名委员会公布的数据，小麦主要的过敏原还包括抑制蛋白（Tri a 12）、非特异性脂质转移蛋白（Tri a 14）、凝集素（Tri a 118）、硫氧还蛋白（Tri a 25）和谷蛋白（Tri a 26）等。

9.1.3.6　坚果类

坚果主要包括杏仁、腰果、榛子、巴西坚果、核桃、松子、板栗、白果（银杏）、开心果和夏威夷坚果等，近年来该类食品引起的过敏也屡见报道。引发过敏比例相对较高的是杏仁、腰果和核桃。吴序栎等（2009）对腰果主要过敏原进行了分离鉴定与纯化，得出分子质量分别为 21kDa 和 11kDa 的蛋白质为腰果主要过敏原。核桃同其他干果一样被广泛地添加于各类食品中，但其引起的食品过敏明显高于其他干果。

9.1.3.7　鱼类和甲壳类

鱼类和甲壳类食品因其高蛋白和低脂肪的营养成分构成而深受人们喜爱。随着全球海产品贸易的不断增长，世界各国人民对海产品的消费量及相关行业的从业人数与日俱增，同时因食用接触海产品产生过敏的人群占总人口的比例也逐年上升。研究发现鱼类主要过敏原是分子质量约为 12kDa 的小清蛋白（parvalbumin）。尽管精氨酸激酶和肌凝蛋白轻链等在致敏上起重要作用（Lopata et al.，2010），但甲壳类食品的主要过敏原为分子质量约 36kDa 的原肌球蛋白（tropmyosin）。原肌球蛋白不仅是甲壳类动物的过敏原，而且在一大部分软体动物中广泛存在。

鱼类的主要过敏原小清蛋白是分子质量较小的 Ca^{2+} 结合蛋白，该蛋白质具有 α 和 β 两种类型，序列分析得知鱼类所含过敏原小清蛋白大部分属于 β 型。例如，鳕鱼的主要过敏原为分子质量 12kDa 的小清蛋白，命名为 Allergen M（Do et al.，

2003）。研究发现，小清蛋白主要存在于鱼肉的肌浆蛋白部分，具有较高的热稳定性。

甲壳类动物主要包括虾类和蟹类。对虾类过敏原展开的研究相对多一些，如褐虾（crangon uritai）的三种同属原肌球蛋白过敏原命名为 Met e 1、Pen a 1 和 Pen I 1。蟹类的主要过敏原也为 34kDa 的原肌球蛋白，命名为 Cha f 1。

9.1.3.8 食品添加剂和违禁药物

食品添加剂是为改善食品色、香、味等品质，以及为防腐和加工工艺的需要而加入食品中的人工合成或者天然物质。目前我国的食品添加剂有 23 个类别、2000 多个品种，包括着色剂、护色剂、酶制剂、增味剂、营养强化剂、防腐剂、甜味剂、增稠剂、香料等，其中人工色素、香料、防腐剂引起过敏反应较为常见。亚硫酸盐天然存在于发酵食物和饮料中，但在防腐剂中发现有亚硫酸盐、亚硫酸氢盐和金属的亚硫酸氢盐存在。危险人群是一小部分糖皮质激素依赖的哮喘患者，其对亚硫酸盐的反应是很严重的，可发生致死性呼吸衰竭。亚硫酸盐敏感的机制不清，有些患者皮肤对亚硫酸盐起反应，但是不能预测临床反应，也不能作为有用的诊断工具。确切的诊断要依据双盲、安慰剂控制的激发试验。因亚硫酸盐或亚硫酸盐试剂导致的非哮喘反应也非常之多，如荨麻疹和血管性水肿。另一种导致过敏的防腐剂是安息香酸盐。这些物质被广泛用作抗细菌和抗真菌的防腐剂已经有近 1 个世纪了。有些安息香酸盐可引起荨麻疹，而且可能是少数哮喘病例的原因。人工色素常用于食物、药物的生产和加工过程中。大量的报道描述了不同的食物染料与皮肤和呼吸道症状间的关系。一般来说，批准通过的食物染料和色素不是超敏反应的重要原因。可能的例外是偶氮染料酒石黄，其可使一小部分患者的荨麻疹和哮喘加重。常用的香料增强剂和甜料包括谷氨酸钠（MSG）。MSG 可引起称为"中国餐馆综合征"的一系列症状，包括头痛、面红、胸闷、出汗、恶心等。MSG 在某些可疑人群中也可以引起哮喘症状。在控制的激发试验中观察到了哮喘的速发反应（食入 1～2h）和迟发反应（食入 10～14h）。早期的哮喘反应也会随着典型的"中国餐馆综合征"的症状而发生。

受到农药和兽药污染的食品没有因为储藏、加工、烹调而消除，食用后可引起变态反应。例如，氨基甲酸酯类农药，广泛应用于蔬菜、水果、谷物、茶叶的化学除虫保护中。这类药物进入人体后抑制乙酰胆碱酯酶的活性，使人的神经系统紊乱，出现精神错乱、言语失常等变态反应。此外，对于动物源食品肉、蛋、奶等，由于没有遵守休药期而残留了大量的抗菌药物，这些药物也是人类治疗时的主要抗菌药物，当人食用了含有此类抗菌药物的动物源食品，对某种抗菌药物过敏者就会发生过敏反应。食物中残留药物引起的过敏反应通常不会很严重，主要症状是皮疹、发热、咽喉肿痛、吞咽困难、说话困难、呼吸困难。反应强烈者会出现过敏性休克、死亡，这种情况很少见。

9.1.3.9　转基因食品

近年来，随着生物技术的迅速发展，转基因食品不断进入人类社会。关于转基因作物过敏性的报告以及相关争议仍屡见不鲜。

转基因食品存在过敏的可能性。由于转基因食品添加了一些外源性基因，这些外源性基因对于人体来说都是过敏原，所以转基因食品存在导致人体过敏的可能性。例如，2000年，美国安万特公司生产的"星联"转基因玉米被发现可能导致部分人皮疹、腹泻或呼吸系统的过敏反应，于是回收市场上可能含有"星联"玉米的300多种食品。转基因食品让人过敏的另一个例子是对巴西坚果过敏的人对转巴西坚果基因后的大豆也产生了过敏反应。也就是说，坚果的基因被转移到大豆后，这种转基因大豆也会使人过敏。这就扩大了食物过敏的范围。含有已知的致敏原（如豌豆、小麦、鸡蛋、牛奶、坚果、鱼贝类蛋白质等）的转基因食品都能够激发易感人群的过敏反应。因此，检查食物的致敏性是转基因食品安全检查的一项主要内容，任何新的转基因食品商业化之前，都需要对其进行包括致敏性在内的安全性评估。2000年起我国已开展转基因食品潜在致敏性评估的研究，并着手建立相应的评估方法、评估程序和管理法规。

9.1.4　食物致敏原的特点

9.1.4.1　高稳定性

到目前为止，食物致敏原一直以来都是食品安全领域难以解决的问题之一，这主要是由于一些过敏原在食品加工过程中具有高度的稳定性。某些具有较强致敏性的过敏原在经过了烘烤、脱白、微波加热、煮、干燥等常见的高强度的食品加工处理方法后，虽然活性有所降低，但其仍能保持较强的稳定性。而敏感人群即使接触非常微量的过敏原都会引起过敏反应，因此食物致敏原的高稳定性是导致食品过敏原难以控制的重要因素之一。

9.1.4.2　致敏食品中仅部分成分具致敏原

通常致敏原性成分在食品中也是少数几种，如牛奶中也就只有酪蛋白和牛血清白蛋白等少数几种蛋白成分才具有致敏原特性，且这几种还不具有热稳定性，因此在采取防止致敏反应的措施时，一定要清楚导致过敏的致敏原是哪一种成分，以便能更好地做到有的放矢。

9.1.4.3　食品间存在着交叉反应性

许多蛋白质有着共同的抗原决定簇，使过敏原具有交叉反应性。例如，交叉反应可存在于牛奶与羊奶、鸡蛋和其他禽类的蛋之间，但不存在于牛奶与牛肉之间、鸡蛋与鸡肉之间。植物的交叉反应比动物明显，如对大豆过敏有可能对豆科植物的其他成员也过敏。

9.1.4.4 对食品的中间代谢产物过敏

一些致敏性食品，是经过与消化液的反应后才具有致敏活性，这就要求在检测评价及加工处理的过程中把这方面的问题考虑进去。

9.2 食物过敏的临床表现及诊断

食物变态反应在生后最初几年最常见，至少 85%的婴儿变态反应与食物有关，大多数患儿到了 2～3 岁就对该食物产生耐受，症状随之消失（80%在 1 岁内诊断者，平均 1 年后对该食物耐受）。婴儿发病率较高的原因，是由于食物是其出生后接触最多的抗原物质，且其肠道的屏障作用和免疫系统发育均不够成熟所致。婴儿到了 18 个月以后，发病率急剧下降。

一组对 3 岁以内牛奶过敏小儿的前瞻性研究发现，大多数患儿 3 年后不再过敏，其中 56%在 1 年内、77%在 2 年内、87%在 3 年内对牛奶耐受。少数严重者，特别是 IgE 介导者可能持续时间较长。对食物的反应性是否持续至成人也与食物的种类有关。例如，20%对牛奶过敏者、50%对鸡蛋过敏者、80%对花生过敏者在成年后，暴露于该食物将持续有反应。食物诱发过敏的途径包括以下几条。

（1）胃肠道

胃肠道是与食物致敏原接触最直接和最多的部位，故为食物致敏最常见的途径，也是最常发生反应的器官。0～6 月龄婴儿的食物过敏患病率最高，临床上以胃肠道症状为主要表现，包括持续绞痛、呕吐、腹泻和便血，并出现肠道蛋白质丢失。这些症状可突然发生，可能很轻微，也可能很严重甚至可危及生命。

成年人的肠壁只允许特定的营养物质通过，而将其他的物质"拒之门外"。在婴儿早期，肠道选择功能不足，在出生后的 3～4 个月，可以通过婴儿肠壁的蛋白质分子比出生后 4～6 个月的大 10 倍。这些蛋白质会引起机体产生抗体，如果日后再次接触这些食物成分，机体就会发生过敏反应。若将大分子蛋白质的进食延至出生后 6 个月，它们就不会通过肠壁，抗体也就不会形成，当然日后也不会发生该种过敏反应了。尽管现在这还只是一种理论而已，但是似乎也足以为延迟断奶的说法提供理论依据。如果幼儿母亲患有过敏症，就应该尽可能长时间地用母乳喂养孩子，可能的话要避免添加牛奶。

（2）呼吸道

呼吸道高度敏感的患者在煮牛奶、煎鸡蛋的过程中吸入食物的气味也会诱发症状。大多数呼吸道过敏性疾病如支气管哮喘、过敏性鼻炎和过敏性咽炎都与外源性过敏有关。过敏性鼻炎在早期发病时若得不到及时治疗，会增加哮喘发作的风险。

（3）皮肤接触

高度敏感者在皮肤接触过敏性食物或皮试时可诱发症状。Sami I Bah-na博士在2005年的《过敏、哮喘与免疫学年鉴》上报告了2个病例：一例为3个月大的男婴，在其母吃完牛奶冲泡的谷类食物后亲吻他时发生局限性的荨麻疹，后来证实该男婴对多种食物过敏；另一例是6岁的女孩，她的哥哥不小心把几滴牛奶洒到她的洗澡水中，导致她出现急性荨麻疹并伴有呼吸道症状（Dyer and Ruchi，2013）。

（4）人乳

通过人乳致敏婴儿的报道很多。首先，食物耐受了烹调和母体的消化过程，并经过几层生物膜进入婴儿体内，然后再次被婴儿消化吸收，这时可能只有致敏原片段了，但它们仍具活性，在婴儿的各个组织引起免疫反应，这类致敏食物主要为牛奶、鸡蛋等抗原性很强的大分子，哺乳母亲进食婴儿敏感的食物，即使只有微量进入乳汁也会诱发症状。

（5）胎盘

曾有几篇关于新生儿出生后第一次进食就发生变态反应的报道，可能是因为母体的血清抗体意外地通过胎盘使胎儿被动过敏，或大分子食物抗原意外地通过胎盘致敏胎儿。一般认为母亲在妊娠最后3个月大量进食某种蛋白质食物（如牛奶、鸡蛋），易使小儿对该食物过敏。这两者是诱发婴儿食物过敏的特殊途径。

9.2.1 食物过敏的临床表现

过敏性疾病又称为变态反应性疾病，是指机体通过吸入、食入、注入或接触某种物质，包括抗原物质或半抗原物质后引起某一组织或器官，甚至全身性的过度反应，导致各种各样的功能障碍或组织损伤的一类疾病。随着工业经济的发展、生态环境的改变以及人类物质生活的日益丰富，人们接触的致敏物质越来越多，导致过敏性疾病的发病率日益增加。"病从口入"是过敏性疾病的特点之一，过敏反应是一种全身性疾病，可以发生在不同的脏器或部位。

严重过敏反应常涉及多个靶器官，偶尔可危及生命。但大多数情况，症状只涉及一两个靶器官。皮肤症状有荨麻疹、血管性水肿或麻疹样皮疹。消化道症状有：唇、舌和上颚发痒及肿胀，拒食，嗜食，呕吐，腹泻或便秘。拒食是因为口腔黏膜在接触食物致敏原后产生了接触性荨麻疹样改变，口腔黏膜、舌及咽部产生了极度不适感所致。呼吸道症状有鼻过敏症状、喉水肿和哮鸣等。其他尚有眼过敏症状、低血压等。就症状出现的次序看，最早出现的常是皮肤和黏膜症状。呼吸道症状（如哮喘）出现较晚或不出现，但严重者常伴呼吸道症状，食物诱发的哮喘在婴儿比较多见，但很少单独存在。对少儿和成人，食物虽可诱发多种过敏症状（包括休克在内），但诱发哮喘的则不多见，且食物诱发哮喘的首次发作很少在这个年龄范围。食物一般不引起过敏性鼻炎，过敏性鼻炎作为食物变态反应的唯一症状更是十分罕见。总之，IgE 介导的食物变态反应的症状无特异性。

9.2.1.1 皮肤过敏症状

食物过敏的表现可以是多种多样的，皮疹最为常见，多为发生于脸部、口周的红斑，躯干部也较多见，瘙痒脱屑，并可有色素沉着。皮肤过敏是身体的免疫系统对一些食物的成分无法适应所产生的反应，造成身体许多不适的症状，如皮肤瘙痒、红疹等。引起皮肤过敏的食物不尽相同。6 个月以上婴儿和幼儿主要表现为皮肤损害，如湿疹、多形性疹和风疹。慢性食物过敏可导致婴儿生长发育不良。

过敏性皮肤病是由致敏原引起的皮肤病，具体的致敏原可以分为接触致敏原、吸入致敏原、食入致敏原和注射入致敏原四类。每类致敏原都可以引起相应的过敏性皮肤病，主要的表现是多种多样的皮炎、湿疹、荨麻疹。过敏性皮肤病一般情况下除了有皮肤发红、皮疹、瘙痒外，还有特定的发病部位，可从发病部位来帮助判断并查找过敏物。皮肤过敏症状是发痒，同时也可能会伴有红肿、干屑、水泡或病灶结痂及渗出、液化等症状：这些病灶的形状与大小各有不同。偶尔可能会发生胸部紧绷、麻木、肿胀等症状，当出现这些症状时，就是皮肤过敏了。其他皮肤过敏症状还包括发痒、打喷嚏、流鼻涕、流眼泪、皮疹、气道阻塞或荨麻疹等皮肤症状。

9.2.1.2 变应性嗜酸性粒细胞胃肠病

这种病的特点为胃或小肠壁有嗜酸性粒细胞浸润，常有外周血嗜酸性粒细胞增多，但没有血管炎。嗜酸性粒细胞浸润可累及胃或小肠的黏膜、肌层或浆膜。临床症状与肠壁嗜酸性粒细胞浸润程度有关。黏膜层的浸润与吸收不良综合征相符，患者常表现为饭后恶心和呕吐、腹痛、间歇性腹泻，成人有体重减轻，婴幼儿有生长发育停滞；肌层浸润导致胃壁和小肠壁变厚及僵硬，临床可出现阻塞征象；浆膜下层浸润一般表现为嗜酸性粒细胞性腹水。该病的发病机制不明。其中部分患者在进食某种食物后症状加重，血清没有特异 IgE 抗体，涉及 I 型变态反应的患者十二指肠液和血清中 IgE 升高，多伴有特应性疾病，对多种食物和吸入物皮肤点刺试验阳性。该病可继发缺铁性贫血和低白蛋白血症。有些患者虽然由于低白蛋白血症导致全身营养不良性水肿，临床症状却十分轻微，仅有呕吐和腹泻。该病常累及 6～18 个月的婴儿。诊断主要依靠胃肠活检，特征性的嗜酸性粒细胞增多。黏膜性患者常有反应性症状，血清总 IgE 升高，多种致敏原皮试呈阳性反应，外周血嗜酸性粒细胞增多和贫血等。清除过敏食物后要多达 12 周症状才会消失，肠组织恢复正常。

9.2.1.3　婴儿肠绞痛

该病表现为婴儿阵发性烦躁不安，极度痛苦地喊叫、腿蜷缩、腹膨胀、排气多，一般于生后 2～4 周发病，到 3～4 周痊愈。近来在人工喂养和人乳喂养的婴儿以食物做双盲交叉试验，结果显示是 IgE 介导的食物过敏反应（Gerez et al., 2010）。诊断依靠攻击排除试验。该病症状存在时间很短，因此，应每 3～4 个月攻击一次，观察疾病是否已经痊愈。

9.2.1.4　依赖食物的运动诱发严重过敏反应

在进食如虾、甲壳类、蔬菜、水果或软体动物后进行运动，会引起严重过敏反应；而只吃有关食物不运动就不会诱发过敏症状。这些食物皮试一般呈阳性反应，进食后 1～2h 内运动易发生反应，如进食 3h 后再运动，一般就不会发生反应了。另外，进食两种以上诱发过敏的食物更易出现症状。

9.2.1.5　口腔变态反应综合征

花粉过敏的患者在进食某种或几种水果或蔬菜几分钟后，口咽部（如唇、舌、上颚和喉咙）发痒和肿胀，很少累及其他靶器官，症状消失亦快。实际上，这是接触性荨麻疹的一种表现。例如，大多数对桦树花粉过敏的患者，在进食苹果、芹菜等后出现口腔症状，对豚草过敏者在与西瓜、香蕉接触后也会出现症状。诊断依据病史，以及花粉和新鲜水果或蔬菜的阳性皮试。有研究者报道将食物致敏原放进口中测唾液的组胺浓度作为诊断的客观指标。该病可用免疫疗法，效果较好（王敏，2010）。该病的机制是花粉和水果或蔬菜间出现了交叉反应性之故。

9.2.1.6　过敏性休克

过敏性休克是最严重的食物过敏反应，可危及生命，患病率较低，但症状常较为严重而持久。

9.2.2　食物过敏的诊断

9.2.2.1　病史及体检

食物过敏的临床诊断首先需要有详细的病史和体检，帮助明确食物过敏的类型。对于患有慢性阿尔茨海默病或慢性胃肠道疾病的患儿尤应注意，是否为食物过敏引起的症状，由于饮食行为和症状的出现均为长期的，因此很难明确过敏食物，记录饮食和症状日记可帮助诊断。临床医生应对患者进行仔细的体检，家长应于患儿进食可疑过敏食物后，仔细检查是否有任何的皮肤发红、鼻子或耳部异常、腹部不适等情况，要能够识别急性全身过敏反应，以便及时采取有效的治疗措施。

9.2.2.2 临床相关检查

最常用的食物过敏的检测方法为皮肤点刺试验（SPT）和血清 sIgE 检测，二者均用于检测 sIgE 的存在，即致敏作用的存在。非 IgE 介导的食物过敏进行 sIgE 检测，可用于排除 IgE 介导的食物过敏反应，从而指导患者的诊治。

1）SPT

SPT 易操作，安全价廉，可较快得到结果。很多食物可用商品化的食物提取液进行 SPT，有些食物，尤其是植物源性食物蛋白质容易降解，提取物 SPT 灵敏度较低，易出现假阴性结果，应使用新鲜食物进行点刺试验，对于水果和蔬菜过敏是较可靠和常用的在体试验方法，当患者病史与提取物 SPT 结果不符或者缺少商品化提取物时可使用该方法。食物过敏原 SPT 的灵敏度为 30%～90%，特异度较低（为 20%～60%）。例如，鸡蛋、牛奶、花生、鱼过敏的阿尔茨海默病患者 SPT 具有较好的灵敏度和阴性预测值（NPV，>90%），而特异度及阳性预测值（PPV）较高（50%～85%），即 SPT 阴性可基本排除 IgE 介导的食物过敏，但 SPT 阳性不能准确地预测临床反应。有研究基于 DBPCFC 得出了部分食物及特定人群 SPT 诊断食物过敏 95% PPV 对应的风团大小，如鸡蛋、牛奶、花生过敏的 SPT 95% PPV 分别为风团直径大于 7mm、8mm、8mm（2 岁及以下幼儿分别为大于 5mm、6mm、7mm）（Sporik et al.，2000；Peters et al.，2012）。但 SPT 风团面积受患者年龄、日变化、受试部位、皮肤反应、SPT 操作器材和试剂的影响，因此，特定临床环境建立的 95% PPV，不适用于所有人群或环境。其主要缺点是过高的假阳性率导致其特异度较低，且无法对过敏原进行标化。

2）血清 sIgE 检测

当患者皮损面积过大，皮肤划痕症阳性，或不能停用抗组胺药时，宜选用体外实验检测血清 sIgE 抗体。血清 sIgE 抗体检测虽然需要的时间较长，但其结果可靠，可重复性好。其灵敏度>90%，特异度为 50%左右，也有研究给出儿童食物过敏 95%PPV 的 sIgE 值（Gary and Graham，2012）。例如，鸡蛋、牛奶、花生、坚果、鱼过敏的 sIgE 的 95%PPV 分别为≥7IU/mL、≥15IU/mL、≥15IU/mL、≥15IU/mL、≥20IU/mL，而≤2 岁儿童的鸡蛋、牛奶过敏的 sIgE 的 95% PPV 分别为≥2IU/mL、≥5IU/mL。与 SPT 相同，其结果未被广泛承认，尚需进一步对不同食物、不同疾病、不同人群对应的 95%PPV 血清 sIgE 值的诊断准确性进行评估。很多特应性个体 SPT 或 sIgE 阳性，但是对相应的食物耐受，无临床过敏反应。其原因可能是食物过敏原与花粉或其他相关食物发生交叉过敏反应。也可能是由于缺少辅助因子，sIgE 水平过低、sIgE 亲和力低或结合阈值偏高。非 IgE 介导的反应，血清 sIgE 检测结果可能是阴性的，急性重度过敏反应也可能出现阴性结果，应结合明确的病史解释。SPT 或 sIgE 阳性仅说明存在 sIgE，机体处于致敏状态，并不一定会发生过敏反应，一般 SPT 风团越大，sIgE 值越高，发生食物过敏的可能性越大，但不能预测食物过敏反应的严重程度（Perry et al.，2004）。

3）饮食排除试验

SPT 和血清 sIgE 检测可用来指导临床医生对 IgE 介导的食物过敏的诊治，但对于非 IgE 介导的食物过敏，这两项试验的结果往往是阴性的。近期的指南方针指出，对于疑似非 IgE 介导的食物过敏的患者，可以通过饮食中规避可疑过敏食物后观察临床表现的方法，进行食物过敏诊断（Ito，2013）。规避饮食既是食物过敏的诊断工具也是治疗方法，试验性的排除疑似过敏原 2～6 周，仔细观察症状有无减轻或缓解，如果症状明显改善，可以确定为该种食物过敏，作为食物过敏的治疗方法继续规避过敏食物；如果症状无明显改善，则应考虑其他过敏食物或除食物过敏之外的其他原因；如果结果不明确，可以通过一段时间规避饮食后再介入的方法来帮助明确食物过敏。儿科医生必须征求过敏学营养师的意见进行饮食排除试验，过度规避饮食可导致患儿心理和生理发育障碍。

4）食物激发试验

食物激发试验可区分致敏作用和临床食物过敏反应。当病史及 sIgE 检测不能明确诊断，或已做过 sIgE 检测，但要达到明确诊断的目的，或怀疑患者在成长过程中产生耐受，应进行食物激发试验明确诊断，可进行开放性、单盲或双盲口服食物激发试验，在开放性食物激发试验中，不掩盖食物的性状，以其自然的状态让患者食入，观察荨麻疹、血管性水肿等客观症状的出现，试验结果可能存在偏倚。DBPCFC 是将食物装在不透明胶囊中，用安慰剂同时试验以减少偏倚。由于后者排除了观察者和患者的偏倚，可作为食物过敏诊断的金标准（Fleischer et al.，2011）。激发试验很可能引起急性过敏反应，应按照国际指南的标准方法在医院医护人员的监护下进行，配备必需的急救设备。并非所有患者都可以进行食物激发试验，正在服用增强、掩盖、延迟过敏反应药物的患者不宜进行激发试验。

9.3　食物过敏的预防与消除

9.3.1　食物加工对过敏的影响

食物生产加工对食物抗原性有很大的影响，它们又受一些物理化学因素的影响，如番茄成熟时致敏性增强、牛奶烧沸后致敏性减弱。有些过敏原是食物在消化过程中的中间产物。食物经烹调加工后，其抗原性可能发生改变，一般是抗原性降低或消失。所以有的患者不能吃生的水果，但能吃水果罐头，因为水果罐头在制作过程中要经过高温灭菌，可能是高温破坏了水果的抗原性；有的患者不能吃煮花生，但能吃炸花生，也可能是炸花生的温度高于煮花生的缘故。酒类除本身可能含有致敏成分外，还可促进其他食物的吸收过程，所以在食入致敏食物的同时饮酒或饮用含酒精的饮料，就更容易发生食物过敏反应。

降低蛋白质致敏性的方法有很多。国内外普遍采用的方法有：物理法，包括加热、辐照、超高压等；化学法，包括糖基化修饰、强酸、强碱、水解等；生物法，包括酶解、发酵、基因改良等。

9.3.1.1　热处理

热处理可使蛋白质发生共价或非共价间相互作用，如交联、聚合、变性及二硫键重排等，这在一定程度上破坏了蛋白质的构象表位，导致其致敏性降低。热处理还可以使过敏原发生重叠，形成一些新过敏表位，暴露致敏分子内部表位及增加线性表位稳定性，这些变化可能会增强蛋白致敏性。对于具有极端热稳定性的蛋白质过敏原，热处理对其致敏性的影响不大，但对于大部分蛋白质，热处理能够有效降低蛋白质结合 IgE 的能力，从而降低蛋白质的致敏性（Masthoff et al., 2013）。

9.3.1.2　辐照处理

辐照处理可诱发蛋白质的脱氢、脱羟、交联、降解、硫氢键氧化等化学反应，使其部分氨基酸发生分解或氧化，致使其生化性质发生改变，而且部分蛋白质大分子还会发生裂解、解聚、交联、空间构象和结构的改变、疏水基团外露等。因而，辐照处理可使过敏原的致敏性降低，甚至完全丧失。

9.3.1.3　高压处理

静压力是指在一个压力条件下维持一定时间。在食品加工应用中，一般压力范围在 100～1000MPa。研究表明，高压只对弱键（氢键、离子键、疏水键等）产生影响，对共价键不会产生影响。而这些弱键在维持蛋白质构象稳定性方面起着主要作用，因此，高压对蛋白质的构象稳定具有很大影响。众所周知，食物过敏原的二、三级结构对其过敏潜能十分重要。因此，高压处理可以影响其结构，减弱或增强食物的变应原性。

9.3.1.4　美拉德反应

美拉德反应可以使糖和蛋白质反应生成糖与蛋白质的复合物，通过化学修饰改变蛋白质的变应原性。有学者将该方法用于大豆过敏原的消减实验，以及通过美拉德反应对乳清蛋白进行糖基化改性，通过糖基化修饰乳清蛋白可降低乳蛋白的过敏原性并改善其稳定性。

9.3.1.5 酶法

蛋白质酶解是一种常用的蛋白质改性方法。相对于蛋白质的构象型表位而言，食品加工对线性表位影响较小，酶解对线性表位影响较大。蛋白酶催化蛋白质具有表位的片段，发生水解，可显著降低蛋白质抗原性，防止蛋白质过敏的发生（Li et al.，2013）。

9.3.1.6 油脂精炼

油脂产生的过敏反应很少，且大多数与花生油有关。人们对花生油进行了彻底的研究，设计完美的研究显示精炼的花生油可以被大多数过敏患者食用，而未精炼的花生油则可以引起他们的过敏反应。因此，精炼花生油（也推测了其他可食性植物油脂）对于绝大多数易感人群没有激活过敏反应的危险。但是，必须要有标准化的、具有法律效力的方法来测定这些蛋白质的含量和免疫反应性，以便维持加工的规范。

目前，食品中蛋白质的脱敏处理技术多样且逐渐成熟，主要包括热处理、辐照处理、超高压处理、酶处理及化学修饰等。这些技术能够改变过敏原蛋白质的结构、性质，进而改变其致敏性。但是比起多样技术协同处理，一些单一技术对蛋白质过敏原的抑制作用相对较弱。例如，辐照处理协同热处理对过敏原的抑制效果就比单一技术对蛋白质过敏原的抑制作用相对强一些。多样技术协同处理可以成为今后研究者探索食品原料脱敏处理技术的重要方向。食品蛋白质脱敏性是食品脱敏的一个重要领域，更加安全、无害、高效的脱敏技术还有待进一步的探索和研究。

9.3.2 食物致敏原的安全管理

目前，对于食物过敏并无有效的治疗措施，只能通过避免摄入来预防。因此，明确的食品标签可为消费者成功规避过敏原提供关键信息。

9.3.2.1 各国关于过敏原标识的规定

当前，食品法典委员会（CAC）规定了八大类过敏原，其他国家和地区会根据自身国情在 CAC 的基础上制定出需要标识的食品过敏原种类。由于不同国家或地区的饮食习惯存在区别，使人体对食物的适应性有所差异，故致敏食物也不尽相同。例如，甲壳类在日本只包括虾和蟹等甲壳类（crustacean shellfish），而加拿大并未指明是软体的贝壳类（molluscan shellfish）还是虾和蟹等甲壳类。

欧盟委员会于 2014 年 12 月 13 日颁布的（EU）No 1169/2011《新食物标识法》是目前为止最为完善的食物标识法规之一，其针对食物过敏原标识管理进行了两处修订：其一，对于预包装食物，食物过敏原不但要在《配料表》中标注，还要通过诸如字体字号、背景颜色等方式来突出显示以明确区分于其他配料成分；其二，对于散装食物、直接售卖或预定的食物，过敏原信息也应强制性标示。

2015 年 9 月 17 日，美国颁布《食品安全现代化法》，其涵盖了约 90%的致敏食物，涉及牛奶、花生、鸡蛋、小麦等易使人体过敏的全部物质。该法规要求企业必须在食品标签上标示过敏原信息，如果违反要求，公司及其管理者将受到民事制裁或刑事处罚，甚至两罪并罚，同时扣留不符合要求的产品。

我国现阶段关于食品过敏原标识管理的法规包括《预包装食品标签通则》（GB 7781—2011）、《预包装食品中的致敏原成分》（GB/T 23779—2009）、《出口预包装食品麸质致敏原成分风险控制及检验指南》（SN/T 4286—2015），但均未对过敏原的标识进行强制性规定。北京市和广州市分别在奥运会及亚运会期间编制了地方标准《奥运会食品安全食品过敏原标识标注》（DB11Z 521—2008）及《亚运会食品安全食品过敏原标识标注》（DBJ 440100/T 28—2009），二者对食物过敏原组分标识进行了明确要求，但随着运动会的结束而废止。

9.3.2.2　食品企业过敏原的管控

食品生产企业可通过多种方式来降低过敏原交叉污染的风险，包括产品设计、厂房设计、原料控制、生产过程控制、成品出厂控制等关键过程。产品设计方面，如非必需，应避免选用含过敏原的原料，或将含过敏原的原料指定标签和编码程序以便于识别。厂房设计方面，可将过敏原产线与非过敏原产线进行物理隔离——过敏原车间和非过敏源车间气流分开，过敏原仓库和非过敏原仓库分开存储，并确保生产设备易于拆卸和清洗。原料控制方面，应加强供应商的过敏原管控要求，如对过敏原进行进货查验、分区存放，进厂验收时进行过敏原的验证等，从而保证整个生产过程都进行了严格的标识管理。

9.3.2.3　建立过敏原控制程序

企业可根据自身情况建立过敏原控制程序，列出产品使用的过敏原原料信息，建立过敏原清单。按照 HACCP 原则，采用过程控制法对每个可能存在风险的点位进行风险评估，按照高、中、低的风险等级采取不同的管控措施（王国政和徐彦渊，2007）。

9.3.2.4　新品研发时避免引入

在新品开发初期，研发部门应尽量避免选用含有过敏原的材料；若无法避免，则应从风险分析的角度进行管控。在生产工序安排方面，应将过敏原材料的添加尽量安排在最后一道工序进行，这样可以大幅降低交叉污染的风险。此外，可将含同一种类过敏原的不同产品安排在同一条生产线上进行，将不同种类过敏原的产品安排在不同生产线上进行；若无法通过生产线进行分离，则应在每次生产前做好清洁验证工作，避免过敏原的交叉污染。

9.3.2.5　原料接收时分开储存

原料接收时，需检查外包装有无破损，然后对含过敏原成分的原料标记过敏原标识。同时，将含过敏原和不含过敏原的原料分开放置；若无法放置于单独的区域，则应将含过敏原的原料放在其他原料的下方以防止存储过程发生过敏原原料的误用，从而降低交叉污染的风险。

9.3.2.6　生产过程中避免交叉污染

生产过程中应使用专门的工器具来接触过敏原原料，并在工器具上做好过敏原标识，使用后及时进行清洗消毒。生产结束后，及时打包与存放含过敏原物料的废料以避免泄漏。

9.3.2.7　制定完善的追溯体系

生产加工过程需保留完整的操作记录，包括但不限于原料包材的验收、工器具的清洗消毒、设备的清洗验证、过敏原泄漏等突发事件的应急处置，以及其他的过敏原预防措施等，进而实现从原料来源到成品发货直至原料接收整个过程的可追溯性。

9.3.2.8　开发低敏和抗敏食品

由于食品中过敏蛋白对各种加工处理表现稳定，完全消除过敏食品中的过敏原既不经济也不实际，因此，开发低敏食品和抗敏食品才是切实可行的。

开发低敏食品可通过两条途径来实现：一是利用物理化学或生物化学方法消除或降解过敏原使食品过敏性下降，如分离和酶解技术的应用；二是利用育种和基因工程技术培育低过敏原食品原料，如低过敏转基因大米、低过敏转基因大豆等。低过敏食品的目标就是通过各种不同方法和途径使特定食品中过敏原活性降低到敏感人群最低耐受能力以下。

食品中存在抑制过敏因子，利用这类抗过敏因子可研究开发抗过敏及低过敏食品。其中一部分的脂质成分会增强 IgE 产生以及抑制其他抗体产生，从而促进了I型过敏反应。然而多价不饱和脂肪酸通过抑制 LTB4 产生，显示出抗过敏作用。即使不饱和脂肪酸有促进 IgE 产生的效果，也可通过与脂溶性抗氧化成分共用得到抑制。α-生育酚、TP、类黄酮等天然抗氧化成分能抑制过敏因子的释放从而达到抗过敏目的（唐传核和彭志英，2000）。

9.3.2.9 消费者对食品过敏的预防与治疗

1）避免食品致敏原

一旦确定了致敏原，应严格避免再进食，这是最有效的防治手段。年长儿童和成人在确诊后，从食品中排除该食品致敏原，其敏感性也会逐渐消失，大约有1/3 的儿童和成人避食过敏原 1～2 年后，临床症状就会消失。若是避食食品致敏原不彻底，特别是十几岁的儿童，将致使其敏感性持续存在。有麸质致敏肠病（GSE）患者要终身禁食完全去除谷胶即面筋的食品。患者对多种食品过敏十分罕见，因此临床很少遇到因避食而致无法维持营养的病例。但避食时需注意不可不加选择地避食，造成蛋白质和其他营养素的缺乏，这就要求避食时选择最容易致敏的部分加以控制（吴永宁，2003）。

2）药物治疗

治疗食品过敏症状的药物通常都是疗效小而副作用大，一般都不主张应用，只在确定对多种食品过敏而又避免困难时才建议使用药物治疗。针对食品过敏患者，也有采用已经发现的致敏原，按依次递增剂量的方法注射到患者体内，以期增加患者对此食品的耐受性，这就是常说的脱敏疗法或是免疫疗法，这一方法有一定的危险性，一定要在医生的监护下进行。而且该方法疗效也不稳定，一般不推荐使用，但对口变态反应综合征等症状使用该类免疫方法可获得良好的疗效。对于 IgE 介导的食品严重过敏反应，包括哮喘、全身性荨麻疹与血管性水肿，应对这类患者使用包括药物治疗等一切治疗手段，尽可能快速地祛除或终止致敏原与诱发症状的原因。

9.4 本章小结

超敏反应是指异常的、过高的免疫应答，又称变态反应。引起超敏反应的抗原性物质叫变应原。超敏反应的临床表现多种多样，可因变应原的性质、进入机体的途径、参与因素、发生机制和个体反应性的差异而不同。

食物过敏是指食物中的某些物质进入体内，与体内免疫系统的抗体分子和淋巴细胞作用，诱发产生组胺、缓激肽等介质，引起局部或全身的致敏反应。能引起免疫反应的食物抗原分子称为食物变应原，其中 90%的过敏反应是由蛋类、牛奶、花生、大豆、小麦、树木坚果、鱼类和甲壳类食物所引起的。几乎所有食物变应原都是蛋白质。IgE 介导的食物过敏的反应机制是：一种食物过敏原或此种特殊过敏原中的一个具有免疫活性的片段，穿过肠道黏膜屏障进入易感者的体内，并随血液循环到达器官。这种分子或其片段（Fc 段）能刺激淋巴细胞，最终导致特异的 IgE 抗体产生。当食物过敏原再次进入，过敏原与固定于细胞上的特异 IgE 结合，刺激细胞释放组胺、前列腺素、白三烯等原发性和继发性炎症介质，导致血管舒张、平滑肌收缩、黏液分泌，从而引发食物过敏。

保护易敏人群免遭过敏原伤害的重要手段就是加强食物过敏原的管理。这关系到食品生产、运输以及消费的整个过程。由于过敏原在普通物理加工过程中不会被去除、食品间存在着交叉性反应且反应的中间产物也可能是过敏原，所以要从根源上防止过敏原的污染，并且要加强生产、运输以及消费各方面的安全管理，才能保障消费者的生命安全。

思　考　题

1. 阐述超敏反应、变应原和食物过敏的基本概念。

2. 食物致敏原的来源有哪些？日常生活中你是否有发生过过敏反应？试分析其发生的原因。

3. 食物过敏的临床症状主要有哪些类型？

4. 食品加工会对食物致敏原造成哪些影响？

5. 谈谈你对食物过敏的预防有哪些看法？

参　考　文　献

陈锡文，邓楠. 2004. 中国食品安全战略研究[M]. 北京：化学工业出版社.

林苏霞，王晓梅，刘志刚，等. 2010. 大豆主要过敏原 GlymBd 30K 的抗原表位区基因的克隆表达、纯化及免疫原性鉴定[J]. 大豆科学，29（2）：186-190.

聂凌鸿，周如金，宁正祥. 2002. 食物过敏原研究进展[J]. 生命的化学，22（5）：474-477.

唐传核，彭志英. 2000. 低过敏以及抗过敏食品研究进展[J]. 食品与发酵工业，26（4）：44-49.

王国政，徐彦渊. 2007. 食品过敏原的安全管理[J]. 食品科学，（04）：355-359.

王敏. 2010. 过敏性鼻炎及过敏原免疫治疗机制的研究进展[J]. 中国免疫学杂志，26（012）：1137-1140.

吴序栎，陈永娟，刘志刚. 2009. 腰果主要过敏原分离鉴定与纯化[J]. 中国公共卫生，25（003）：298-299.

吴永宁. 2003. 现代食品安全科学[M]. 北京：化学工业出版社.

杨勇，阚建全，赵国华，等. 2004. 食物过敏与食物致敏原[J]. 粮食与油脂，（3）：43-50.

Cabanos C，Tandang-Silvas MR，Odijk V，et al. 2010. Expression, purification, cross-reactivity and homology modeling of peanut profilin[J]. Protein Expression & Purification，73（1）：36-45.

Do TV，Hordvik I，Endresen C，et al. 2003. The major allergen（parvalbumin）of codfish is encoded by at least two isotypic genes: Cdna cloning, expression and antibody binding of the recombinant allergens[J]. Molecular Immunology，39（10）：595-602.

Duke WW. 1934. Soy bean as a possible important source of allergy[J]. Journal of Allergy，5（3）：300-302.

Dyer AA，Ruchi G. 2013. Epidemiology of childhood food allergy[J]. Pediatric Annals，42（6）：91-95.

Fleischer DM，Bock SA，Spears GC，et al. 2011. Oral food challenges in children with a diagnosis of food allergy[J]. J Pediatr，158（4）：578-583.

Gary S，Graham R. 2012. How to use serum-specific ige measurements in diagnosing and monitoring food allergy[J]. Arch Dis Child Educ Pract Ed，97（1）：29-36.

Gerez IFA，Shek LPC，Chng HH，et al. 2010. Diagnostic tests for food allergy[J]. Singapore Medical Journal，51（1）：4-9.

Hodge L，Swain A，Faulkner-Hogg K. 2009. Food allergy and intolerance[J]. Australian Family Physician，38（9）：705-707.

Ito K. 2013. Diagnosis of food allergies：The impact of oral food challenge testing[J]. Asia Pacific Allergy，3（1）：59-69.

Li H，Yu J，Ahmedna M，et al. 2013. Reduction of major peanut allergens Ara h 1 and Ara h 2，in roasted peanuts by ultrasound assisted enzymatic treatment[J]. Food Chemistry，141（2）：762-768.

Lopata AL，O'Hehir RE，Lehrer SB. 2010. Shellfish allergy[J]. Clinical & Experimental Allergy，40（6）：850-858.

Masthoff LJ，Hoff R，Verhoeckx KCM，et al. 2013. A systematic review of the effect of thermal processing on the allergenicity of tree nuts[J]. Allergy，68（8）：983-993.

Ogawa T，Bando N，Tsuji H，et al. 1991. Investigation of the ige-binding proteins in soybeans by immunoblotting with the sera of the soybean-sensitive patients with atopic dermatitis[J]. Journal of Nutritionalence & Vitaminology，37（6）：555-565.

Perry TT，Matsui EC，Kay Conover-Walker M，et al. 2004. The relationship of allergen-specific IgE levels and oral food challenge outcome[J]. Journal of Allergy & Clinical Immunology，114（1）：144-149.

Peter RL，Gurrin LC，Allen KJ. 2012. The predictive value of skin prick testing for challenge-proven food allergy：a systematic review[J]. Pediatr Allergy Immunol，23（4）：347-352.

Sporik R，Hill DJ，Hosking CS. 2000. Specificity of allergen skin testing in predicting positive open food challenges to milk，egg and peanut in children[J]. Clin Exp Allergy，30（11）：1540-1546.

Ye YM，Kim BE，Shin YS，et al. 2014. Increased epidermal filaggrin in chronic idiopathic urticaria is associated with severity of urticaria[J]. Annals of Allergy Asthma & Immunology，112（6）：533-538.

第10章 食品免疫检测

食物是人类生存和发展的最基本需求，人类从石器时代走到电子信息时代，食品生产力的发展提供了最基本的物质保障。在食品产业不断发展的同时，食品安全已成为食品产业的最基本要求，如何切实保障食品安全是现代食品分析技术需要解决的问题。

免疫检测技术是基于抗原抗体特异性识别反应，借助放射性同位素、酶、荧光物质、化学发光物质等标记物将反应信号放大，进而实现对样品中的抗原或抗体的定性、定量检测。由于其快速、灵敏、准确度高等优点，免疫检测技术已成为食品检测技术中的一个重要组成部分。目前食品中常用的免疫分析方法主要包括酶免疫检测技术、荧光免疫检测技术、胶体金免疫检测技术及化学发光免疫检测技术等，其检测对象包括各种病原微生物、蛋白质、真菌、生物毒素、农药残留、兽药残留、重金属等。

10.1 酶免疫测定技术

酶免疫测定技术（enzyme immunoassay，EIA）将酶促反应的高效率和免疫反应的高度专一性有机地结合起来，以实现对各种微量物质的含量进行测定，是继放射免疫测定技术之后发展起来的一项新的免疫学检测技术。酶免疫测定技术已在临床检测、环境检测、食品安全检测、畜牧兽医检测等领域得到了应用。

10.1.1 原理及分类

10.1.1.1 基本原理

酶免疫测定技术由两部分组成：免疫反应部分和信号获取部分。在免疫反应部分中，抗原和抗体发生特异性识别反应，形成抗原-抗体免疫复合物；在信号获取部分中，生物酶作为反应的标记物，可以与底物发生特异性催化反应，生成的产物又可以与另外一种可产生颜色变化（生色源）或紫外吸光值发生变化（供氢体）的化合物发生氧化还原反应，通过分光光度计获取底物的吸光值，即可实现对目标物含量的检测。酶的活性与显色反应呈一定的比例关系，显色越深，说明酶促反应越剧烈，所降解的底物量也就越多，与酶标抗体（抗原）检测对应的抗原（抗体）的量也就越多。

10.1.1.2 分类

酶免疫测定技术具有灵敏度高、应用范围广、不需特殊设备及可长期保存等特点。酶免疫测定技术发展至今已经出现了各种各样的形式，对这些方法进行合理的分类归纳不仅可以让我们更好地去理解酶免疫测定技术的特点，同时也为选择合适的方法提供了方便。

根据抗原-抗体的反应动力学关系可以将酶免疫测定技术分为竞争性酶免疫测定技术和非竞争性酶免疫测定技术。在竞争性酶免疫测定技术中，待测抗原或抗体可与标准抗原或标准抗体竞争结合对应的抗体或抗原。这种竞争方式通过改变反应体系中酶含量或酶活性来实现，前者为待测抗原或抗体直接与酶标抗原或抗体竞争相对应的免疫试剂，使得最终免疫复合物中可检测到的标记酶含量相对减少，因此最终检测到的酶活性与待测物浓度呈负相关关系；后者为待测抗原与底物标记抗原、辅酶标记抗原或亲和素标记抗原等竞争结合，从而增强或减弱酶的活性，若酶活增强，则最终检测到的酶活性与待测物浓度呈正相关关系；反之则为负相关关系。在非竞争性免疫测定技术中，待测抗原或抗体直接与对应的免疫试剂相结合，通过利用酶标抗体将酶与待测物连接起来，最终通过所检测出的酶活强度来对待测物进行定量，在这种方法中，最终检测出的酶活性一般与待测物含量呈正相关关系。

酶免疫测定技术的另一种分类方式是根据抗原/抗体反应后是否需将游离的酶标记物和结合的酶标记物分离，分为均相酶免疫分析和异相酶免疫分析。均相酶免疫分析（homogeneous enzyme immunoassay）是利用酶标记物与相应的抗原或抗体结合后，标记酶的活性会发生改变的原理，在不将结合酶标记物和游离酶标记物分离的情况下，通过测定标记酶活性的改变，从而确定抗原/抗体含量的技术；异相酶免疫分析（heterogeneous enzyme immunoassay）是在抗原/抗体反应达到平衡后，采用适当方法分离游离酶标记物和结合酶标记物，然后对底物的显色程度进行测定，再推算出样品中待测抗原/抗体含量的技术。

如以标记抗体检测标本中的抗原为例，按照简单的形式，是在试剂抗体过量的情况下进行，其反应式如下：

$$Ab^*+Ag \longrightarrow Ab^*Ag+Ab^*$$

Ab^*Ag 代表结合的酶标记物，Ab^* 为游离的酶标记物。如在抗原反应后，先把 Ab^*Ag 与 Ab^* 分离，然后测定 Ab^*Ag 或 Ab^* 中的酶标记物的含量，从而推算出标本中的抗原量，这种方法为异相酶免疫分析。如在抗原/抗体反应后，Ab^*Ag 中的酶标记物失去其活力，则不需要进行 Ab^*Ag 与 Ab^* 的分离，可以直接测定游离的 Ab^* 量，从而推算出标本中的 Ag 含量，这种方法为均相酶免疫分析。

其中，异相酶免疫分析根据抗原和抗体在反应体系中的存在方式可分为固相酶免疫检测技术和液相酶免疫检测技术。液相酶免疫测定技术中，抗原、抗体和酶标记物等均游离于整个反应体系中，结合的酶标记物与游离的酶标记物必须通过特定的方法（如离心、过滤等）才能进行分离。双抗体法是该分类中的代表性酶免疫测定方法。在双抗体法中，抗抗体和抗体的分子质量较大，两者反应后会形成分子质量更大的免疫复合物，可在离心力的作用下沉淀下来，当酶标记抗原与抗体结合后，可用抗抗体将其沉淀下来，从而使结合的酶标记物和游离的酶标记物分离开来。固相酶免疫测定技术中，抗原或抗体首先与某种固相载体连接起来，对应的酶标抗体或抗原再与固定化的上述免疫反应物质联系起来，这样被固定的酶可以催化底物的显色反应，通过测定抗原或抗体的含量来计算待测物的含量。其特点是只需通过洗涤，即可达到酶标抗原-抗体复合物与游离酶标记物的分离。酶联免疫吸附法是最常用的固相酶免疫检测技术，在食品安全检测领域有着广泛应用，在后续部分将进行详细的介绍。

10.1.2　酶免疫测定技术的基本条件

建立某种抗原（半抗原）或抗体的 EIA 方法，必须要具备一些基本条件，包括抗原、标准品、抗体、分离技术、酶标记物、酶标仪、缓冲溶液、加样器及其他设备（杨利国等，1998）。

10.1.2.1　抗原

用于注射动物产生抗体的大分子物质称为免疫抗原。如果待测物为小分子，则必须经过一定的化学方法使之与大分子物质偶联才能作为免疫抗原。免疫抗原的纯度要求很高，至少要达到90%以上，通常免疫抗原的纯度越高，制备的抗体的特异性就越强。抗原作为酶免疫检测技术中重要的免疫物质，在目标物检测中有重要的作用。

10.1.2.2　标准品

国际标准化委员会将标准品定义为一种或几种物理或化学性质已经充分确定，被用于校正仪器或证实一种测定方法的物质。在 EIA 方法中，待测样本中的抗原或半抗原的量一般根据标准品而测定，因此标准品浓度的准确性与样本定量值的准确性直接关联。

10.1.2.3　抗体

抗体是酶免疫测定技术中的识别元件，是建立酶免疫检测技术的基础，一般具备亲和性强、滴度高等特点。酶免疫检测技术对目标物的灵敏度与抗体对这个物质的识别度有关，抗体对该目标物亲和性越高、特异性越强，则所建立的酶免疫检测技术针对该目标物的灵敏度越低。

10.1.2.4　分离技术

在某些非均相酶免疫检测方法中，必须将酶标记的抗原、半抗原或抗体免疫复合物与游离的酶标记抗原（或半抗原）或抗体分离。在固相载体酶免疫测定方法中，将抗原、半抗原（或半抗原-蛋白结合物）或抗体包被在固相载体上，与对应的抗体或抗原（或半抗原）发生免疫反应后，结合的酶标记物与固相相连，未结合的酶标记物游离在反应液中，通过洗涤便能完成分离过程。在液相（均相法除外）酶免疫测定技术中，结合物与游离物的分离借助第二抗体加离心的方法来完成。在均相酶免疫分析技术中，则不需考虑分离技术。

10.1.2.5　酶标记物

酶标记物是将抗原/抗体免疫反应进行定量化的重要物质，在不同酶免疫测定中，需要选择合适的酶和酶标记物的类型。酶既可以和抗原或半抗原相连，也可与抗体相连，还可以与二抗或非免疫识别物质（如亲和素-生物素）结合制备酶标记物。

10.1.2.6　酶底物系统

根据酶免疫测定方法所采用的酶选择对应的酶底物及其相关的生色源或供氢体。例如，辣根过氧化物酶作为标记物，其底物为过氧化物。生色源可有多种选择，如四甲基联苯（TMB）、邻苯二胺等。酶与底物系统是酶免疫反应中至关重要的部分，更加详细的内容会在下文中具体介绍。

10.1.2.7　酶标仪

酶标仪（microplate reader）是对 EIA 实验结果进行读取和分析的专业仪器，其实际上是一台变相光电比色计或分光光度计。其基本工作原理与主要结构和光电比色计基本相同，光源灯发出的光波经过滤光片或单色器变成一束单色光，照射在微孔中的待测标本上，该单色光一部分被标本吸收，另一部分则透过样本照射到光电检测器上，光电检测器将光信号转换成相应的电信号，电信号经对数放大后送入微处理器进行数据处理和计算，最后由显示器显示出结果。

10.1.2.8　缓冲液

酶免疫测定方法中最基本的缓冲溶液有四种，即包被缓冲液、反应缓冲液、洗涤缓冲液和底物缓冲液，这四种缓冲液对方法的稳定性有重要作用。包被缓冲液对抗原或抗体的固定化有重要作用，反应缓冲液会影响抗原与抗体的识别反应，洗涤缓冲液会影响 EIA 的背景显色，底物缓冲液会影响酶促反应的正常进行。

10.1.2.9　加样器及其他设备

为了提高加样速度和加样的准确性，有必要使用微量加样器。还可通过多孔加样器和振荡器或混匀器等设备减少操作误差及提高检测速度。

10.1.3　酶免疫测定方法中常用的酶底物系统

在酶免疫测定技术中，酶充当免疫反应化学定量的示踪物，酶与其特异性底物构成了酶免疫测定技术的指示系统，通过对酶促反应进行化学定量就可求出参与免疫反应的待测物含量。因此，充分了解酶与其底物对运用及优化酶免疫测定技术有着重要意义。

酶标记物是酶与抗原、抗体或半抗原等免疫试剂在交联剂的作用下连接的产物，对酶免疫反应至关重要。标记酶的选择一般具备如下几点：①活性高，分解底物的能力强；②特异性强，对底物的选择具有专一性；③分子中含有足够的活性基团，以满足与抗原抗体的偶联要求，与免疫试剂偶联后仍可保持酶的活性；④酶和底物的使用稳定性及保存稳定性均较好；⑤纯度高、杂质少；⑥检测方法简单可行；⑦酶来源广泛，成本低。表 10-1 中列举了酶免疫检测技术中常用的几种酶，不同的酶选用不同的生色原，将得到不同的颜色反应。

表10-1　酶免疫检测技术中常用的酶

酶	分子质量/kDa	底物或供氢体	颜色反应	检测波长/nm
辣根过氧化物酶（HRP）	40	邻苯二胺	橘红色	492
		3,3′,5,5′-四甲基联苯胺（TMB）	黄色	450
		氨基水杨酸	棕色	449
		邻联苯甲胺	蓝色	425
		2,2′-连胺基-2（3-乙基-并噻唑啉磺酸-6）铵盐	蓝绿色	642
碱性磷酸酯酶（AKP）	82	4-硝基苯磷酸盐（PNPP）	黄色	405～410
		萘酚-AS-Mx 磷酸盐+重氮盐	红色	500
葡萄糖氧化酶（GO）	186	ABTS+HRP+葡萄糖	黄色	405
		葡萄糖+甲硫酚嗪+噻唑兰	深蓝色	420
β-半乳糖苷酶（β-G）	540	甲基伞酮基半乳糖苷（4MuG）	荧光	360，450
		硝基酚半乳糖苷（ONPG）	黄色	420

10.1.3.1　辣根过氧化物酶

辣根过氧化物酶具有活力高、稳定性好、分子质量小、易提纯等优点，是免疫检测方法中应用最广泛的生物酶。其广泛存在于植物界中，通常来源于辣根。辣根过氧化物酶是一种复合酶，是由无色的酶蛋白和棕色的铁卟啉结合而成的糖蛋白。主酶为一种无色的糖蛋白，辅基为正铁血红素 IX，由三价铁离子和原卟啉 IX 组成。酶的活性位点位于辅基上，脱辅基蛋白对辅基活性位点有协同和促进作用。辣根过氧化物酶含有多种同 I 酶，它们均能催化过氧化物（如 H_2O_2）对某些物质的氧化。反应过程中释放出的氧将无色的供氢体（如 TMB）氧化成有色的产物。

$$HRP + H_2O_2 \underset{K_2}{\overset{K_1}{\rightleftharpoons}} (HRP \cdot H_2O_2)$$

$$(HRP \cdot H_2O_2) + DH_2 \underset{K_4}{\overset{K_3}{\rightleftharpoons}} HRP + D + 2H_2O$$

上述反应式为酶免疫测定技术中辣根过氧化物酶的工作原理，其中，DH_2 为供氢体（还原型），因被 H_2O_2 氧化后变成有颜色的产物 D（氧化型），故又称为生色原（chromogen）。反应时，辣根过氧化物酶可与过氧化氢（底物）发生单价氧化反应，生成复合物 I，进一步氧化供氢体（电子转移），生成复合物 II，若底物过量，复合物 II 可进一步还原成复合物 III（红色）或复合物 IV（宝石绿）而使酶丧失活性，这种底物抑制现象在使用辣根过氧化物酶作为标记物的酶免疫测定技术中比较常见。

10.1.3.2　碱性磷酸酯酶

碱性磷酸酯酶的系统名称为碱性磷酸单酯磷酸水解酶，由两个相同亚单位组成，主要存在于动物组织和微生物细胞中，酶免疫测定技术中常用的碱性磷酸酯酶一般由牛小肠黏膜或埃希氏大肠杆菌中分离获得。它可以水解各种磷酸酯，从而释放出无机磷而显色；或者通过水解产生的磷酸与钼酸反应生成磷钼酸，在还原剂的作用下生成蓝色的产物。在酶免疫测定技术中，4-硝基苯磷酸盐为碱性磷酸酯酶最常用的底物，这种底物在 30℃ 以下不易自发发生水解反应，且溶解度高，这种底物的水解产物为黄色的对硝基酚（p-Nitrophenol，PNP），在 405～410nm 有最大吸收峰。

10.1.3.3　葡萄糖氧化酶

葡萄糖氧化酶的系统命名为 β-D-葡萄糖氧化还原酶，通常从真菌特别是黑曲霉属和青霉属菌体中提取得到。从黑曲霉属中提取的葡萄糖氧化酶为二聚体，每个二聚体分子与两个辅酶分子极其紧密地结合在一起。葡萄糖氧化酶可以专一性作用于 β-D-葡萄糖生成葡萄糖酸，反应初速度在 pH5.6 时最快。

10.1.3.4　β-半乳糖苷酶

β-半乳糖苷酶的系统命名为 β-D-半乳糖苷半乳糖水解酶，广泛存在于微生物、动物和植物组织细胞中，在酶免疫测定技术中应用最多的半乳糖苷酶来源于大肠杆菌。β-半乳糖苷酶的稳定性很好，且免疫原性极强，酶与抗酶抗体结合后活性并不改变，甚至某些失活的 β-半乳糖苷酶与其特异性抗体反应后，催化活性得以恢复。β-半乳糖苷酶的转化效率高，既可以作用于非荧光底物（如硝基酚半乳糖），也可以作用于荧光底物（如甲基伞酮基半乳糖苷）。因此，利用 β-半乳糖苷酶的这些特点，在酶免疫测定技术中可以建立很多酶活性放大方法，从而提高检测灵敏度。

10.1.3.5　酶标记方法

　　稳定、高效的酶标记物的制备对酶免疫检测技术的开发至关重要。目前常用的酶标记方法包括交联法、氧化法、二马来酰亚胺法等。交联法通常通过交联剂将酶分子与蛋白分子中游离的活性基团以共价键的形式结合起来。戊二醛为最常用的交联剂，其分子上具有两个醛基，分别与酶分子和抗体分子中的游离氨基、酚基等结合，将酶与抗体偶联到一起。氧化法通常采用强氧化剂将酶分子糖基中的羟基氧化成醛基，再通过与抗体中的氨基结合，形成酶标抗体。二马来酰亚胺能与蛋白质中的半胱氨酸的硫基反应，在与抗体偶联过程中，首先通过 α-巯基乙胺还原 IgG，并加入 *N,N'-O*-苯二马来酰亚胺活化，在除去多余试剂后，加入含硫基的酶分子与二马来酰-IgG 分子结合到一起。

10.1.4　酶联免疫吸附法及其在食品工业中的应用

　　1971 年瑞典学者 Engvall 和 Perlman 首次报道了酶联免疫吸附法（enzyme-linked immunosorbent assay，ELISA）用于 IgG 的定量测定，将免疫技术发展为液体标本中微量物质的固相免疫测定方法。其基本原理与固相酶免疫检测技术相同，需要抗原或抗体固相化及酶标记的抗原或抗体。酶与抗体或抗原结合后，既不改变抗体或抗原的免疫反应特异性，也不会使酶本身的酶活受到影响，在底物的参与下，使基质水解而产生颜色变化，或使供氢体由无色的还原型变为有色的氧化型。由于酶的催化效率高，间接地放大了免疫反应的结果，使测定具有极高的灵敏度。与仪器方法相比，利用这种方法可以使检测过程大大简化，特别是前处理步骤简单，检测时间短，样品容量大，成本低，操作简单等（图 10-1）。

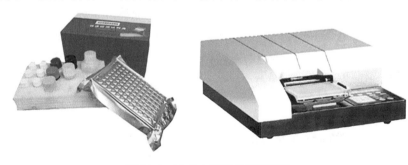

图 10-1　ELISA 试剂盒及酶标仪

ELISA 方法既可以用于检测抗原，也可用于检测抗体，这种方法包含三种必要的试剂：免疫吸附剂（固定化的抗原或抗体）、结合物（酶标记的抗原或抗体）以及酶反应底物。依据待测物的不同，可以设计不同类型的检测方法。常用的 ELISA 技术类型主要包括双抗体夹心法、间接法、竞争法等。

10.1.4.1　双抗体夹心法

该方法适用于检测各种蛋白质等大分子抗原，该类抗原一般具备两个及以上的抗原决定簇，在食品安全领域主要包括病原菌、致敏蛋白等。该方法的关键在于可以分别识别待测抗原不同位点的两个抗体，其中一个抗体与固相载体形成固定化抗体，另一个抗体与酶结合形成酶标记物，当有待测抗原存在时即可形成固相抗体-待测抗原-酶标抗体的免疫复合物，待加入酶的底物后，反应体系便会产生颜色变化，根据颜色反应的程度进行待测抗原的定量和定性检测。该方法中待测抗原的含量与显色颜色呈正比，即显色颜色越深，则待测物含量越高。检测原理如图 10-2 所示。

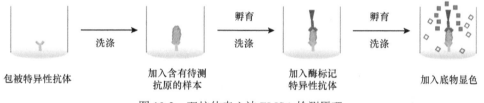

包被特异性抗体　　　加入含有待测　　　　加入酶标记　　　　加入底物显色
　　　　　　　　　　抗原的样本　　　　特异性抗体

图 10-2　双抗体夹心法 ELISA 检测原理

10.1.4.2　竞 争 法

竞争法可以检测半抗原、抗原或抗体，是食品安全领域应用最广的 ELISA 方法，常用于农兽药、真菌毒素、重金属、违法添加物等的检测。其原理是：样本中的抗原和酶标抗原或固相抗原竞争结合一定量的抗体，样本中的抗原含量越多，与抗体结合的酶标抗原或固相抗原就越少，最终的颜色也就越浅。其检测原理如图 10-3 所示。首先将特异性抗体包被于固相载体表面，经洗涤后分成两组：一组加酶标记抗原和被测抗原的混合液，另一组只加酶标记抗原。经孵育洗涤后加底物显色，这两组底物降解量之差，即为所要测定的未知抗原的量。此方法测定的抗原只要有一个结合部位即可，对小分子抗原如激素和药物类的测定常用此法。此方法的优点是检测速度快，缺点是需要较多量的酶标记抗原。

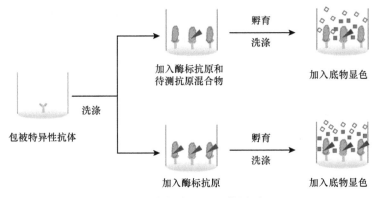

图 10-3　竞争法 ELISA 检测原理

10.1.4.3　间接法

　　间接法是检测抗体最常用的方法，在食品安全检测领域使用较少，在临床检测使用较多。使用该方法时，首先将受检抗体可识别的抗原包被到固相载体形成固相抗原，待加入含有待检抗体的样本后，抗体首先与抗原特异性结合，而后与另外加入的酶标抗抗体结合形成固相抗原-待测抗体-酶标抗抗体的免疫复合物，待加入酶的底物后，反应体系便会产生颜色变化，根据颜色反应的程度进行待测抗原的定量和定性检测。在该方法中，待测抗体的含量与显色颜色呈正比关系，即显色颜色越深，则待测抗体含量越高。间接法的优点是只要更换包被抗原，就可以利用同一酶标抗抗体建立检测与固相抗原相对应的抗体的方法。其检测原理如图 10-4 所示。

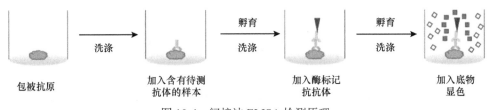

图 10-4　间接法 ELISA 检测原理

　　酶联免疫吸附法是目前在食品安全检测领域应用范围最广的酶免疫检测技术，可实现对食品、食品原料及食品相关产品中重金属（He et al. 2011）、生物毒素（Samdal et al.，2019）、农兽药（Wang et al.，2017）、病原菌、塑化剂、食品违法添加剂等（Xiong et al.，2020）的检测分析。因此，联合国粮食及农业组织已向多个国家推荐过此技术，美国化学学会也已将 ELISA 列为农药残留检测的主要技术之一（胥传来，2009；2007）。

10.2　胶体金免疫层析技术

层析技术是利用混合物中各组分物理性质的不同（如吸附力、分子形状和大小等）而建立的一种分离技术；免疫层析技术是建立在层析技术和抗原抗体特异性反应的基础上的一种免疫检测技术；胶体金标记技术是 20 世纪 80 年代继荧光标记、放射同位素标记和酶标记三大标记技术之后发展起来的固相标记免疫检测技术，现已应用到电镜、光镜、凝集试验、免疫印迹、斑点渗滤及免疫层析等方面。胶体金免疫层析技术是建立在胶体金标记和免疫层析技术之上的，以硝酸纤维素膜等固相膜为载体进行抗原抗体免疫分析的即时检测（point-of-care testing，POCT）技术。胶体金免疫层析技术以其简单快速、特异性强、灵敏度高、无需专业人员、可直接读取结果及长期保存等优势，成为当今快速、灵敏、方便的免疫学检测技术之一，已广泛应用于临床、环境、食品安全等领域。

10.2.1　胶体金制备及免疫标记

10.2.1.1　胶体金的定义及合成

胶体金（colloidal gold），又称金溶胶，是金盐被还原成金单质后形成的稳定、均匀、呈单一分散状态悬浮在液体中的金颗粒悬浮液。其优良的稳定性、精确性及可重复生产等优点，使得其适用于在快速检测技术中应用。胶体金颗粒的基础金核并非是理想的圆球核，较小的胶体金颗粒基本是圆球形的，较大的胶体金颗粒（一般指大于 30nm 以上的）多呈椭圆形。在电子显微镜下可观察胶体金的颗粒形态。

胶体金在可见光范围内有单一光吸收峰，这个光吸收峰的波长（λ_{max}）在 510～550nm 范围内，随胶体金颗粒大小而变化，大颗粒胶体金的 λ_{max} 偏向长波长，反之，小颗粒胶体金的 λ_{max} 则偏于短波长。表现在宏观则为不同粒径大小的胶体金溶液呈现的颜色不同，其中，小粒径的胶体金（2～5nm）溶液呈现橙色，中等大小的胶体金（10～20nm）溶液是酒红色的，较大颗粒的胶体金（30～80nm）溶液则是紫红色的。

胶体金的制备方法很多，其中应用较为广泛的是还原法，而分散法和其他凝聚法都不合乎要求。还原法的基本原理是通过还原剂提供电子给溶液中带正电荷的金离子而产生金原子。

通常使用的还原剂包括柠檬酸钠、黄磷、硼氢化钠、硫氰酸钠。尽管所有的生产方法都依赖于还原氯金酸来形成金原子，但它的形成受以下条件影响：试剂的添加顺序、还原剂的使用量和最终胶体的质量（大小、形状和变异系数）等。

胶体金合成过程中，在加还原剂之前，溶液中的金全部以金离子形态呈现，加入还原剂后短时间内，溶液中的金原子含量迅速上升直到饱和，开始出现聚集，并形成 11 个原子构成的中央二十面体金核，这个过程叫做成核现象。为减少溶液中过饱和的金原子,晶核构架形成得非常快。一旦晶核形成,溶液中剩余的金原子依据能量递减梯度继续结合到晶核上,直到所有原子从溶液中消失。

最初形成晶核的数量决定最终溶液中有金颗粒的数量。加入的还原剂越多,生成的晶核也就越多,从而产生的金颗粒也越多。而大量晶核的产生必然导致胶体金的粒径变小,因此,胶体金的大小由加入还原剂的量多少控制。

通过优化生产条件,使所有的晶核在瞬间同时形成,则生成的胶体金粒径完全均一(单分散性),但这是很难做到的,大部分的生产方法不能瞬间还原形成晶核,从而导致不均匀聚集,多分散性的胶体金没有可重复性,导致形成非常不稳定的金标。

还原法合成胶体金常用的方法包括以下几种:①白磷还原法可合成粒径为3nm 左右的金颗粒;②白磷还原法经改良后,可合成粒径为 5~12nm 大小的金颗粒;③抗坏血酸还原法可合成粒径为 6~13nm 大小的金颗粒;④柠檬酸三钠还原法可合成粒径为 5nm、15nm、30nm、60nm 大小的金颗粒;⑤乙醇-超声波还原法可合成粒径为 6~10nm 大小的金颗粒;⑥硼氢化钠还原法可合成粒径为 3~17nm 大小的金颗粒;⑦单宁酸-柠檬酸三钠还原法可合成粒径为 3~17nm 大小的金颗粒。

由于柠檬酸三钠还原法制备过程十分简单,制备出的金颗粒均匀一致,因此被广泛采用,通过改变柠檬酸钠的用量可以制得不同颗粒大小的胶体金,十分方便。其合成流程如下。

(1)10nm 胶体金颗粒的制备

取 0.01% $HAuCl_4$ 水溶液 100mL,加入 1%柠檬酸三钠水溶液 3mL,加热煮沸30min,冷却至 4℃,溶液呈红色。

(2)15nm 胶体金颗粒的制备

取 0.01% $HAuCl_4$ 水溶液 100mL,加入 1%柠檬酸三钠水溶液 2mL,加热煮沸15~30min,直至颜色变红。冷却后加入 0.1mol/L K_2CO_3 0.5mL,混匀即可。

(3)15nm、18~20nm、30nm 或 50nm 胶体金颗粒的制备

取 0.01% $HAuCl_4$ 水溶液 100mL,加热煮沸。根据需要迅速加入 1%柠檬酸三钠水溶液 4mL、2.5mL、1mL 或 0.75mL,继续煮沸约 5min,出现橙红色,这样合成的胶体金颗粒的粒径分别为 15nm、18~20nm、30nm 和 50nm。

胶体金合成方法虽然简单,但为保证胶体金的质量,在制备过程中应注意以下情况。

i. 氯金酸极易潮解,易溶于水,应干燥、避光保存;

ii. 氯金酸对金属有强烈的腐蚀性,因此不应使用金属容器储存或金属药匙称量氯金酸;

iii. 用于制备胶体金的蒸馏水应是双蒸馏水或三蒸馏水,或高质量的去离子水,或在临用前将配好的试剂经超滤或微孔滤膜(0.45μm)过滤,以除去其中的聚合物和其他可能混入的杂质;

iv. 用于制备胶体金的玻璃容器必须彻底清洗保证绝对清洁,用前应先经酸洗

并用蒸馏水冲净。首次使用的容器需经硅化处理，硅化的方法是用含有 5% 二氯甲硅烷的氯仿溶液浸泡数分钟，用蒸馏水冲净后干燥备用，非洁净容器会影响生物大分子与金颗粒的结合以及活化后金颗粒的稳定性，不能达到预期金颗粒的大小。

v. 配制胶体金溶液的 pH 以中性（pH 7.2）为好。

合成结束的胶体金在洁净的玻璃器皿中可较长时间保存，加入少许防腐剂（如 0.02% NaN_3）可有利于保存。保存不当时会有细菌生长或有凝集颗粒形成。

10.2.1.2　胶体金免疫标记

胶体金免疫标记物在免疫层析检测技术中是一个关键性部分，它是免疫层析方法的识别元件，关系着检测方法的特异性与灵敏度。因此，胶体金与抗原、抗体的交联至关重要。胶体金免疫标记实质上是抗原、抗体等生物大分子被吸附到胶体金颗粒表面的过程。这种吸附力是非共价力，包括静电引力、疏水相互作用及配位键等。

抗原、抗体与胶体金的结合是靠物理吸附作用，一般情况下对蛋白质分子的生物学活性没有明显影响。但是在某种情况下，当赖氨酸、色氨酸和半胱氨酸这几种氨基酸残基定位于抗体的抗原结合部位或抗原的特异抗体结合决定簇部位时，由于空间位阻限制，可能会影响到抗体或抗原的反应活性。通常认为，在胶体金颗粒与蛋白质大分子物质的连接作用中，赖氨酸、色氨酸和半胱氨酸三种特异氨基酸残基发挥着重要作用，但这三种氨基酸与胶体金连接的作用机制各不相同：赖氨酸带有较强正电荷，与带负电的金纳米粒子相互吸引，以静电引力的方式结合在一起；色氨酸则主要通过疏水相互作用与胶体金相结合；半胱氨酸通过巯基（SH—）与金表面以共用电子对形式形成配位键。抗体则通过这几种作用机制与胶体金颗粒牢固、稳定、紧密地结合，标记成功与否很大程度上取决于这三种氨基酸残基在标记蛋白质上的结合位点。就标记抗体来说，这三种氨基酸应定位于 Fc 区，而对于标记抗原，它们应远离抗原的反应决定簇位置（图 10-5）。

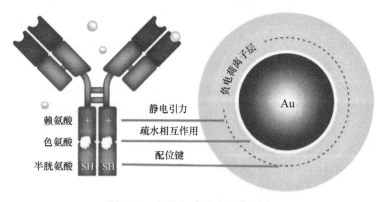

图 10-5　抗体与胶体金的作用力

胶体金免疫标记物的质量受以下因素的影响。

（1）胶体金颗粒的粒径

胶体金免疫层析检测方法中最常用的胶体金粒径为 20～40nm，粒径过小，则最终产品的颜色会过浅，不利于结果的获得；粒径过大，胶体金溶液的稳定性相对较差，不利于产品的长时间保存。另外，胶体金颗粒粒径的均一性会对最终产品检测结果的稳定性有较大的影响。小颗粒的胶体金具有更好的均一性，可以保证产品的稳定性，而大颗粒的胶体金具有更好的可视性与最小的空间位阻，可以保证产品有较高的灵敏度。

（2）抗原抗体的纯度

如果与胶体金结合的抗原、抗体中含有大量的杂蛋白，这些杂蛋白则会和抗原抗体竞争结合胶体金颗粒表面的结合位点。另外，若杂蛋白中含有较多的赖氨酸、色氨酸和半胱氨酸残基，则杂蛋白更容易与裸露的胶体金颗粒结合，使检测系统中胶体金指示剂灵敏度降低。

（3）抗体的性能

随着快速检测技术的不断发展，胶体金免疫标记物的灵敏度也得到不断的提高。而胶体金标记物的灵敏度主要源于所结合的抗体的灵敏度，抗体灵敏度越高，相应的金标抗体的灵敏度也就越高。另外，抗体对目标物的亲和性也会影响金标抗体在实际样品中的表现，抗体的亲和性大，则金标抗体耐受基质干扰的能力就越大。较低亲和力的抗体会造成最终产品弱显色及低灵敏度。

（4）胶体金颗粒与标记蛋白的比例

胶体金颗粒表面所带负电荷，可与蛋白质所带正电荷基团之间产生静电吸引而牢固结合，蛋白质分子牢固地结合在胶体金颗粒的表面，形成了一个蛋白质层，阻止了胶体金颗粒之间的接触，从而使胶体金处于稳定状态。当加入的蛋白量不足以稳定这种稳定状态时，胶体金就会产生聚集现象。

（5）标记时反应体系的 pH

pH 对胶体金蛋白等标记物的影响，根据蛋白标记物的性质，可以将标记物划分为三类。①pH 非依赖型，即标记时无论 pH 如何，都能得到良好标记效果，但不能破坏胶体金的胶体状态。此类标记物仅通过疏水相互作用与胶体金相结合，如 PEG。②pH 非严格依赖型，即标记时可采用的 pH 范围比较宽，此类标记物的特点是其等电点的范围较宽，主要通过碱性氨基酸残基的正电性与胶体金的负电性相吸引，如乙肝表面抗原 HBsAg。③pH 严格依赖型，一般认为 pH 等于或稍高于蛋白质的等电点时（pH=pI+0.5），蛋白质呈电中性，此时蛋白质分子与胶体金颗粒间的静电作用较小，但蛋白质分子的表面张力却最大，处于一种微弱的水化状态，较易吸附于胶体金颗粒的表面，并使胶体金溶液处于稳定状态而不出现聚集。

胶体金免疫标记物合成后必须用适当试剂进行稳定。通常使用的稳定剂有牛血清白蛋白（BSA）、明胶、聚乙二醇（PEG）或酪蛋白。使用稳定剂有双重功能：

一是可通过封闭胶体表面未与特异性蛋白结合的位点减少非特异性反应的发生；二是有助于更稳定的交联物悬浮液的形成。总的来说，最终的储存缓冲液不应含有高浓度的盐缓冲液和表面活性剂，因为这些高盐溶液和表面活性剂有可能通过水解或置换抗体而造成交联物的损伤。含硫基或汞的防腐剂会造成交联物的完全毁坏，因此胶体金最常用防腐剂为 0.1%叠氮化合物，如 0.1%叠氮化钠。专业制成的胶体金的储藏几乎是无限期的。通过将抗原、抗体吸附到金粒子表面形成胶体金免疫标记物，通常可比单独的抗原抗体储存更长时间，通过恰当干燥方法的固相金标蛋白甚至可以保存数年之久（刘丽，2017）。

10.2.2 胶体金免疫层析试纸条

10.2.2.1 胶体金免疫试纸条的组成

免疫层析试纸条是免疫层析技术的应用形式，一般包括样品垫、结合垫（金标垫）、层析膜（硝酸纤维素膜）、吸水纸垫、聚氯乙烯（PVC）底板等五部分。但并不是所有胶体金免疫层析试纸条都由这五部分组成，具备这五部分的免疫层析试纸条被称为干式试纸条，其构成如图 10-6 所示。胶体金免疫层析检测试纸条的层析层一般是附着在 PVC 底板上的硝酸纤维素膜，膜上面包被有抗原或抗体等检测蛋白，连接硝酸纤维素膜的是固相化的胶体金标记结合垫（通常是玻璃纤维），这种胶体金标记结合垫吸附了针对不同检测样品的特异性抗体或抗原的胶体金粒子。样品垫通常附着在胶体金标记结合垫上。加样时，样品垫上的液体样品在毛细管力的作用下自发地从样品垫流向吸水滤纸，在经过胶体金标记结合垫时，会使胶体金标记结合垫上的胶体金标记抗体或胶体金标记抗原等溶解于液体样品中，并与其共同迁移层析至硝酸纤维素膜上，结合相应的包被蛋白（检测线或控制线），通常形成的第一条红色线条为检测线（T 线），第二条红色线条为控制线（C 线）。

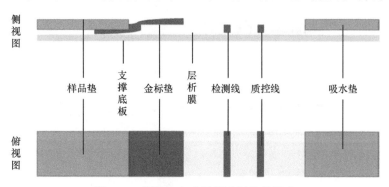

侧视图

样品垫　支撑底板　金标垫　层析膜　检测线　质控线　吸水垫

俯视图

图 10-6　胶体金免疫层析试纸条的组成

另外，有些胶体金免疫层析试纸条并不包括金标垫，而是单独将金标冷冻干燥在微孔中，使用时先用样品提取液将胶体金标记物溶解混匀，之后再将金标记物与样品液的混合液体滴加到样品垫上，该种形式的胶体金免疫层析试纸条称为湿式（或微孔法）试纸条。与干式试纸条相比，微孔法试纸条具备更高的灵敏度，但由于其需要额外的微孔反应步骤，故其操作的方便性不如干式试纸条。

胶体金免疫层析技术作为一种快速检测技术，其功能广泛，通过改变抗体或者包被条带的化学配方，即可对多个领域的多种样品分析物进行检测。该技术具有操作简便、快速灵敏、不需仪器设备（或只需一个简单读数仪）、保质期长、能够同时检测大量样品等优点，并且该技术产品容易在各种人群中推广使用，甚至没有经验的人也可使用。

10.2.2.2　胶体金免疫试纸条的工作原理

胶体金免疫试纸条检测原理按其针对的分子大小的不同，可以分为两类，即竞争免疫层析法和双抗夹心免疫层析法。

竞争免疫层析法的主要检测对象一般为仅有单个抗原位点的小分子目标物，由于其在检测过程中会与固定在层析膜上的抗原竞争结合抗体标记物而得名。其检测原理示意图如图 10-7 所示。当待测样品被滴到样品点后，液体在毛细管作用的牵引下带动结合垫上的抗体标记物开始向吸水垫移动。当待测物为阳性样品时，样品中的小分子目标物首先与抗体标记物反应，生成免疫复合物，从而占据抗体的位点使得抗体不能再与检测线上的抗原结合，因此检测线上由于没有标记物的聚集而不会显出颜色。当待测物为阴性样品时，由于没有目标小分子与检测线上的抗原竞争抗体标记物，检测线上的抗原会与抗体反应，使得标记物在检测线聚集，从而会出现有颜色的条带。另外，质控线上固定的为羊抗鼠抗体，无论待测样品为阳性还是阴性，抗体标记物都会与羊抗鼠抗体结合，从而产生颜色。

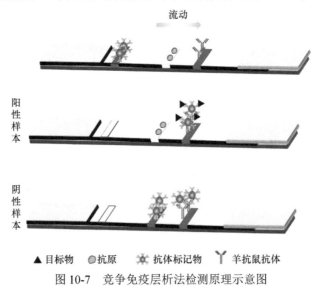

▲ 目标物　⬡ 抗原　✳ 抗体标记物　Y 羊抗鼠抗体

图 10-7　竞争免疫层析法检测原理示意图

　　双抗夹心免疫层析法的主要检测对象为含有多个抗原位点的大分子物质。由于大分子物质含有两个以上的抗原位点，因此其可以被两个不同的抗体同时识别，形成抗体-大分子物质-抗体的双抗夹心的结构。其检测原理示意图如图 10-8 所示：该方法中的两个针对目标大分子的抗体可以识别目标物的两个不同的位点，当待测物为阳性样品时，目标大分子一个位点首先被抗体标记物识别而结合在一起，在毛细管作用下一起流向吸水垫，在流经检测线时，目标大分子的另一个位点被固定在此的抗体识别，标记物因此在检测线聚集而显现出颜色；当待测物为阴性时，抗体标记物不会受到检测线上抗体的截留，因此此时检测线为无色。无论待测物中是否含有目标大分子，质控线都会显现出颜色，因此，质控线颜色的有无可以用来判断操作流程或检测是否准确。

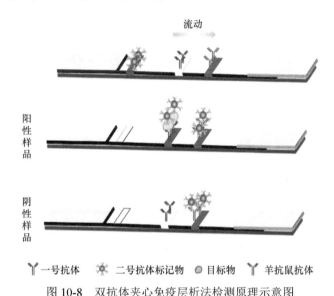

图 10-8　双抗体夹心免疫层析法检测原理示意图

10.2.2.3　胶体金免疫试纸条的定量检测

　　由于金纳米颗粒（直径为 20～100 nm）肉眼可见，通过目测即可对胶体金层析试纸条的检测结果进行定性分析，适合大批量样品的现场快速筛查。为了更好地对检测结果进行描述，目前免疫层析试纸条开始由定性检测向定量检测转变。胶体金的定量检测目前包括三种类型：①通过视觉观察试纸条条带的颜色进行判断，这种测定方法可提供半定量的结果，即阴性、弱阳性、强阳性；②通过设置不同浓度试剂的检测线，使得每个检测线只能结合定量的已知分析物，任何过量的分析物都会和下一条检测线结合，产生一个温度计式的条带梯度；③测试样品所产生的颜色信号由一个小型便携式分析仪读取，并由分析仪将颜色深浅不同的检测线转换为数字信号。前两种方式的测试结果同定性检测方法一样，受人为因素的影响较大，尤其当需要通过质控线和检测线比色判断检测结果时，不同个体判断差异较大，这在一定程度上限制了免疫层析试纸条的广泛应用。

近年来，随着光电信息技术的发展和对免疫层析试纸条定量检测的迫切需求，便携式自动定量检测仪已成为国内外的研究热点。丑佳文（2015）基于朗伯-比尔定律，开发了基于硅光电池的便携式金标试纸检测仪。该检测仪利用波长为 525 nm 的光电二极管-硅光电池的光电信号转换技术和相关算法得到待测区域的具体数值，通过建立标准物质浓度和检测数值之间的标准曲线，可进一步求出待测样品中目标物的具体浓度。戴璇（2014）基于共聚焦原理的光学传感器，结合基于 STM32 微控制系统，可以读出荧光标记物的荧光强度，实现量子点标记的荧光免疫试纸条的定量化检测。此外，国内外市场上也已出现相应的商业化产品（表 10-2），例如，美国 Charm 公司的 Rose 抗生素快速检测仪，使用胶体金免疫层析抗生素试纸条，凭借其简单快速和假阳性率低的优势，在美国原奶抗生素快速检测市场占据 70% 以上的份额。此外，其 Rose 霉菌毒素快速检测系统是目前市场上霉菌毒素检测项目最全的快速检测方法，客户可根据实际需要，选择定性和定量检测试纸条；使用读数仪读取定量检测试纸条检测结果，与标准仪器分析方法对比具有很高的吻合度，该产品已经通过 USDA-GIPSA（美国农业部-美国谷物检验、批发以及畜牧场管理局）和 FGIS（联邦谷物检测局）等机构的认证，在中国、美国、日本等国家和地区均有广泛的应用。

表10-2 免疫层析检测仪

产品品牌	产地	产品规格	数据分析
Charm Scientific	美国	Charm EZ	定性&定量分析
Unison Biotech	中国台湾	Uniscan™	定量分析
Merk Millipore	德国	RQflex	定性&定量分析
杭州奥盛仪器有限公司	中国杭州	TSR-200	定性&定量分析
Hamamatsu	日本	C10066-10	定性&定量分析
Veda Lab	法国	Easy Reader	定量分析
Otsuka Electronic Co.	日本	DiaScan 10	定量分析

目前市场上基于光电检测器的免疫层析检测仪占多数。该检测仪的主要硬件部分是基于 CCD 的成像或扫描系统。该硬件可提供高分辨率且可重复的图像，并具有动态采集图像、成像快速和使用方便等优点；但同时也存在需要后期处理图像、体积较大、不便于移动等缺点（Dzantiev et al. 2014）。针对这些不足，有研究者提出该检测器可以和具有数据处理功能的手机 APP 联合使用，或者开发可以集成数据读取、数据处理和数据输出为一体的检测器。该集成检测器需要准确识别检测区域，可以手动或自动设置检测模式，并能同时自动生成有用的数据报告。

丑佳文（2015）采用 Andriod 智能手机，结合由 3D 打印的外置部件，实现了基于智能手机的手持式胶体金免疫试纸条分析仪的研制。

10.2.2.4　胶体金免疫层析技术的特点

胶体金免疫层析技术作为一种免疫检测分析方法，具有传统免疫分析方法和仪器没有的优势，其具体特点表现在以下几个方面。①使用方便，操作简单，使用者不需经过特殊培训。②胶体金免疫层析快速检测技术一般在 3～15min 即可得到检测结果，这是目前其他检测方法无法达到的。③体积小，便于携带，胶体金免疫层析试纸条适合野外作业或现场临时检测，不受实验场地和条件的限制，对环境无污染。④生产成本和检测成本均较低，试剂和样本用量少，减少了检测成本；同时，制备试纸条的材料价格便宜，易获得。⑤制备好的试纸条可在 4℃或常温长时间保存。⑥适用范围广，已在多种领域得到应用推广。与此同时，胶体金免疫层析方法仍存在一些不足，其中，假阳性或假阴性结果的出现最为引人注意。

假阳性结果的产生主要有两方面原因。一方面是因为抗体自身与检测目标物的类似物有交叉，例如，环丙沙星和恩诺沙星的化学结构类似（图 10-9），恩诺沙星的结构式仅仅比环丙沙星多一个乙基，故筛选得到仅识别环丙沙星或恩诺沙星的抗体难度较大，如果检测目标物质是环丙沙星，同时被检样本中含有恩诺沙星而非环丙沙星，那检出结果即为假阳性。另一方面原因是抗体交叉本身很小（小于 10%），但实际基质中类似物的含量很大。例如，抗病毒药物利巴韦林与肌苷酸结构相似，农业部第 560 号公告中明确规定禁止使用利巴韦林等兽药，但鸡肉样本中的肌苷酸含量约为 2mg/g，这就要求利巴韦林的抗体与肌苷酸的交叉小于百万分之一，这是很难达到的。

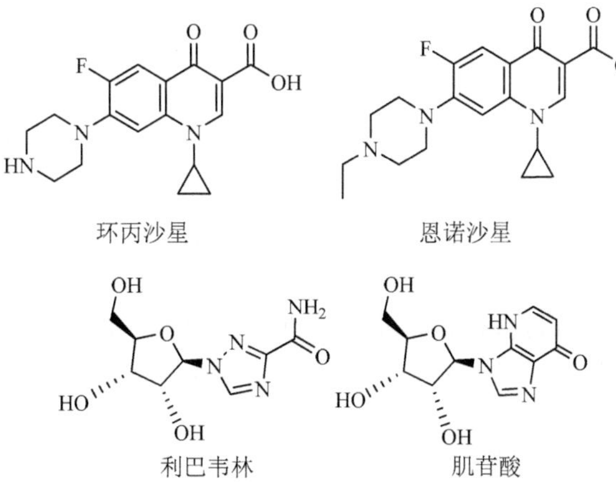

环丙沙星　　　恩诺沙星　　　利巴韦林　　　肌苷酸

图 10-9　环丙沙星、恩诺沙星、利巴韦林和肌苷酸的结构式

由于食品安全相关样品基质的复杂性，有时会造成检测结果表现为假阴性。解决该问题的途径主要有三个：一是优化样品前处理及免疫层析分析方法的作用条件，尽可能减少基质干扰；二是进一步提高抗体的灵敏度，降低目标检测物的检测限；三是在抗体制备的过程中引入基质，筛选得到耐基质干扰的抗体，如在瘦肉精抗体的制备中加入猪尿，获得耐猪尿的瘦肉精抗体，这样在猪尿的实际检测中，不需要前处理，即可进行试纸条检测（Liu et al.，2017）。

此外，具有颜色的目标检测物，如孔雀石绿、罗丹明和苏丹红等色素类，本身的颜色会对 T 线的颜色产生干扰，故需要提高抗体的亲和力，降低 T 线上包被抗原的使用浓度。

10.2.3　胶体金免疫层析技术在食品工业中的应用及发展趋势

胶体金免疫层析快速检测技术自诞生以来，便广泛应用于传染病诊断、药物残留、早孕检查等快速检测和现场诊断方面。随着生活水平的提高，人们对食品安全检测的要求越来越高。免疫层析法因其成本低、检测时间短、操作简便等优点，已经成为近些年来国内外食品安全检测新方法的研究热点（表 10-3），包括真菌毒素、农兽药残留、重金属、色素、过敏原和微生物等（Lv et al.，2018）。随着免疫层析技术的日渐成熟，国内外市场上已出现大量的相关商业化产品。

表10-3　免疫层析试纸条在食品安全检测方面的应用

药物种类	基质	标记物	检测限	参考文献
真菌毒素	谷物	胶体金	0.056～49μg/kg	Kong et al.（2016）
β-内酰胺酶	牛奶	胶体金	1～100ng/mL	Chen et al.（2015）
磺胺类药物	蜂蜜	胶体金	<5μg/kg	Chen et al.（2017）
喹诺酮类	牛奶	胶体金	0.1～10ng/mL	Peng et al.（2017）
苯并咪唑类	牛奶	胶体金	0.59～7.67ng/mL	Guo et al.（2018）
性激素类	牛奶	胶体金	5ng/mL	Wang et al.（2018）
单核细胞增生李斯特氏菌	牛奶	胶体金	$3.7×10^6$CFU/mL	Wang et al.（2017）
铅	水	胶体金	4ng/mL	Xing et al.（2015）
氯霉素类	牛奶和蜂蜜	胶体金	1ng/mL	Guo et al.（2015）

此外，由于仪器分析方法价格昂贵、操作复杂等，胶体金免疫层析试纸条已成为大批量样品初筛的有效工具。目前，真菌毒素、瘦肉精及抗生素等部分免疫分析检测方法已制定为相关的行业标准、农业标准和地方标准（表 10-4），进一步推动了免疫层析技术在食品安全检测中的研究应用（王忠兴等，2019）。

表10-4　国内涉及免疫层析分析方法的食品标准

药物种类	标准编号	标准名称	使用对象	检出限
毒素类	LS/T 6108—2014	粮油检验 谷物中黄曲霉毒素 B1 的快速测定 免疫层析法	大米、糙米、玉米等谷物	—
	NY/T 2548—2014	饲料中黄曲霉毒素 B1 的测定 时间分辨荧光免疫层析法	饲料和饲料原料	0.30μg/kg
瘦肉精	NY/T 933—2005	尿液中盐酸克仑特罗的测定 胶体金免疫层析法	猪、牛尿液	3ng/mL
抗生素/杀菌剂	农业部 1077 号公告-7—2008	水产品中恩诺沙星、诺氟沙星和环丙沙星残留的快速筛选测定胶体金免疫渗滤法	水产品	恩诺沙星和环丙沙星均为 10μg/kg；诺氟沙星为20μg/kg
	DB34/T 2254—2014	水产品中氯霉素残留的检测 胶体金免疫层析法	鱼、甲鱼、龟肌肉组织和虾、蟹去壳、肠腺的可食用组织中	0.3μg/kg
	DB34/T 2252—2014	水产品中孔雀石绿残留的检测 胶体金免疫层析法	鱼、甲鱼、龟肌肉组织和虾、蟹去壳、肠腺的可食用组织中	3.0μg/kg
	DB34/T 2253—2014	水产品中硝基呋喃类代谢物残留的检测 胶体金免疫层析法	鱼、甲鱼、龟肌肉组织和虾、蟹去壳、肠腺的可食用组织	呋喃唑酮代谢物、呋喃西林代谢物、呋喃它酮代谢物、呋喃妥因代谢物的检出限均为1.0μg/kg

　　但该分析方法也存在不足和局限性，如检测灵敏度不高、受样本基质干扰较大、以定性和半定量分析为主、商业化胶体金免疫层析试纸条各式各样且质量参差不齐等。随着科技的进步，免疫层析技术将在以下几个方面得到快速发展。

　　（1）进一步提高检测灵敏度

　　应致力于缩小其与其他免疫分析技术之间的差异，使用各种优质原料，配备优质单克隆抗体，引进信号放大系统，如新材料（胶体碳、量子点等）代替胶体金，可以大大提高检测灵敏度。

　　（2）实现定量检测及检测方法标准化

　　胶体金免疫层析试纸条绝大部分用于定性检测，随着技术的发展，如使用荧光物质等新型标记材料可以实现检测技术的半定量和定量检测。同时，对于大量的商业化免疫层析试纸条定量分析仪，其相关行业标准也必将被制定，以进一步推动免疫层析试纸条的应用普及。

　　（3）实现多元检测

　　通过采用在一个硝酸纤维素膜上包被多条抗体带的方法，可实现一次加样检测出多种物质的多元检测试纸条。总之，随着新技术的发展，胶体金免疫层析快速检测技术为实际检测提供了多种可能。

（4）更加智能化

随着人们对检测方法便捷化要求的提高以及人工智能技术的日渐成熟，结合智能手机软件开发，免疫层析试纸条的自动化、智能化检测必将会逐渐成为研究热点。

10.3　化学发光免疫分析技术

化学发光免疫分析（chemiluminescence immunoassay，CLIA）是将具有高灵敏度的化学发光检测技术与高特异性的免疫检测相结合的方法，用于各种半抗原、抗原、抗体、酶、激素、脂肪酸等的检测，1977 年由 Halman 等人创建。CLIA 以化学发光物质为示踪物，具有灵敏度高、检测速度快、重复性好、特异性强、试剂价格低廉、标记物有效期长、无放射性污染等优势，半个世纪以来得到了广泛应用。

10.3.1　化学发光反应

10.3.1.1　化学发光反应原理

发光反应是一种在催化剂作用下，经过氧化还原反应，由基态跃迁到激发态，而激发态不稳定再回到基态时释放出的能量所表现出的光的发射。化学发光也发生在某些生物体体内，如萤火虫和一些深海鱼类等。人们把生物体内的发光及有酶参与的化学反应产生的光称为生物发光。

一般情况下，大多数分子处在基态的最低振动能级，处于基态的分子吸收能量后，其电子被激发形成激发态的分子，这种基态电子跃迁至激发态的过程，经常伴随着分子内部的振动和转动变化。对于有机分子，从 π 键到反键 $\pi*(\pi\rightarrow\pi*)$ 以及从非键轨道 n 至反键轨道 $\pi*(n\rightarrow\pi*)$ 的跃迁是最为常见的。处于激发态的分子是不稳定的，它可能通过辐射跃迁或非辐射跃迁等去活化过程而返回基态，其中以速度最快、激发态寿命最短的途径占优势。去活化过程主要有振动弛豫、内转换、外转换、系间跨越、光发射和荧光发射。当放能反应的电子振动激发态产物弛豫至基态时，若能量以光子形式放出，则可以观察到化学发光现象。简而言之，就是发光的化学反应，是基于化学反应所提供的化学能使分子激发而发射光子的过程（林金明等，2008）。

10.3.1.2　化学发光反应类型

根据激发态物质产生的方式可以将化学发光反应分为两类：直接发光和间接发光。

直接发光是由体系中的反应物 A 和 B 发生化学反应后直接生成激发态的产物 $[I]^*$，当 $[I]^*$ 返回基态时，以光子的形式释放能量，可以直接发出可测量的光。反应方程式为：

$$A + B \rightarrow [I]^* + C$$
$$[I]^* \rightarrow I + 光子$$

间接发光是反应体系内存在易于接受能量的荧光物质 F，当反应物 A 和 B 发生化学反应后直接生成激发态的中间产物 $[I]^*$，紧接着 $[I]^*$ 把能量转移给荧光物质 F，使得 F 获得化学反应释放的能量后转变为激发态 F^*，当 F^* 返回基态时，产生发光现象。反应方程式为：

$$A + B \rightarrow [I]^* + C$$
$$[I]^* + F \rightarrow F^* + D$$
$$F^* \rightarrow F + 光子$$

此外，根据反应介质状态的不同，化学发光反应可以分为气相化学发光、液相化学发光、固相化学发光和非均相化学发光四种。其中，应用最广泛的是液相化学发光，所用的化学试剂有鲁米诺、过氧化草酸酯等，主要应用于金属离子、有机化合物等的测定。气相化学发光主要应用于大气污染物的测定。依据化学发光反应的发光类型，通常分为闪光型（flash type）和辉光型（glow type）两种。闪光型发光时间很短，只有零点几秒到几秒。辉光型又称持续型，发光时间从几分钟到几十分钟或几小时至更久。闪光型的样品必须立即测量，故应配以全自动化的加样及测量仪器。辉光型样品的测量可以使用通用型仪器，也可以配以全自动化仪器。

化学发光分析法是利用化学反应引起的发光现象，所产生的光强度与反应物的浓度呈正相关关系，通过发光信号测量仪器检测化学发光强度来间接测定反应物的浓度，从而进行物质的定性和定量分析。其测定的对象大致可分为三类：第一类物质是化学发光反应中的反应物；第二类物质是化学发光反应中的催化剂、增敏剂或抑制剂；第三类物质是偶合反应中的反应物、催化剂、增敏剂等。此外，这三类物质还可以通过标记方式来测定其他物质，这扩大了化学发光分析的应用范围。

由于化学发光分析法不需要外来光源和色散装置，从而减少或消除了光学分析方法中常见的散射光和杂散光的干扰，降低了背景噪声干扰，提高了信噪比。为了提高化学发光分析的灵敏度及扩大应用范围，常常将化学发光检测方法与其他技术相结合，如流动注射技术、毛细管电泳、免疫分析技术等。

10.3.1.3　化学发光反应体系

1）鲁米诺化学发光体系

鲁米诺（luminol，3-氨基-苯二甲酰肼）又名发光氨，是一种易被氧化的化合物，在碱性水溶液和非水溶液中都能被氧化并常伴随化学发光，最常见的应用是其可用于犯罪现场的微量血迹鉴定。

鲁米诺在化学发光反应过程中发光颜色为蓝色，其最大波长一般为 425～430nm，发光反应会在很短时间内达到最大峰值并迅速衰减。过氧化氢为鲁米诺常用的启动发光剂，鲁米诺与过氧化氢反应生成一个负离子产物，它可被过氧化氢分解出的氧气氧化，产物为一个有机过氧化物。该过氧化物很不稳定，立即分解出氮气，并生成激发态的 3-氨基邻苯二甲酸，激发态至基态转化中，释放的能量以光子的形式存在。一般情况下，两者的发光反应比较缓慢，但是当某些催化剂，如过渡金属离子（Co^{2+}、Cu^{2+}、Fe^{3+}等）、棕榈酸或者某些金属复合物（如血红蛋白、过氧化物酶等）存在的时候，反应速率会大大提高。鲁米诺发光原理如图 10-10 所示。

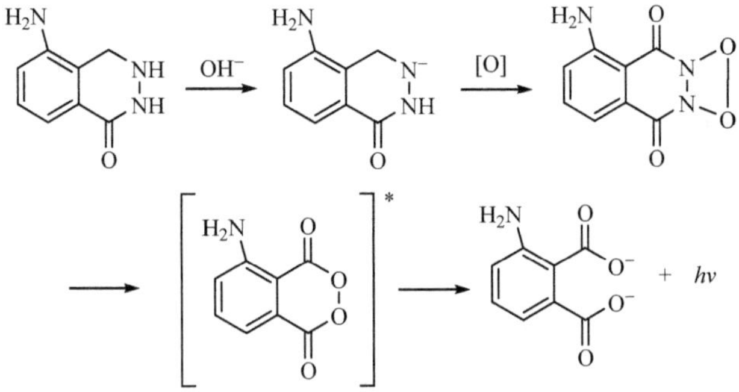

图 10-10　鲁米诺化学发光原理

鲁米诺类化学发光的用途主要有以下几个方面：由于某些过渡金属离子、酶、荧光试剂等可促进鲁米诺发光反应的速率，其浓度也与发光强度成正比，所以可利用其对鲁米诺-过氧化氢反应的促进作用来对该物质进行定性、定量分析；或者利用某些化合物对鲁米诺化学发光反应的抑制作用，测定对化学发光产生猝灭作用的有机化合物。

2）吖啶酯类化合物

吖啶酯类化合物以光泽精（lucigenin，*N,N′*-二甲基-9,9′-联吖啶二硝酸盐）的研究和应用最有代表性，同鲁米诺类似，在碱性条件下，光泽精可以与过氧化物、高碘酸钾等氧化剂反应，生成激发态的 *N*-甲基吖啶酮，当它回到基态时，发射出 420～450 nm 的光，其发光最大波长在 440nm。

光泽精自身的发光反应很微弱，当加入过氧化氢时，其发光强度会大大增加，同时一些能促进过氧化氢分解的催化剂，如 Co(II)、Fe(II)、Ni(II)、Fe(III)、Cr(III)等存在时，也可以增强光泽精的发光强度。光泽精的可能发光机制如图 10-11 所

示。相比鲁米诺，光泽精化学发光所产生的光子的效率更高，但其反应产物不溶
于水的特性限制了它的应用。

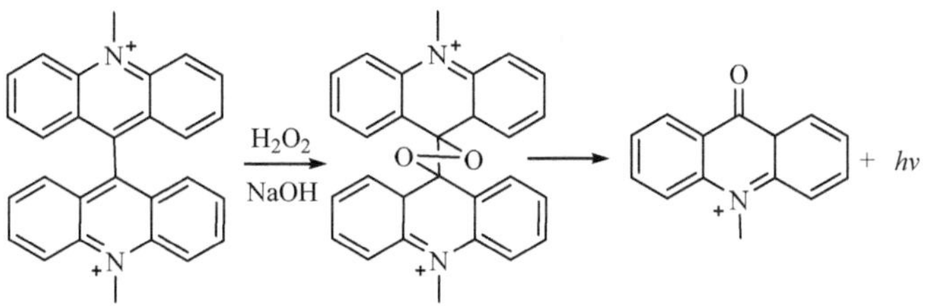

图 10-11　光泽精化学发光反应机制

光泽精的发光体系可以用于金属离子、还原性化合物，以及可以产生过氧化
氢的基质或者相应的酶等的检测。近年来，使用光泽精等吖啶酯类化合物作为标
记物发展了各种不同分析物的竞争式和非竞争式免疫分析方法，如白细胞介素、
干扰素、生长激素等。

3）其他化学发光体系

除上述的化学发光体系外，还包括高锰酸钾、高碘酸钾、过氧化草酸酯、铁
氰化钾、罗丹明等化学发光体系。

10.3.2　化学发光免疫分析技术

化学发光免疫分析由 Halmann 等人在 1977 年将灵敏度高的化学发光技术与
特异性强的免疫反应结合起来所建立。因此，化学发光免疫分析包括两个系统，
即化学发光体系及免疫反应。在化学发光酶免疫分析中，化学发光物质或者酶作
为标记物，标记在抗原或抗体中，在检测时，经过特异性反应，形成抗原-抗体的
免疫复合物，此为免疫反应特异性识别阶段；化学发光反应阶段在免疫反应之后，
加入一定量的酶促发光底物和氧化剂，化学发光物质被氧化后，会形成一个不稳
定的、处于激发态的中间体，当其回到基态时会发射出光子，通过检测其发光强
度来间接检测待测物的浓度。

根据标记物的不同，化学发光免疫技术主要分为化学发光酶免疫分析、化学
发光标记免疫分析和电化学发光免疫分析。

10.3.2.1　化学发光酶免疫分析

酶催化的化学发光免疫分析即化学发光酶免疫（chemiluminecence enzyme-
immunoassay，CLEIA）。在化学发光酶免疫分析中，是用一定量的酶来标记待测
物质，利用酶的催化特性来催化它相应的底物使其发光，根据发光强度来测定待

测物质的含量，其中酶的反应底物是发光剂，操作步骤与酶免疫分析基本相同，即以酶标记生物活性物质后进行免疫反应，之后抗原-抗体免疫复合物上的酶催化发光底物，在信号试剂的作用下发光，再根据测定的发光强度进行定量分析。目前常用的标记酶包括辣根过氧化物酶（HRP）、碱性磷酸酶（ALP）等，它们都有各自的发光底物。

辣根过氧化物酶是分析应用中使用最广泛的酶试剂之一，其在化学发光酶免疫分析中常用的底物为鲁米诺及其衍生物。早期用鲁米诺直接标记抗原或抗体，但标记后的反应所产生的发光强度较弱，导致灵敏度不高。近年来使用过氧化物酶标记抗体，鲁米诺作为底物后，发光强度大大提高，并且其发光强度依赖于免疫反应中酶的浓度。

碱性磷酸酶也是化学发光酶免疫分析常用的标记物之一。金刚烷类的化合物是碱性磷酸酶的化学发光底物，其中3-(2-螺旋金刚烷)-4-甲氧基-4-(3-磷氧酰)苯基-1,2-二氧环乙烷(AMPPD)是最常用的一种。ALP-AMPPD 是目前最灵敏的一类化学发光体系，其最低检测限可达 10^{-19}mol/L。AMPPD 在碱性磷酸酶作用下，磷酸酯基发生水解反应而脱去一个磷酸基，得到一个不太稳定的中间体 AMPPD⁻。此中间体经过分子内电子转移后裂解为两部分：一部分是金刚酮，另一部分是处于激发态的间氧苯甲酸甲酯阴离子，后者要回到稳定基态而产生 470nm 的光，可持续几十分钟。AMPPD 为磷酸酶的直接发光底物，可用来检测碱性磷酸酶或抗体、核酸探针及其他配基的结合物。

10.3.2.2　化学发光标记免疫分析

化学发光标记免疫分析是用化学发光试剂直接标记抗原或抗体的一类免疫测定方法。用于标记的化学发光试剂应具备以下几个性质：①能够参与化学发光反应；②与抗原或抗体偶联后可以保持发光试剂高的量子效率和反应动力；③标记物与抗原或抗体偶联后能形成稳定的结合物；④标记后仅很小程度地改变被标记物的理化性质，尤其是被标记物的免疫活性。目前鲁米诺及其衍生物和吖啶酯类化合物是最常用的化学发光标记试剂，两者的发光机制在前面已有描述。

10.3.2.3　电化学发光免疫分析

电化学发光免疫分析（electrochemiluminescence immunoassay，ECLIA）是指电化学反应引起的化学发光过程，是目前电化学发光和免疫测定相结合的、最新的免疫分析技术。它的标记物发光原理是一种在电极表面由电化学反应引发的特异性发光反应，实际上是一种电促发光，包括了电化学和化学发光两个过程：当在电极两端施加一定的电压或电流时，电极上会发生电化学反应，在电极反应产物之间或电极反应产物与溶液中某组分之间发生化学反应而使电化学反应产物或溶液中的物质处于激发态，当其由该物质激发态返回到基态时，产物发生发光现象。目前分析中应用的标记物为电化学发光的底物三联吡啶钌$[Ru(bpy)_3]^{2+}$或其衍生物 N-羟基琥珀酰胺（NHS）酯，可通过化学反应与抗体或不同化学结构抗原分子连接，制成标记的抗体或抗原。这种标记物非常稳定，由于分子质量较小，可以实现一个抗原或抗体标记多个$[Ru(bpy)_3]^{2+}$。

电化学发光免疫分析的测定模式与酶免疫分析相似。其基本原理是：发光底物二价的三联吡啶钌及反应参与物三丙胺在电极表面失去电子而被氧化，氧化的三丙胺失去一个H^+而成为强还原剂，将氧化型的三价钌还原为激发态的二价钌，随即释放光子而恢复为基态的发光底物。这一过程在电极表面周而复始地进行，不断地发出光子，常保持底物浓度的恒定（屈凌波和吴拥军，2012）。

10.3.3　化学发光免疫分析在食品工业中的应用及发展趋势

近年来，化学发光分析技术及应用研究发展迅猛，由于其灵敏、准确、稳定、快速等优势，受到了广大食品检测领域科研人员的关注，并在实际检测中得到了有效应用。

目前应用于食品分析中的化学发光分析法大致可分为以下几种。

i. 食品中物质组分可直接参与化学反应，与发光剂发生氧化还原反应，产生化学发光现象，如对食品中有机酸的检测，食品中的有机酸大多具有还原性，可直接参与氧化还原反应，从而使我们可以对其进行发光分析。

ii. 食品中的待测物对于已有化学发光体系具有一定的催化、增敏或抑制作用，如食品中氨基酸、维生素等的检测，有些氨基酸自身或者其分解产物对化学发光体系的发光强度具有一定的增敏或抑制作用，体系发光强度增加值或减少值与氨基酸的浓度之间存在一定的线性关系，从而测定氨基酸的含量。

iii. 化学发光分析方法与免疫方法相结合的化学发光免疫分析技术可特异性检测食品中危害物，特别是在农兽药残留、违禁物添加、致病菌及生物毒素等方面。

前两种方法主要是对食品成分物质的检测，第三种主要是在食品安全领域中的应用。表 10-5 中列出了最近几年应用化学发光免疫分析对食品危害物检测的一些具体事例。

表10-5　食品中危害物的化学发光免疫分析检测实例

目标物	检测样本	检测限	检测范围	参考文献
恩诺沙星	牛奶、鸡蛋、蜂蜜	0.03ng/mL	0.35～1.0ng/mL	Yu et al.（2014）
玉米赤霉烯酮	玉米、小麦、面条、饼干	0.008ng/mL	0.02～0.51ng/mL	Wang et al.（2013）
吡虫啉	梨、番茄、卷心菜、苹果	0.092ng/mL	—	Liu et al.（2016）
肉毒毒素 A、B	牛奶、果汁、豌豆、胡萝卜	3pg/mL、13pg/mL	—	Cheng et al.（2013）

续表

目标物	检测样本	检测限	检测范围	参考文献
铬变素	酸奶、饮料、面包	0.07ng/g	—	Xiao and Xu（2020）
麦草畏	大豆	0.126ng/mL	0.131～5.818ng/mL	Huo et al.（2019）
邻苯二甲酸二丙酯	奶粉、瓶装水	0.03 μg/L	0.03～500 μg/L	Zhang et al.（2011）

　　传统的化学发光免疫分析方法虽然能够满足一般需求,但是对于复杂基质及低丰度的生物或环境样品,存在着特异性不足、信噪比低等问题。此外,由于化学能转化成光能的效率相对较低,使产生的光信号强度不足以满足高灵敏检测的需求。因此,降低背景干扰值和增强信号强度是提高分析特异性与灵敏度的主要途径。为了使化学发光免疫分析得到更加广泛的应用,未来研究的主要方向应集中在以下几个方面(汪晨等,2012;肖勤和林金明,2015)。①降低仪器成本,使仪器微型化、便携化。②强化对检测样本基质的处理,减少非特异性吸附,提高检测的稳定性。③在高通量研究方面,完善多通道、多组分化学发光免疫分析检测技术,提高检测效率。④发展化学发光免疫分析的联用技术,扩大应用范围。

　　另外,随着纳米技术的发展,基于磁性微粒子及金纳米粒子的化学发光免疫分析的研究越来越多,在快速分离与提高灵敏度上有了很大的突破。相信随着科学技术的发展及科研工作者的不懈努力,化学发光免疫分析将会得到更快速的发展和更广泛的应用。

10.4　其他食品免疫检测技术

10.4.1　免疫荧光检测技术

　　免疫荧光检测技术(immunofluorescence assay,IFA)是以荧光物质标记的特异性抗体或抗原作为检测试剂,用于相应抗原或抗体的定量检测,具有专一性强、灵敏度高、实用性好等优点。

　　免疫荧光技术是标记免疫技术中发展最早的一种,是在免疫学、生物化学和显微镜技术的基础上建立起来的一项技术。很早以前就有一些学者试图将抗体分子与一些示踪物相连,利用抗原-抗体的特异反应进行组织或者细胞内抗原物质的定位。这种以荧光物质标记抗体而对抗原进行定位的技术称为荧光抗体技术;而用荧光物质标记已知抗原进而对抗体进行示踪的技术称为荧光抗原技术。这两种方法总称为免疫荧光技术。

　　免疫荧光技术包括荧光抗体染色技术和免疫荧光测定技术。荧光抗体染色技术是用荧光标记的抗体对细胞、组织切片或其他样本的抗原或抗体进行鉴定和定位检测，在荧光显微镜下可以直接观测结果，称为荧光免疫显微镜技术，或是应用流式细胞仪进行自动分析检测，称为流式荧光免疫技术。荧光免疫检测技术主要有时间分辨荧光免疫检测和荧光偏振免疫检测等，在抗原-抗体反应后，利用特殊仪器测定荧光强度推算被测物的浓度。

在免疫荧光技术中，荧光物质是至关重要的一个因素。某些物质在特定波长范围内的光线照射情况下，可发出波长比照射波长更长的光线，即荧光，受激发后能产生荧光的物质称为荧光物质或荧光素。自然界中存在很多荧光物质，它们大多都可以产生荧光，但并非所有的荧光物质都可以用在免疫荧光技术中。只有那些能产生明显的荧光并能作为染料使用的有机化合物才能称为免疫荧光色素或者荧光染料。一个合适的荧光素应具备以下几个特点：具有与蛋白质形成共价键的化学基团；荧光效率高，标记后下降不明显；荧光与背景色对比鲜明；标记后能保持生物学活性和免疫活性；标记方法简单、快速、安全无毒。

免疫荧光检测技术中常用的荧光物质一般包括以下几种。

（1）异硫氰酸荧光素（fluorescein isothiocyanate，FITC）

为黄色结晶状粉末，易溶于水和乙醇等溶剂，溶解后呈现黄绿色荧光，最大吸收波长为 490～495nm，最大发射光波长为 595～600nm，结构式如图 10-12 所示。FITC 的溶液稳定性较差，在水中易分解，故配制好的溶液需尽快使用。

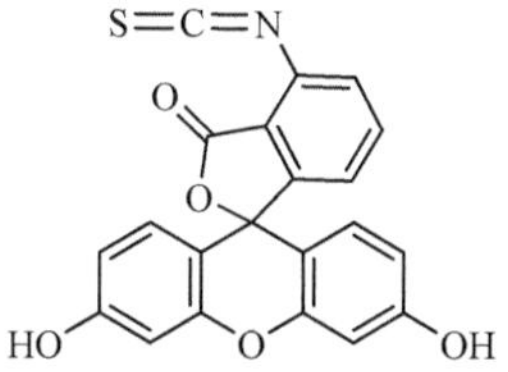

图 10-12　异硫氰酸荧光素结构式

FITC 含有异硫氰基，在碱性条件下可与抗体的自由氨基（主要为赖氨酸的 ε-氨基）结合，形成荧光抗体结合物。FITC 有两种同分异构结构，其中异构体 I 型在效率、稳定性及与蛋白质结合能力等方面较好，在阴暗干燥处可保存多年，是应用最广泛的荧光素。

（2）四乙基罗丹明（rhodamine，RB200）

为褐红色粉末，不溶于水，易溶于乙醇和丙酮，性质稳定，可长期保存。最大吸收光波长为 570nm，最大发射光波长为 595～600nm，呈橘红色荧光。因与FITC 的黄绿色有明显区别，故广泛应用于对比染色，或用于两种不同颜色的荧光抗体的双重染色（图 10-13）。

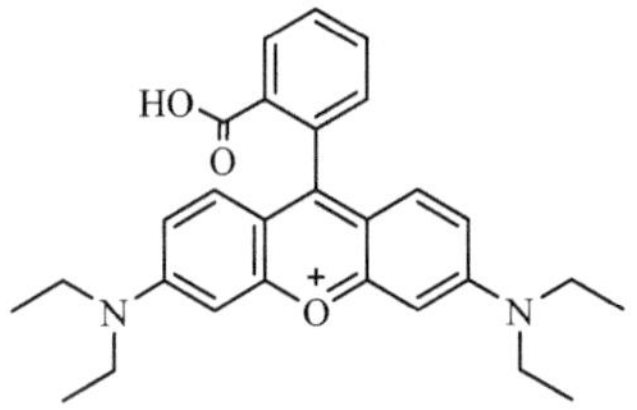

图 10-13 四乙基罗丹明结构式

（3）四甲基异硫氰酸罗丹明（tetramethyrhodaminebisothiocyanate，TRITC）

为紫红色粉末，性能比较稳定，最大吸收波长为 550nm，最大发射波长为 620nm，呈现橙红色荧光。其结合方式与 FITC 的直接标记方法相同，只是所加荧光素的量为蛋白质量的 1/30～1/40，结合时间持续 16～18h。

（4）镧系螯合物

某些三价稀土镧系元素如铕（Eu^{3+}）、铽（Tb^{3+}）、铈（Ce^{3+}）等的螯合物经激发后可发射特征性荧光，其中以铕的应用最广。Eu^{3+}螯合物的激发光谱带范围较宽，可以提高激发能；发射光谱带范围窄，能够提高分辨率；斯托克斯（Stokes）位移较大，有助于避免其他荧光信号的干扰；荧光寿命长，可待背景荧光完全衰减后测定，从而消除蛋白质背景荧光的干扰；标记物较稳定，最适用于时间分辨荧光免疫检测。

（5）酶作用后产生荧光的物质

这些化合物本身无荧光效应，一旦经酶作用便具有强荧光，如 4-甲基伞酮-β-D 半乳糖苷等。

时间分辨荧光免疫分析技术（time-resolved fluoroimmunoassay，TRFIA）是自 20 世纪 80 年代以来新发展起来的一种荧光免疫分析技术，与其他免疫分析技术相比，有其独特的优点。它避免了放射性免疫分析中放射性同位素带来的污染问题；克服了酶免疫分析中酶试剂稳定性差的缺点；有效避免了背景荧光的干扰，提高了检测限。由于时间分辨荧光免疫分析的独特优点，使得它成为免疫分析中最有发展潜力的一种分析方法。

时间分辨荧光免疫分析是利用双功能基团结构的螯合物，将镧系元素标记到抗体（或抗原）上，经免疫反应形成稀土离子-螯合剂-抗原免疫复合物。由于镧系元素可以发出荧光，当将结合部分与游离部分分开后，利用时间分辨荧光分析仪，即可测定复合物中的稀土离子发射的荧光强度，从而确定待测抗原的量。

正常情况下，免疫复合物中的稀土离子自身荧光信号很微弱，若加入一种酸性增强液，稀土离子从免疫复合物中解离出来，和增强液中的β-二酮体、三正辛基氧化膦、Triton X-100 等成分形成一种微囊。后者被激发光激发后，稀土离子可以发出长寿命的、极强的荧光信号，使原来微弱的荧光信号增强将近 100 万倍。

作为一种灵敏度高、特异性好、安全的超微量分析测定方法，时间分辨荧光免疫分析技术目前已广泛而成熟地应用在临床医学领域，同时也在食品安全领域崭露头角，用于快速检测食品中的致病菌、生物毒素、重金属、农兽药残留等。相信随着检测设备的广泛应用和各种检测试剂盒的不断开发，时间分辨荧光免疫分析将在食品安全领域发挥更大的作用。

10.4.2　放射免疫技术

放射免疫技术是把放射性同位素测定的敏感性和抗原抗体反应的特异性结合起来，在体外定量测定多种具有免疫活性物质的一项技术。放射免疫技术可以检测到纳克级水平，甚至是皮克级水平，具有专一性强、灵敏度和精确度高等优点。根据放射性元素标记抗原还是标记抗体，可以把放射免疫技术分成两大类：一类是标记抗原，去检测未知抗原，此为经典的测定方法，称为放射免疫测定法（radio immunoassay，RIA）；另一类是标记抗体，去检测相应抗体或抗原，这类标记抗体的方法称为免疫放射测定法（immunoradiometric assay，IRMA）（侯红漫，2014）。

经典放射免疫测定法是由 Yalow 和 Berson 于 1960 年创建的标记免疫分析技术，首先应用于糖尿病患者血浆胰岛素含量的测定。这是医学和生物学领域中方法学的一项重大突破，开辟了医学检测史上的一个新纪元。该方法的建立使得那些原先认为无法测定的极微量而又具有重要生物学意义的物质得以精确定量。随后该方法迅速渗透到医学的其他领域，如病毒学、血液学、免疫学、肿瘤学等，并向农业科学、生态学等发展。其分析物质也由激素扩展到几乎所有的生物活性物质。我国的放射免疫分析研究起步于 1962 年，随后迅速发展，对我国生物医学的发展起到很大的促进作用。

10.4.2.1　基本原理

放射免疫测定法（radio immunoassay，RIA）的基本原理是放射性同位素标记抗原 Ag* 和非标记抗原 Ag 对特异性抗体 Ab 的竞争结合反应，最终以射线的多少定性或定量测定待测样本中抗体或抗原的量。在这一反应系统中，作为试剂的标记抗原和抗体的量是固定的，而待测样本中的非标记抗原是不确定的，根据样本中不同的抗原量可以获得不同的反应结果，具体如下所述。

在 RIA 中，标记抗原、非标记抗原和特异性抗体处于同一个反应系统，并且放射性同位素对抗原的标记并不影响抗原与抗体的结合，也就是说，标记抗原和非标记抗原对特异性抗体有相同的结合力，因此两者相互竞争结合特异性抗体。特异性抗体和标记抗原的量是固定的，因此标记抗原-抗体复合物的量就随着非标记抗原的量而变化。当非标记抗原的量增加时，相应会结合更多的特异性抗体，则标记抗原与抗体的结合量就会相应减少，游离在体系中的标记抗原的量就会增加，即抗原-抗体复合物中的放射性强度与待测样本中抗原的浓度呈负相关性。若将抗原抗体复合物与游离标记抗原分开，并分别测定其放射性强度，就可以计算出结合态的标记抗原（B）与游离态的标记抗原（F）的比值（B/F），或计算出其结合率[B/(B+F)]，这与样本中的抗原浓度呈函数关系。通过对一系列不同浓度的标准抗原的测定，获得相应的 B/F 或 B/(B+F)，可以绘制一条剂量-效应标准曲线。未知待检样本在相同条件下进行测定，计算 B/F 或 B/(B+F)，即可在标准曲线上计算出待测样本中未知抗原的浓度。

免疫放射测定法（immunoradiometric assay，IRMA）是在放射免疫测定法（RIA）的基础上发展起来的核素标记免疫测定。与经典 RIA 不同，IRMA 以过量的标记抗体与待测抗原进行竞争性免疫结合反应，并用固相免疫吸附剂作为 B 或 F 的分离手段。其灵敏度和可检测范围均优于 RIA，操作程序较 RIA 简单。IRMA 于 1968 年由 Miles 和 Hales 改进为双位点免疫结合，在免疫检验中取得了广泛应用。

IRMA 属于固相免疫标记测定技术，其原理与 ELISA 类似，不同点在于标记物及最终检测信号，分为单位点 IRMA 和双位点 IRMA。在单位点 IRMA 中，待测抗原与过量的核素标记抗体在液相反应后形成复合物，通过固相化抗原（结合在纤维素粉或其他颗粒载体的抗原）将游离的标记抗体除去，分离 B 和 F，再通过测定上清液的放射量计算待测抗原的量。在双位点 IRMA 中，待测抗原与固相抗体结合后，洗涤，加入核素标记的抗体，反应后洗涤除去游离的标记抗体，测定固相上的放射物。不管是单位点还是双位点 IRMA，最终体系的放射性与待测抗原的量呈正比。

IRMA 与 RIA 同属于放射性核素标记免疫测定技术，在方法学上各具典型性。因此从某种意义上，二者的比较代表了标记免疫分析中竞争和非竞争结合方法特点的比较。

（1）标记物不同

在 RIA 中核素标记抗原，在 IRMA 中核素标记抗体。抗原有不同种类和结构，标记时需用不同的核素和不同的方法；抗体为蛋白质，有利于碘化标记，不同抗体标记方法基本相同。标记抗体的比活度高，提高了分析的灵敏度。

（2）反应速度不同

反应速度与反应物的浓度呈正比，在 IRMA 中标记抗体是过量的，而且不存在竞争性结合反应，所以反应速度较 RIA 快；而在 RIA 中抗体量是微量的，对抗体亲和力有一定要求，并且反应速度较慢。

（3）反应模式不同

RIA 为竞争抑制反应，浓度反应曲线为负相关函数；IRMA 为直接结合反应，不存在竞争反应，浓度反应曲线为正相关函数。

（4）特异性

在单、双位点 IRMA 中，一般均应用针对不同位点的单克隆抗体，其交叉反应率低于应用多克隆抗体的 RIA。

（5）标准曲线的工作浓度

通常 RIA 的工作范围为 2～3 个数量级，而 IRMA 可达 3 个数量级以上。

（6）分析误差

RIA 中加入的标记抗原和抗体的量都是固定的，加样误差可严重影响测定结果；IRMA 中标记抗体和固相抗体在反应中都是过量的，只有待测标本的加样误差才会影响分析结果。因此，IRMA 的批内和批间差异较 RIA 小。

（7）其他

RIA 可以测定大分子质量与小分子质量的物质，双位点 IRMA 只能测定在分子上具有 2 个以上抗原表位的物质。

10.4.2.2　标记物及标记原理

放射免疫技术中常用的标记核素有放射性 γ 射线和 β 射线两大类。前者主要为 ^{131}I、^{125}I、^{54}Cr 和 ^{60}Co；后者有 ^{14}C、^{3}H 和 ^{32}P。放射性核素的选择首先考虑比活性。例如，^{125}I 比活性的理论值是 $64.38×10^4GBq/g$（$1.74×10^4Ci/g$），有较长半衰期的 ^{14}C 最大比活性是 $166.5GBq/g$（$4.5Ci/g$）。两者相比，1mol ^{125}I 或 ^{14}C 结合到抗原上，^{125}I 的敏感度约比 ^{14}C 大 3900 倍。又因为 ^{125}I 有合适的半衰期，低能量的 γ 射线易于标记，因而 ^{125}I 是目前常用的放射免疫技术标记物。

标记 ^{125}I 的方法可分为直接法和间接法。直接法是将 ^{125}I 直接结合到蛋白质侧链残基的酪氨酸上。此方法的优点是操作简单，可标记较多的 ^{125}I，具有高比度放射性。但此方法只能用于含酪氨酸的化合物上，而且若酪氨酸残基存在于蛋白质的功能区或活性位置，则该蛋白质的活性易受到影响。间接法又称连接法，是将 ^{125}I 标记在载体上，纯化后再与蛋白质结合。由于操作较复杂，标记蛋白质的比放射性显著低于直接法。但该方法可用于标记缺乏酪氨酸或酪氨酸位于活性位置的肽类及蛋白质。间接法的反应较为温和，可以避免因蛋白质直接加入 ^{125}I 液引起的生物活性的丧失。

放射性元素标记完成后，可以通过以下几种方法对其进行鉴定。

（1）放射性游离碘的含量

用三氯乙酸（预先在受鉴定样品中加入牛血清清蛋内）将所有蛋白质沉淀，分别测定沉淀物和上清液的 CPM 值（仪器测量样品每分钟发射出粒子的计数）。一般要求游离碘在总放射性碘的 5% 以下。标记抗原在储存很长时间后，会出现标记物的脱碘，若游离碘含量超过 5%，则应重新纯化去除这部分游离碘。

（2）免疫活性

标记时总有部分抗原失去生物活性，在操作时应尽量避免。检查方法是用少量的标记抗原加过量的抗体，反应后分离 B 和 F，分别测定放射性，算出 B/T（%），此值应在 80% 以上，该值越大，表示抗原损伤越小。

（3）放射性比度

标记抗原必须有足够的放射性比度。比度或者比放射性是指单位质量的抗原的放射强度。标记抗原的比放射性用 Ci/g（或 Ci/mol）表示，比度越高，检测灵敏度越高。标记抗原的比度以放射性碘的利用率（或标记率）表示。

$$^{125}\text{I 标记率（利用率）} = \frac{\text{标记抗原的总放射性}}{\text{投入的总放射性}} \times 100$$

10.4.2.3　放射免疫测定方法

放射免疫测定可分为两大类，即液相放射免疫测定和固相放射免疫测定。在检测流程中，两者都需经过免疫反应、B 和 F 分离、放射强度测定等步骤，其中，前者抗原-抗体复合物 B 和游离标记抗原 F 的分离较复杂，通常需要加入分离剂，而后者较简单，一般只需简单洗涤。不同之处在于，固相放射免疫测定有一个抗体固定化的过程。

在液相放射免疫测定中，标记抗原和特异性抗体的含量极少，形成的标记抗原-抗体免疫复合物（B）不能自行沉淀，需要另外加入沉淀剂帮助其沉淀，以完成与游离标记抗原（F）的分离。常见的 B、F 分离方法见表 10-6 所示。

表10-6　B、F分离方法

分离方法	标记抗原抗体复合物（B）	游离标记抗原（F）	特点
第二抗体沉淀法（双抗体法）	形成*Ag-Ab$_1$-Ab$_2$ 复合物而沉淀	离心后在上清液中	反应较温和、分离程度可达 80%～90%
聚乙二醇沉淀法	存在于沉淀中	存在于上清液中	优点是试剂制备简单、沉淀完全；缺点是特异性不强，且在温度高于 30℃时沉淀物易复溶
盐析法	存在于沉淀中	存在于上清液中	游离标记抗原也同时存在随标记抗原抗体复合物沉淀的可能
活性炭吸附法	不被活性炭吸附，离心后存在于上清液中	被活性炭吸附沉淀	此方法快速、方便且分离效果好，缺点在于易造成标记抗原抗体复合物的解离
PR 试剂法	存在于沉淀中	存在于上清液中	该方法是将双抗体法与 PEG 法相结合的方法，保持了两者的优点，节省了两者的用量，而且分离简单快速

B、F 分离后即可进行放射性强度的测定，测量仪器一般分为两类，即液体闪烁计数仪（β 射线，如 ^{3}H、^{14}C 等）和晶体闪烁计数仪（γ 射线，如 ^{125}I、^{57}Cr 等）。计数单位是探测器输出的电脉冲数，单位为 cpm（计数/分钟），也可用 cps（计数/秒）表示。每次测定都需建立标准抑制曲线，以标准抗原的不同浓度为横坐标、以在测定中获得的相应放射强度为纵坐标作图。放射强度可以选择 B 或者 F，也

可以选这两个的比值。测定未知浓度的抗原时，只需通过其检测的放射性强度即可根据标准抑制曲线得到其大致的浓度含量。

在固相放射免疫测定中，需先将抗体吸附于固相载体表面，制成免疫吸附剂，在检测时，将吸附剂与样本一起孵育，样本中的待测抗原与固相载体上的抗体发生免疫反应，由于待测的抗原一般含有两个以上的识别位点，在加入核素标记的抗体后，标记抗体也可识别待测抗原，最终在固相载体表面形成固相抗体-待测抗原-标记抗体复合物。B、F 的分离也较液相放射免疫测定简单，只需通过缓冲溶液洗涤除去游离的标记抗体。最终需测定固相的放射性计数率（CPM），设样本 CPM 值为 P、阴性对照样本 CPM 值为 N，则 P/N≥2.1 时为阳性反应。待测样本中的抗原越多，最终结合到固相载体上的标记抗体越多，其 CPM 值也就越大，反之越少。当样本中不存在抗原时，其 CPM 值应接近仪器的本底放射性计数。

放射免疫分析由于敏感度高、特异性强、精密度高，不仅可以检测经食品传播的细菌及毒素、真菌及毒素、病毒和寄生虫，还可测定小分子质量和大分子质量物质，在食品检测中应用极为广泛，如利用放射免疫测定牛奶中的天花粉蛋白。从 20 世纪 80 年代开始，农药的免疫检测技术作为快速筛选检测得到许多发达国家的高度重视，成为食品生物技术的一个重要分支，得到了快速的发展。放射免疫等技术由于可以避免假阳性，适宜于阳性率较低的大量样本的检测，如对水产品、肉制品、果蔬汁中的农药残留检测。在大肠杆菌、沙门菌、金黄色葡萄球菌等病原微生物检测方面，放射免疫分析与常规方法相比有检出时间短、操作简单、检出限低等优点。

10.5　本 章 小 结

食品安全问题是当今全球的热点话题，特别是食品中农兽药、霉菌毒素、重金属及违禁药物等的残留问题，已引起世界各国的高度重视。灵敏、快速、简单、高效、经济、安全的检测手段是当前制约食品中药物残留快速检测的瓶颈。免疫分析方法由于其特异性、高灵敏性等优势，在食品检测中的应用越来越广泛。

随着免疫技术的飞速发展，放射免疫技术、酶免疫测定技术、免疫荧光检测技术、化学发光免疫分析技术等逐渐应用于临床、环境、食品等领域中。放射免疫技术既具有免疫反应的高特异性，又具有放射性测量的高灵敏度，因此能测定各种具有免疫活性的极微量的物质，但是其又存在放射线辐射和污染等问题，大大阻碍了放射免疫技术的应用。酶免疫测定技术是继放射免疫测定技术之后发展起来的一项新的免疫学检测技术，它将酶促反应的高效率和免疫反应的高度专一性有机地结合起来，可对生物体内的各种微量有机物的含量进行测定。免疫荧光检测技术是将免疫学方法（抗原抗体特异结合）与荧光标记技术结合起来测定特定物质的检测方法，具有专一性强、灵敏度高、实用性好等优点。胶体金标记技术是继放射同位素标记、酶标记和荧光标记三大标记技术后发展起来的固相标记免疫检测技术，其与层析技术的联合应用，大大减少了检测步骤和成本，降低了使用门槛，是目前食品安全检测领域中应用范围最广的快速筛查方法。化学发光免疫分析以化学发光物质为示踪物，具有灵敏度高、检测速度快、重复性好、特异性强、试剂价格低廉、标记物有效期长、无放射性污染等优势，在各个领域都得到了广泛应用。

思　考　题

1. 间接法、双抗体夹心法、竞争法等 ELISA 的基本原理是什么？
2. 影响胶体金溶液质量的因素有哪些？
3. 化学发光反应的种类及基本原理是什么？
4. 请列举几种免疫荧光检测技术中常用的荧光物质，并阐述其特点。
5. 放射免疫测定和免疫放射测定法的原理各是什么？

参　考　文　献

丑佳文. 2015. 基于 Android 系统的手持式金标试纸定量分析仪的研制[D]. 衡阳：南华大学硕士学位论文.

戴璇. 2014. 便携式免疫层析试纸条检测仪的设计与实现[D]. 上海：上海交通大学硕士学位论文.

侯红漫. 2014. 食品安全学[M]. 北京：中国轻工业出版社.

林金明，赵利霞，王栩. 2008. 化学发光免疫分析[M]. 北京：化学工业出版社.

刘丽. 2017. 胶体金免疫层析技术[M]. 郑州：河南科学技术出版社.

屈凌波，吴拥军. 2012. 化学发光分析技术及其在药物食品分析中的应用[M]. 北京：化学工业出版社.

汪晨，吴洁，宗晨，等. 2012. 化学发光免疫分析方法与应用进展[J]. 分析化学，40（1）：3-10.

王忠兴，郭玲玲，匡华. 2019. 食品安全免疫层析检测技术研发及应用进展[J]. 生物产业技术，5：73-79.

肖勤，林金明. 2015. 化学发光免疫分析方法的应用研究进展[J]. 分析化学，43（6）：929-938.

胥传来. 2007. 食品免疫学[M]. 北京：化学工业出版社.

胥传来. 2009. 食品免疫化学与分析[M]. 北京：科学出版社.

杨利国，胡少昶，魏平华. 1998. 酶免疫测定技术[M]. 南京：南京大学出版社.

Chen Y，Guo L，Liu L，et al. 2017. An ultrasensitive immunochromatographic strip for fast screening of twenty-seven sulfonamides in honey and pork liver samples based on a monoclonal antibody[J]. Journal of Agricultural and Food Chemistry，65（37）：8248-8255.

Chen Y，Wang Y，Liu L，et al. 2015. A gold immunochromatographic assay for the rapid and simultaneous detection of fifteen β-lactams[J]. Nanoscale，7（39）：16381.

Cheng LW，Stanker LH. 2013. Detection of botulinum neurotoxin serotypes A and B using a chemiluminescent versus electrochemiluminescent immunoassay in food and serum[J]. Journal of Agricultural and Food Chemistry，61（3）：755-760.

Dzantiev BB，Byzova NA，Urusov AE，et al. 2014. Immunochromatographic methods in food analysis[J]. Trends in Analytical Chemistry，55（55）：81-93.

Guo L，Song S，Liu L，et al. 2015. Comparsion of an immunochromatographic strip with ELISA for simultaneous detection of thiamphenicol，florfenicol and chloramphenicol in food samples[J]. Biomedical Chromatography Bmc，29（9）：1432-1439.

Guo L，Wu X，Liu L，et al. 2018. Gold nanoparticle-based paper sensor for simultaneous detection of 11 benzimidazoles by one monoclonal antibody[J]. Small，14（6）：1701782.

He H，Tang B，Sun C，et al. 2011. Preparation of hapten-specific monoclonal antibody for cadmium and its ELISA application to aqueous samples[J]. Frontiers of Environmental Science & Engineering in China，5（3）：409-416.

Huo J，Barnych B，Li Z，et al. 2019. Hapten synthesis，antibody development，and a highly sensitive indirect competitive chemiluminescent enzyme immunoassay for detection of dicamba[J]. Journal of Agricultural and Food Chemistry，67（20）：5711-5719.

Kong D，Liu L，Song S，et al. 2016. A gold nanoparticle-based semi-quantitative and quantitative ultrasensitive paper sensor for the detection of twenty mycotoxins[J]. Nanoscale，8（9）：5245-5253.

Liu R，Liu L，Song S，et al. 2017. Development of an immunochromatographic strip for the rapid detection of 10 β-agonists based on an ultrasensitive monoclonal antibody[J]. Food and Agricultural Immunology，28（4）：1-14.

Liu ZJ，Wei X，Xu H，et al. 2016. Sensitive detection of thiacloprid in environmental and food samples by enhanced chemiluminescent enzyme immunoassay[J]. RSC Advances，6（35）：29460-29465.

Lv M，Liu Y，Geng J，et al. 2018. Engineering nanomaterials-based biosensors for food safety detection[J]. Biosensors & Bioelectronics，106：122-128.

Peng J，Liu LQ，Xu LG，et al. 2017. Gold nanoparticle-based paper sensor for ultrasensitive and multiple detection of 32（fluoro）quinolones by one monoclonal antibody[J]. Nano research，10（1）：108-120.

Samdal IA，Lovberg KE，Kristoffersen AB，et al. 2019. A practical ELISA for azaspiracids in shellfish via development of a new plate-coating antigen[J]. Journal of Agricultural and Food Chemistry，67（8）：2369-2376.

Wang YK，Yan YX，Ji WH，et al. 2013. Novel chemiluminescence immunoassay for the determination of zearalenone in food samples using gold nanoparticles labeled with streptavidin-horseradish peroxidase[J]. Journal of Agricultural and Food Chemistry，61（18）：4250-4256.

Wang Z，Guo L，Liu L，et al. 2018. Colloidal gold-based immunochromatographic strip assay for the rapid detection of three natural estrogens in milk[J]. Food Chemistry，259：122-129.

Wang Z，Xie Z，Cui G，et al. 2017. Development of an indirect competitive enzyme-linked immunosorbent assay and immunochromatographic assay for hydrocortisone residues in milk[J]. Food and Agricultural Immunology，28（3）：476-488.

Wu J，Dong M，Zhang C，et al. 2017. Magnetic lateral flow strip for the detection of cocaine in urine by naked eyes and smart phone camera[J]. Sensors，17（6）：1286.

Xiao Q，Xu C. 2020. Research progress on chemiluminescence immunoassay combined with novel technologies[J]. Trends in Analytical Chemistry，124：115780.

Xing C，Liu L，Song S，et al. 2015. Ultrasensitive immunochromatographic assay for the simultaneous detection of five chemicals in drinking water[J]. Biosensors & Bioelectronics，66：445-453.

Xiong Y，Leng Y，Li X，et al. 2020. Emerging strategies to enhance the sensitivity of competitive ELISA for detection of chemical contaminants in food samples[J]. Trends in Analytical Chemistry，126：115861.

Yu F，Yu S，Yu L，et al. 2014. Determination of residual enrofloxacin in food samples by a sensitive method of chemiluminescence enzyme immunoassay[J]. Food Chemistry，149（15）：71-75.

Zhang M，Hu Y，Liu S，et al. 2011. Rapid monitoring of dipropyl phthalate in food samples using a chemiluminescent enzyme immunoassay[J]. Food Analytic al Methods，5（5）：1105-1113.